高等卫生职业教育创新教材

人体解剖学与组织胚胎学实验与学习指导

（供临床医学、护理、口腔医学及医学影像技术等专业使用）

主　编　刘媛媛　尹爱华

主　审　隋月林

副主编　朱建忠　刘建辉

编　者　（以姓氏笔画为序）

王　忠（沧州医学高等专科学校）

王　磊（沧州医学高等专科学校）

尹　帅（河北省沧州中西医结合医院）

尹　玮（沧州医学高等专科学校）

尹爱华（沧州医学高等专科学校）

朱建忠（沧州医学高等专科学校）

刘　冀（沧州医学高等专科学校）

刘建辉（沧州医学高等专科学校）

刘美晓（沧州医学高等专科学校）

刘媛媛（沧州医学高等专科学校）

孙　杨（沧州医学高等专科学校）

张海峰（沧州医学高等专科学校）

陈亚军（沧州市中心医院）

庞　胤（沧州医学高等专科学校）

赵　灿（沧州医学高等专科学校）

赵文涛（沧州医学高等专科学校）

路兰红（沧州医学高等专科学校）

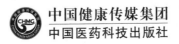

中国健康传媒集团

中国医药科技出版社

内容提要

  本教材是"高等卫生职业教育创新教材"之一，是人体解剖学与组织胚胎学的配套实验教材，是根据人体解剖学与组织胚胎学的教学大纲及要求，结合专业培养目标编写而成。全书共两篇十九章，每章分为学习指导和实验指导两部分。每章均设置了实验操作视频和PPT课件，扫描书中二维码即可学习。

  本教材主要供临床、护理、口腔医学及医学影像技术等专业使用。

图书在版编目（CIP）数据

  人体解剖学与组织胚胎学实验与学习指导/刘媛媛，尹爱华主编 .—北京：中国医药科技出版社，2020.2

  高等卫生职业教育创新教材

  ISBN 978 - 7 - 5214 - 1357 - 1

  Ⅰ.①人… Ⅱ.①刘… ②尹… Ⅲ.①人体解剖学 – 实验 – 高等职业教育 – 教学参考资料 ②人体组织学 – 人体胚胎学 – 实验 – 高等职业教育 – 教学参考资料 Ⅳ.①R32 –33

  中国版本图书馆 CIP 数据核字（2020）第 000760 号

美术编辑 陈君杞

版式设计 友全图文

出版 **中国健康传媒集团**｜中国医药科技出版社

地址 北京市海淀区文慧园北路甲 22 号

邮编 100082

电话 发行：010 – 62227427 邮购：010 – 62236938

网址 www.cmstp.com

规格 889 × 1194 mm $^1/_{16}$

印张 15 $^1/_4$

字数 341 千字

版次 2020 年 2 月第 1 版

印次 2020 年 2 月第 1 次印刷

印刷 三河市国英印务有限公司

经销 全国各地新华书店

书号 ISBN 978 – 7 – 5214 – 1357 – 1

定价 53.00 元

获取新书信息、投稿、为图书纠错，请扫码联系我们。

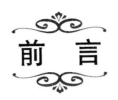

前　言

　　本教材为人体解剖学与组织胚胎学配套教材，在内容上注重学科演变的延续性与继承性，强调理论体系的完整性和系统性，体现学科知识的逻辑合理性，重点突出，注重与临床应用的联系。传统的纸质教材呈现形式有限，而数字资源与纸质教材一体化的新形态教材得到越来越多的认可和应用。本教材的编写以国务院印发的"国家职业教育改革实施方案"为指导，推进信息技术与教学有机融合，建设能够满足多样化需求的课程资源，服务学生终身学习。

　　本教材为新形态一体化教材，体现以学生为中心，与理论课教材、人体解剖学资源库、在线开放课程相结合，为学生构建立体化学习资源。学习指导和实验指导都配备了丰富的数字资源，以纸质教材为载体，通过书内二维码，补充重点知识微课、实验操作视频等内容，使内容更加直观。实现线上线下一体化教学，利于重点知识及实验技能的不断更新，方便随时随地学习。教材内容进行了整体优化，有关内容进行了修订。复习思考题与专升本、执业资格考试相衔接，培养学生的综合运用能力。

　　本教材主要针对临床医学专业，同时也适用于护理、口腔医学、医学影像技术等专业学生的学习。

　　本教材分为人体解剖学和组织胚胎学两篇，共19章。每一章节分为学习指导和实验指导两部分。学习指导通过知识总结、配合数字资源及复习思考题等多种形式，并针对重点知识内容增加微课，其中人体解剖学微课103个，组织胚胎学27个，加深学生的理解和认识。实验指导通过视频资源及实验考核，用于学生课前预习、课中实验操作和课后及时检测，其中人体解剖学实验操作视频20个，组织胚胎学视频12个，提高学生的认知水平。

　　本教材是在沧州医学高等专科学校领导的关怀下，由长期工作在教学一线的解剖教研室全体教师，并邀请临床一线的主治医师和主管护师共同合作编写完成。

　　因编者水平有限，书中不足之处在所难免，敬请大家给予批评指正。

编　者

2019 年 11 月

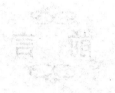

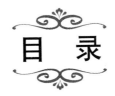

目　录

第二篇 组织胚胎学

绪　论

学习指导

一、学习目标

1. 掌握　细胞、组织、器官、系统、内脏的概念和人体的分部；解剖学的方位术语。

2. 熟悉　解剖学、组织学、胚胎学的定义及其在医学中的重要地位。

3. 了解　本学科的学习观点、方法及常用的研究技术和方法。

二、知识要点

（一）人体解剖学的分科和定义

1. 定义

（1）大体解剖学　以肉眼观察的方法，研究正常人体形态结构的科学。

（2）组织学　是借助显微镜研究正常人体的细胞、组织、器官微细结构的科学。

（3）胚胎学　是研究受精卵发育成胎儿的过程中，形态结构变化规律的科学。

2. 基本分科

$$分为\begin{cases}大体解剖学\begin{cases}系统解剖学：按器官、系统来研究人体形态结构\\局部解剖学：按部位由浅入深描述各器官形态结构及毗邻关系\end{cases}\\组织学\\胚胎学\end{cases}$$

3. 学习解剖学和组织胚胎学的基本观点和方法

（1）进化论的观点。

（2）形态和功能相互联系的观点。

（3）局部和整体统一的观点。

（4）理论与实践相结合的方法。

4. 人体的组成

（1）细胞　是构成人体最基本的结构和功能单位。

（2）组织　是以某种细胞为主体借细胞间质结合在一起构成的结构。人体共有四种基本组织：上皮组织、结缔组织、肌组织和神经组织。

（3）器官　由几种不同组织构成具有一定形态，完成一定生理功能的结构。如心、肾、肺、胃等。

（4）系统　由许多功能相关的器官连接在一起，完成某一方面功能。人体共有九大系统：运动系统、呼吸系统、消化系统、泌尿系统、生殖系统、脉管系统、感觉器、神经系统和内分泌系统。其中，呼吸系统、消化系统、泌尿系统和生殖系统大部分位于胸、腹、盆腔内，并借一定的孔道与外界相通，通常把这四个系统总称为内脏。

（5）人体分部

$$\begin{cases} 头——头的前面为——面 \\ 颈——颈的后面为——项 \\ 躯干——胸、腹、背、腰、盆、会阴 \\ 四肢 \begin{cases} 上肢——肩、臂、前臂、手 \\ 下肢——臀、大腿、小腿、足 \end{cases} \end{cases}$$

5. 常用的解剖学术语

（1）解剖学姿势　身体直立，面向前，两眼平视，下肢并拢，足尖向前，上肢下垂于躯干两侧，手掌向前。

（2）方位　近头顶者为上，近足底者为下；近腹者为前，近背者为后；距正中矢状面近者为内侧，远者为外侧。以距离躯干的远近为准，距其近者为近侧，反之为远侧。对空腔脏器，距其腔内近者为内，远者为外。以体表为准，近者为浅，远者为深。

（3）人体运动轴

$$轴 \begin{cases} 冠状轴：呈左右位 \\ 矢状轴：呈前后位 \\ 垂直轴：呈上下位 \end{cases}$$

（4）人体切面

$$切面 \begin{cases} 矢状面：将人体分为左右两部分的切面。通过正中线的为正中矢状切面。 \\ 冠状面（额状面）：将人体分为前后两部分的切面。 \\ 水平面（横切面）：将人体分为上下两部分的切面。 \end{cases}$$

（5）器官切面　通常用纵切面（与长轴一致）和横切面（与长轴垂直）。

（二）常用的研究技术和方法

大体解剖学一般是借助解剖器械对人的尸体进行解剖或借用其他手段，对肉眼可见结构进行观察。结构的测量常用 cm 和 mm 作单位。

组织学主要是借助光学显微镜和电子显微镜对组织切片微细结构进行放大观察。结构的测量单位：光学显微镜常用 μm 作单位，其分辨率最大为 $0.2\ \mu m$；电子显微镜常用 nm 作单位，其分辨率为 $0.2\ nm$。

光学显微镜下观察片，有涂片、铺片、磨片。最常用的是用石蜡包埋组织块所做的切片，经取材、固定、包埋、切片、脱蜡、染色、透明和封装等步骤，染成彩色图像后在提高其分辨率的基础上进行观察。

复习思考题

一、名词解释

1. 组织　　2. 器官

二、填空题

1. 人体的基本组织有四大类，即_____、_____、_____和_____。

扫码"看一看"

扫码"看一看"

2. 根据外形,人体分为_____、_____、_____和_____四大部分。

3. 以解剖学姿势为准,距正中矢状面近的为_____,较远的为_____。

4. 细胞是人体最基本的_____单位和_____单位。

5. 沿器官长轴所做的切面为_____切面,与其长轴垂直的切面为_____切面。

三、选择题

【A₁型题】

1. 以体表为准的方位术语是( )
   - A. 上和下
   - B. 内和外
   - C. 浅和深
   - D. 前和后
   - E. 左和右

2. 人体结构和功能的基本单位是( )
   - A. 细胞
   - B. 组织
   - C. 器官
   - D. 系统
   - E. 以上都是

3. 将人体分为前后两半的切面是( )
   - A. 矢状面
   - B. 冠状面
   - C. 水平面
   - D. 横切面
   - E. 纵切面

【B₁型题】

   - A. 系统解剖学
   - B. 局部解剖学
   - C. 组织学
   - D. 胚胎学
   - E. X线解剖学

4. 借助显微镜观察研究细胞和细胞之间形态结构的学科为( )

5. 凭借肉眼直接观察按人体器官系统研究正常人体形态结构的学科为( )

6. 按照人体部位由浅入深描述各器官形态结构及毗邻关系的学科为( )

   - A. m
   - B. cm
   - C. mm
   - D. μm
   - E. nm

7. 大体解剖对器官测量的单位一般采用( )

8. 光学显微镜下的测量单位一般采用( )

9. 电镜下的测量单位一般采用( )

【X型题】

10. 属于内脏的器官是( )
    - A. 心
    - B. 肺
    - C. 胃
    - D. 肝
    - E. 膀胱

11. 解剖学姿势不同于"立正"姿势的是( )
    - A. 上肢下垂
    - B. 身体直立
    - C. 掌心向前
    - D. 两眼平视
    - E. 两足尖并拢向前

四、问答题

1. 说出人体有哪些系统属于内脏,为什么?

2. 简述人体的组成。

3. 简述HE染色的原理和意义。

实验指导

【实验目的】

1. 说出解剖实验室和组织实验室的区别。
2. 在组织技工室内指出石蜡切片的制作程序。
3. 在不同的解剖标本上指出人体的各种切面。
4. 利用活体上的关节运动说出其运动轴和动作的解剖名称。

【实验材料】

1. 组织切片技工室各种仪器设备。
2. 人体断层切片标本。
3. 尸体解剖标本。
4. 各系统整体观模型、挂图或标本。
5. 组织切片挂图、电镜照片挂图。
6. X 线图片。

【实验内容及方法】

一、教师示教

1. 由教师带领学生进入解剖实验室，讲解实验室规则和进行尸体标本观察。
2. 由教师带领进入组织切片技工室，讲解制作切片的器械名称和功能。教师演示切片制作的操作程序和过程。
3. 教师在组织实验室讲解实验室规则和组织切片观察的操作程序和注意事项。

二、学生自主认知和操作

1. 在显微镜上练习观察组织切片规范操作的程序。教师进行辅导和纠正。
2. 对解剖实验室尸体、标本、模型和挂图进行观察。大致辨认各系统的主要器官名称和所在位置。
3. 以分组的形式活体演练，对解剖学姿势和方位术语进行讨论认定。

【实验考核】

1. 以抽签的形式考核学生的显微镜操作规范。
2. 以抽签的形式考核学生在活体上对解剖学姿势和方位术语的认定。

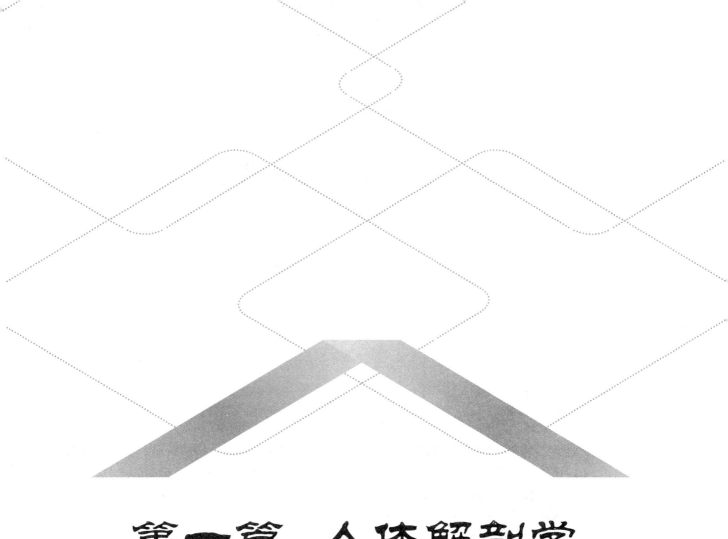

第一篇　人体解剖学

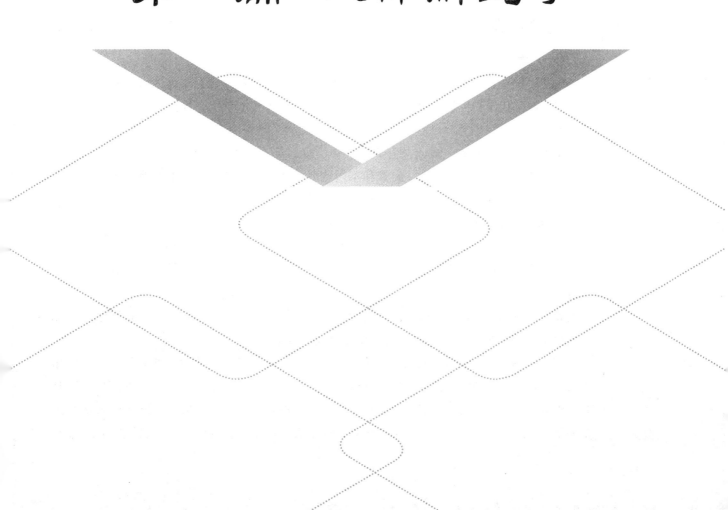

第一章　运动系统

第一节　骨和骨连结

学习指导

一、学习目标

1. 掌握　骨的形态、分类和构造；关节的基本结构、辅助结构及运动形式；椎骨的一般形态、各部椎骨的形态特征、连结；肩关节、肘关节的组成、结构特点、运动及临床意义；骨盆的组成及分部；髋关节、膝关节、踝关节的组成、结构特点及运动形式。

2. 熟悉　胸廓的组成和形态特点；锁骨、肩胛骨、肱骨、桡骨、尺骨的形态结构；下肢骨的名称、位置；髋骨、股骨和胫骨的形态结构。

3. 了解　颅骨的名称、位置；颅整体观的主要结构；全身骨的骨性标志。

二、知识要点

（一）骨

骨是一种器官，具有一定的形态和构造，坚硬而有弹性，含有丰富的血管和神经，能不断进行新陈代谢和生长发育，并具有改建、修复和再生的能力。在一定的环境中，骨具有可塑性。

1. 骨的分类和形态　成人共有 206 块骨，按部位不同可分为颅骨、躯干骨和四肢骨；按形态不同可分为长骨、短骨、扁骨和不规则骨 4 类。另外，在某些肌腱和韧带内，尚有一些形如豆状的小骨，称籽骨，在运动中有改变力的作用方向及减少对肌腱摩擦的作用。

2. 骨的构造　骨由骨质、骨膜和骨髓 3 部分构成。

（1）骨质　是骨的主要成分，由骨组织构成，按结构分为骨密质和骨松质。骨密质致密坚实，耐压性强，由不同排列方式的骨板构成，分布于骨的表层。骨松质呈海绵状，由大量片状的骨小梁交错排列而成，分布于长骨两端和短骨、扁骨的内部。颅盖骨内、外表层的骨密质分别称内板和外板，内板薄而松脆，外板厚而坚韧，富有弹性，故颅盖骨骨折多发生于内板。两板之间的骨松质称板障，有板障静脉通过。

（2）骨膜　为一层致密结缔组织膜，呈淡红色，覆盖于除关节面以外的骨表面，含有丰富的血管、神经和淋巴管，对骨的营养、再生和感觉有重要作用。骨膜内还含有成骨细胞和破骨细胞，分别具有产生新骨质和破坏旧骨质的功能，对骨的生长和损伤后的修复起重要作用。此外，衬在髓腔内面及骨松质骨小梁表面的膜称骨内膜，是一层较薄的结缔组织膜，也含有成骨细胞和破骨细胞。

（3）骨髓 充填于髓腔和骨松质间隙，分为红骨髓和黄骨髓。①红骨髓：呈红色，因含大量不同发育阶段的红细胞和某些白细胞及脂肪组织而得名，有造血功能。胎儿和幼儿（5岁前）全身所有骨髓均为红骨髓，随着年龄的增长，红骨髓逐渐减少，成年后仅分布于长骨两端、扁骨和不规则骨的骨松质内并终身保留。临床常在髂前上棘或髂后上棘行骨髓穿刺，取骨髓以检查骨内血细胞状况。②黄骨髓：呈黄色，位于长骨骨干内。在5岁以后，原有的红骨髓被大量的脂肪组织所代替，由红色转变成黄色。黄骨髓一般无造血功能，若成人出现大量失血或重度贫血时，部分黄骨髓可转化为红骨髓，恢复造血能力。

（二）骨连结

骨与骨之间的连结装置称骨连结。根据连结形式的不同，骨连结可分为直接连结和间接连结两种。

1. 直接连结 是指骨与骨之间借致密结缔组织、软骨或骨直接相连，因骨与骨之间无间隙，故运动范围极小或完全不能运动。根据连结组织的不同，可分为纤维连结、软骨连结和骨性结合3种类型。

（1）纤维连结 骨与骨之间借致密结缔组织直接相连，其间无间隙，称纤维连结。如椎骨之间的韧带连结、前臂骨之间的骨间膜和颅骨之间的缝等。

（2）软骨连结 骨与骨之间借软骨相连，其间无间隙，称软骨连结。如椎体之间的椎间盘、耻骨之间的耻骨联合等。

（3）骨性结合 两骨之间借骨组织相连，称骨性结合。一般由纤维连结和一些软骨连结骨化而成，无活动性。如髂骨、坐骨、耻骨之间的结合。

2. 间接连结 又称关节或滑膜关节，是骨与骨之间借膜性的结缔组织囊相连，相对的骨面之间具有腔隙的一种连结。关节是人体骨连结的主要形式。

（1）关节的基本结构 每个关节都具有关节面、关节囊和关节腔3种基本结构。

1）关节面 是构成关节各骨的邻接面，多为一凸一凹，分别称关节头和关节窝。关节面上覆有薄层透明软骨称关节软骨，表面光滑，具有弹性，能承受压力，减轻运动时的震荡和冲击。

2）关节囊 为包绕在关节周围的结缔组织囊，分内、外两层。外层厚而坚韧，由致密结缔组织构成，称纤维层。内层薄而柔软，由疏松结缔组织构成，称滑膜层。滑膜层紧贴纤维层内面，边缘附着于关节软骨周缘，能产生滑液，营养关节软骨和润滑关节，减少关节运动时的摩擦。

3）关节腔 为关节软骨和关节囊滑膜层共同围成的密闭腔隙。腔内为负压，含少量滑液，对维持关节的稳固性具有一定作用。

（2）关节的辅助结构 关节除具备上述基本结构外，某些关节还具有韧带、关节盘和关节唇等辅助结构，以增加关节的灵活性和增强关节的稳固性。

1）韧带 为连于相邻两骨之间的致密结缔组织束，具有加强关节的稳固性和限制关节过度运动的作用。位于关节囊内的称囊内韧带，表面被滑膜包裹。位于关节囊外的称囊外韧带。

2）关节盘 是位于两关节面之间的纤维软骨板，多呈盘状，其周缘附着于关节囊内面，将关节腔分为两部。关节盘可使关节面之间相互适应，以增加关节的稳固性和灵活性

扫码"看一看"

扫码"看一看"

3）关节唇 为附着于关节窝周缘的纤维软骨环，具有加深关节窝，加大关节面，增强关节稳固性的作用。

（3）关节的运动 ①屈和伸；②内收和外展；③旋内和旋外；④环转。

（三）躯干骨及其连结

躯干骨共51块，由24块椎骨、12对肋、1块胸骨、1块骶骨和1块尾骨组成。它们借骨连结构成脊柱和胸廓。

1. 椎骨的一般形态 椎骨由前方的椎体和后方的椎弓两部分构成，两者围成的孔称椎孔。所有椎孔相连构成椎管，容纳脊髓。椎弓呈半环形，与椎体相连缩细的部分称椎弓根，后部较宽大称椎弓板。由椎弓板发出7个突起：向上的一对称上关节突，向下的一对称下关节突，向两侧的一对称横突，向后或后下方发出的一个称棘突。

2. 各部椎骨的形态特点

（1）颈椎 椎体较小，椎孔较大，呈三角形。横突根部有横突孔，孔内有椎动脉和椎静脉通过。第2~6颈椎棘突短，末端分叉。第3~7颈椎体上面的两侧缘向上微突，称钩突，若过度增生，可使椎间孔狭窄，压迫脊神经。

（2）胸椎 在椎体侧面后份的上、下缘各有一浅凹，分别称上肋凹和下肋凹，与肋头相关节。在横突末端的前面，有圆形的横突肋凹，与肋结节相关节。胸椎棘突较长，伸向后下方。相邻棘突呈叠瓦状排列。

（3）腰椎 棘突宽短，呈板状，水平伸向后方。

3. 特化的椎骨 第1颈椎又称寰椎（atlas），呈环状，无椎体、棘突和关节突，由前弓、后弓和两个侧块构成。前弓后面正中有齿突凹，与第2颈椎的齿突相关节。侧块连接前、后两弓，上面有椭圆形的关节面与枕髁相关节，下面有圆形关节面与枢椎上关节面相关节。

第2颈椎又称枢椎（axis），由椎体向上发出的指状突起称齿突，与寰椎的齿突凹相关节。

第7颈椎又称隆椎（vertebrae prommens），棘突较长，末端不分叉，活体易于触及，常作为计数椎骨的标志。

4. 椎骨间的连结 椎骨之间借椎间盘、韧带和关节相连。

（1）椎间盘 是连结相邻两个椎体之间的纤维软骨盘。由周围部的纤维环和中央部的髓核构成。纤维环为多层纤维软骨按同心圆排列构成，牢固连结相邻两个椎体，保护髓核并限制髓核向周围膨出。髓核为富有弹性的胶状物质，当脊柱运动时，髓核在纤维环内可发生轻微的变形和运动。椎间盘承受压力时被压缩，去除压力后复原，具有弹簧垫样缓冲震荡的作用。各部椎间盘厚薄不一，腰部最厚，颈部次之，中胸部最薄，因此，腰、颈部活动度较大。

（2）韧带 包括前纵韧带、后纵韧带、棘上韧带、棘间韧带和黄韧带。

（3）关节 包括相邻椎骨的上、下关节突构成的关节突关节，寰椎和枢椎构成的寰枢关节和寰椎侧块的上关节面和枕髁构成的寰枕关节。

5. 脊柱的整体观 从侧面可见脊柱有颈、胸、腰、骶4个生理性弯曲。颈曲和腰曲凸向前，胸曲和骶曲凸向后。

6. 胸廓 由12块胸椎、12对肋和1块胸骨连结而成。胸骨上有一重要体表标志叫胸骨角，由胸骨柄与胸骨体相连处稍向前突形成，平对第 2 肋软骨。

（四）颅骨及其连结

颅骨共 23 块（3 对听小骨未包括在内），彼此借骨连结构成颅。

1. 翼点 是在颞窝前下部，由额骨、顶骨、颞骨和蝶骨会合形成 H 形的缝，此处骨质薄弱，内面有脑膜中动脉前支经过，骨折时易损伤该血管引起硬膜外血肿。

扫码"看一看"

2. 鼻旁窦 包括上颌窦、额窦、蝶窦和筛窦。其中额窦开口于中鼻道；蝶窦开口于蝶筛隐窝；筛窦前、中群开口于中鼻道，后群开口于上鼻道；上颌窦开口于中鼻道。

扫码"看一看"

3. 颞下颌关节 由颞骨的下颌窝、关节结节与下颌骨的下颌头构成。关节囊松弛，前部较薄弱，外侧有韧带加强，关节囊内有关节盘，可使下颌骨上提、下降、向前、向后和侧方运动。

（五）四肢骨及其连结

四肢骨包括上肢骨和下肢骨。由于人类直立，上肢成为灵活运动的劳动器官，因而上肢骨形体较小，骨连结灵活。下肢主要起着支持和负重的作用，因而下肢骨粗壮强大，骨连结稳固。

扫码"看一看"

1. 上肢骨 由锁骨、肩胛骨、肱骨、尺骨、桡骨和手骨组成。肩胛骨上有肩峰，是肩部的最高点，上角平对第 2 肋；下角平对第 7 肋。肱骨有外科颈，是易发生骨折的部位；中部有桡神经沟，肱骨中段骨折，易损伤桡神经；肱骨下端有尺神经沟，肱骨内上髁骨折易伤及此沟内的尺神经。

扫码"看一看"

2. 上肢骨的连结

（1）肩关节 由肱骨头与肩胛骨的关节盂构成。肱骨头大，关节盂小而浅，周围有盂唇。关节囊薄而松弛，其前、上、后部有肌和肌腱加强，下部薄弱，故肩关节脱位时，肱骨头易脱向下方。囊内有起自盂上结节的肱二头肌长头腱越过肱骨头上方。肩关节运动灵活，运动幅度大，可做前屈、后伸、内收、外展、旋内、旋外和环转运动。

（2）肘关节 由肱骨下端和桡、尺骨上端构成，包括肱尺关节、肱桡关节和桡尺近侧关节，可做屈、伸运动。

3. 下肢骨 由髋骨、股骨、髌骨、胫骨、腓骨和足骨组成。髋骨上有髂嵴，两侧髂嵴最高点的连线，平对第 4 腰椎棘突。

4. 下肢骨的连结

（1）骨盆 由骶骨、尾骨和左右髋骨借骨连结连结而成。由骶骨岬向两侧经弓状线、耻骨梳、耻骨结节、耻骨嵴至耻骨联合上缘连成的环形线，称界线。骨盆以界线为界分为上方的大骨盆和下方的小骨盆。大骨盆较宽大，参与腹腔的构成。小骨盆的上口称骨盆上口，由界线围成；骨盆下口由尾骨尖、骶结节韧带、坐骨结节、坐骨支、耻骨下支和耻骨联合下缘围成。两侧坐骨支和耻骨下支连成耻骨弓，两弓之间的夹角称耻骨下角。小骨盆的内腔称骨盆腔。

扫码"看一看"

（2）髋关节 由髋臼与股骨头构成。可做屈、伸、内收、外展、旋内、旋外和环转运动。

（3）膝关节 由股骨的内、外侧髁和胫骨的内、外侧髁及髌骨构成。关节囊宽阔而松弛，周围韧带发达。关节囊前壁有股四头肌腱及其向下延续而成的髌韧带加强，内、外两侧分别有胫侧副韧带和腓侧副韧带加强。关节囊内有连于股骨与胫骨之间的膝交叉韧带。膝交叉韧带有前、后两条，前交叉韧带可防止胫骨向前移位，后交叉韧带可防止胫骨向后移位。关节腔内，在股骨与胫骨相对的关节面之间，垫有两块纤维软骨板，分别称内侧半月板和外侧半月板。内侧半月板较大，呈"C"形，外侧半月板较小，呈"O"形。两半月板上面凹陷，下面平坦，内缘薄，外缘厚，并与关节囊紧密相连，从而增强了关节的灵活性和稳固性。膝关节可做屈、伸运动，半屈位时，还可做小幅度的旋内和旋外运动。

复习思考题

一、名词解释

1. 骨膜　2. 胸骨角　3. 翼点　4. 关节　5. 骨盆

二、填空题

1. 根据形态骨可分为＿＿＿＿＿、＿＿＿＿＿、＿＿＿＿＿和＿＿＿＿＿四种。

2. 骨的构造包括＿＿＿＿＿、＿＿＿＿＿、＿＿＿＿＿。

3. 骨髓分布于＿＿＿＿＿和＿＿＿＿＿的间隙内。

4. 终身保存红骨髓的骨有＿＿＿＿＿、＿＿＿＿＿和＿＿＿＿＿等。

5. 位于骺和干骺端之间的软骨叫＿＿＿＿＿，增殖可使骨＿＿＿＿＿。

6. 椎弓的突起包括＿＿＿＿＿、＿＿＿＿＿、＿＿＿＿＿、＿＿＿＿＿。

7. 椎孔由＿＿＿＿＿和＿＿＿＿＿围成。

8. 椎间孔由相邻两骨的＿＿＿＿＿和＿＿＿＿＿围成。

9. 连接两个椎体的是＿＿＿＿＿；连接相邻两个椎弓板的＿＿＿＿＿。

10. 椎间盘的周围部叫＿＿＿＿＿，由＿＿＿＿＿构成，中央部叫＿＿＿＿＿，富有弹性。

11. 胸骨角由＿＿＿＿＿和＿＿＿＿＿的连接部形成，两侧与＿＿＿＿＿相连。

12. 肱骨上端的膨大部叫＿＿＿＿＿，它和＿＿＿＿＿的＿＿＿＿＿构成关节。

13. 髂骨上缘叫＿＿＿＿＿，其最高点平对＿＿＿＿＿。

14. 髋骨由＿＿＿＿＿、＿＿＿＿＿和＿＿＿＿＿融合而成。

15. 界线由＿＿＿＿＿、＿＿＿＿＿、＿＿＿＿＿、＿＿＿＿＿围成。

16. 关节的基本结构有＿＿＿＿＿、＿＿＿＿＿、＿＿＿＿＿。

17. 正常肘关节在伸直位时，＿＿＿＿＿、＿＿＿＿＿和＿＿＿＿＿在一条线上。

18. 胸廓由＿＿＿＿＿、＿＿＿＿＿、＿＿＿＿＿构成。

19. 肩关节由＿＿＿＿＿、＿＿＿＿＿构成。

20. 肘关节包括＿＿＿＿＿、＿＿＿＿＿和＿＿＿＿＿三个关节。

三、选择题

【A₁型题】

1. 可使骨长长的是（　　）

　　A. 骨膜　　　　　　　　B. 骨骺　　　　　　　　C. 骺软骨

　　D. 骺线　　　　　　　　E. 骨干

2. 可使骨长粗的是（　　）

　　A. 骨膜　　　　　　　　B. 骨骺　　　　　　　　C. 骺软骨

　　D. 骺线　　　　　　　　E. 骨干

3. 无椎体的是（　　　）

   A. 寰椎　　　　　　　　B. 枢椎　　　　　　　C. 隆椎

   D. 胸椎　　　　　　　　E. 腰椎

4. 椎体上有齿突的是（　　　）

   A. 寰椎　　　　　　　　B. 枢椎　　　　　　　C. 隆椎

   D. 胸椎　　　　　　　　E. 腰椎

5. 后颈部摸到的第一个突起是（　　　）

   A. 第 6 颈椎棘突　　　　B. 第 7 颈椎棘突　　　C. 第 1 胸椎棘突

   D. 第 2 胸椎棘突　　　　E. 第 3 胸椎棘突

6. 计数肋骨序数的骨性标志是（　　　）

   A. 肩峰　　　　　　　　B. 胸骨角　　　　　　C. 颈静脉切迹

   D. 锁骨　　　　　　　　E. 肩胛冈

7. 胸骨角平对（　　　）

   A. 第 1 肋软骨　　　　　B. 第 2 肋软骨　　　　C. 第 3 肋软骨

   D. 第 4 肋软骨　　　　　E. 第 5 肋软骨

8. 有鼻旁窦的骨是（　　　）

   A. 枕骨　　　　　　　　B. 颞骨　　　　　　　C. 上颌骨

   D. 下颌骨　　　　　　　E. 鼻骨

9. 参与构成面颅的是（　　　）

   A. 额骨　　　　　　　　B. 顶骨　　　　　　　C. 颞骨

   D. 颧骨　　　　　　　　E. 筛骨

10. 乳突属于下列哪块骨（　　　）

   A. 额骨　　　　　　　　B. 顶骨　　　　　　　C. 颞骨

   D. 颧骨　　　　　　　　E. 筛骨

11. 肩胛骨下角对应（　　　）

   A. 第 2 肋　　　　　　　B. 第 5 肋　　　　　　C. 第 6 肋

   D. 第 7 肋　　　　　　　E. 第 3 肋

12. 肩部最高的骨性标志是（　　　）

   A. 肩峰　　　　　　　　B. 喙突　　　　　　　C. 肩胛冈

   D. 大结节　　　　　　　E. 小结节

13. 肩部最外侧的骨性标志是（　　　）

   A. 肩峰　　　　　　　　B. 喙突　　　　　　　C. 肩胛冈

   D. 大结节　　　　　　　E. 小结节

14. 肱骨中段骨折易损伤（　　　）

   A. 正中神经　　　　　　B. 尺神经　　　　　　C. 桡神经

   D. 肌皮神经　　　　　　E. 腋神经

15. 肱骨内上髁骨折易损伤（　　　）

   A. 桡神经　　　　　　　B. 腋神经　　　　　　C. 肌皮神经

   D. 尺神经　　　　　　　E. 正中神经

16. 两侧髂嵴最高点连线大约平（　　　）

    A. 第 2 腰椎棘突　　　　　B. 第 3 腰椎棘突　　　　C. 第 4 腰椎棘突

    D. 第 5 腰椎棘突　　　　　E. 第 1 腰椎棘突

17. 骶管神经阻滞麻醉须摸认的体表标志是（　　　）

    A. 骶前孔，岬　　　　　　B. 骶管裂孔，骶角　　　C. 骶管，岬

    D. 骶后孔，骶角　　　　　E. 骶正中嵴

18. 外踝在下列哪块骨上（　　　）

    A. 胫骨　　　　　　　　　B. 腓骨　　　　　　　　C. 股骨

    D. 跟骨　　　　　　　　　E. 距骨

19. 关于椎间盘错误的是（　　　）

    A. 属直接连接　　　　　　B. 外层为纤维环　　　　C. 内为髓核

    D. 髓核可轻微移动　　　　E. 位于所有椎体之间

20. 关于脊柱韧带的描述错误的是（　　　）

    A. 前纵韧带位于椎体和椎间盘的前面

    B. 后纵韧带位于椎体和椎间盘的后面

    C. 黄韧带连接相邻椎弓板

    D. 棘间韧带连接相邻棘突

    E. 棘上韧带属于短韧带

21. 与胸骨外缘相连的肋是（　　　）

    A. 第 1~5 对　　　　　　B. 第 1~6 对　　　　　C. 第 1~7 对

    D. 第 1~8 对　　　　　　E. 第 1~9 对

22. 构成肋弓的是（　　　）

    A. 第 5~6 对　　　　　　B. 第 5~7 对　　　　　C. 第 7~9 对

    D. 第 8~10 对　　　　　　E. 第 8~12 对

23. 婴儿抬头时出现的是（　　　）

    A. 颈曲　　　　　　　　　B. 胸曲　　　　　　　　C. 腰曲

    D. 骶曲　　　　　　　　　E. 以上都不对

24. 婴儿能坐立时出现的是（　　　）

    A. 颈曲　　　　　　　　　B. 胸曲　　　　　　　　C. 腰曲

    D. 骶曲　　　　　　　　　E. 以上都不对

25. 脊柱的生理弯曲叙述正确的是（　　　）

    A. 颈曲凸向后　　　　　　B. 胸曲凸向前　　　　　C. 腰曲凸向前

    D. 骶曲凸向前　　　　　　E. 以上都不对

26. 穿过肩关节囊的是（　　　）

    A. 肱三头肌肌腱　　　　　B. 肱二头肌肌腱长头　　C. 肱二头肌肌腱短头

    D. 喙肱肌肌腱　　　　　　E. 肱肌肌腱

27. 肩关节最薄弱的部位是（　　　）

    A. 前上　　　　　　　　　B. 前下　　　　　　　　C. 后上

    D. 后下　　　　　　　　　E. 外侧

28. 运动最灵活的关节是（　　）
   A. 肩关节　　　　　　B. 肘关节　　　　　　C. 髋关节
   D. 膝关节　　　　　　E. 腕关节

29. 下列关于肘关节的描述哪一项错误（　　）
   A. 由肱骨下端和桡、尺骨上端构成
   B. 各关节有一个共同的关节腔
   C. 关节囊的前后壁较厚
   D. 可在冠状轴上做屈、伸运动
   E. 内外有韧带加强

30. 与桡骨头相关节的是（　　）
   A. 尺骨头　　　　　　B. 尺骨桡切迹　　　　C. 鹰嘴
   D. 肱骨滑车　　　　　E. 滑车切迹

31. 与尺骨头相关节的是（　　）
   A. 桡骨头　　　　　　B. 桡骨尺切迹　　　　C. 肱骨内上髁
   D. 肱骨滑车　　　　　E. 豌豆骨

32. 参与构成骨盆的骨不包括（　　）
   A. 骶骨　　　　　　　B. 腰椎　　　　　　　C. 耻骨
   D. 髂骨　　　　　　　E. 坐骨

33. 与内踝形成关节的是（　　）
   A. 外踝　　　　　　　B. 距骨　　　　　　　C. 跟骨
   D. 腓骨头　　　　　　E. 以上都不对

34. 不参与构成骨盆界线的是（　　）
   A. 骶骨岬　　　　　　B. 弓状线　　　　　　C. 耻骨梳
   D. 耻骨嵴　　　　　　E. 耻骨联合上缘

35. 防止髋关节过度后伸的是（　　）
   A. 股骨头韧带　　　　B. 髂股韧带　　　　　C. 骶棘韧带
   D. 骶结节韧带　　　　E. 交叉韧带

36. 前交叉韧带的作用是（　　）
   A. 缓冲外力　　　　　B. 增强灵活性　　　　C. 防止胫骨向前移位
   D. 防止胫骨向后移位　E. 以上都对

37. 后交叉韧带的作用是（　　）
   A. 缓冲外力　　　　　B. 增强灵活性　　　　C. 防止胫骨向前移位
   D. 防止胫骨向后移位　E. 以上都对

38. 不参与构成膝关节的结构是（　　）
   A. 股骨内侧髁　　　　B. 股骨外侧髁　　　　C. 髌骨
   D. 胫骨　　　　　　　E. 腓骨

39. 有关节盘的关节是（　　）
   A. 肘关节　　　　　　B. 肩关节　　　　　　C. 指间关节
   D. 髋关节　　　　　　E. 颞下颌关节

40. 关于颞下颌关节错误的是（　　）

    A. 属联合关节　　　　　　B. 关节囊松弛　　　　　C. 内有关节盘

    D. 灵活　　　　　　　　　E. 以稳定为主

【B₁型题】

    A. 指骨　　　　　　　　　B. 颞骨　　　　　　　　　C. 豌豆骨

    D. 顶骨　　　　　　　　　E. 髌骨

41. 属于籽骨的是（　　）

42. 属于扁骨的是（　　）

43. 属于不规则骨的是（　　）

44. 属于长骨的是（　　）

45. 属于短骨的是（　　）

    A. 第1颈椎　　　　　　　B. 第2颈椎　　　　　　　C. 第3胸椎

    D. 第3腰椎　　　　　　　E. 骶骨

46. 无椎体的是（　　）

47. 横突末端有关节面的是（　　）

48. 棘突呈板状的是（　　）

49. 椎体上有齿突的是（　　）

50. 棘突融合的是（　　）

    A. 肩关节　　　　　　　　B. 肘关节　　　　　　　　C. 颞下颌关节

    D. 膝关节　　　　　　　　E. 腕骨间关节

51. 只能屈伸的是（　　）

52. 囊内有交叉韧带的是（　　）

53. 运动幅度最大的是（　　）

54. 属联合关节的是（　　）

55. 属微动关节的是（　　）

【X型题】

56. 关于骨膜正确的是（　　）

    A. 包于骨的各面　　　　　B. 血管丰富　　　　　　　C. 神经较少

    D. 可使骨长长　　　　　　E. 可使骨长粗

57. 典型的椎骨包括（　　）

    A. 椎体　　　　　　　　　B. 椎弓　　　　　　　　　C. 上、下关节突

    D. 横突　　　　　　　　　E. 棘突

58. 颈椎的特点是（　　）

    A. 椎体小　　　　　　　　B. 椎孔大　　　　　　　　C. 有横突孔

    D. 棘突分叉　　　　　　　E. 关节突呈水平位

59. 胸椎的特点是（　　）

    A. 椎体小　　　　　　　　B. 椎孔小　　　　　　　　C. 横突上有关节面

    D. 棘突细长　　　　　　　E. 关节突呈冠状位

60. 腰椎的特点是（　　）
　　A. 椎体大　　　　　　　B. 椎孔大　　　　　　C. 横突上有关节面
　　D. 棘突短宽　　　　　　E. 关节突呈矢状位

61. 属于骶骨的结构有（　　）
　　A. 骶骨岬　　　　　　　B. 骶前孔　　　　　　C. 骶后孔
　　D. 骶角　　　　　　　　E. 耳状面

62. 属于肩胛骨的结构有（　　）
　　A. 三角肌粗隆　　　　　B. 肩胛冈　　　　　　C. 关节盂
　　D. 喙突　　　　　　　　E. 肩峰

63. 参与构成胸廓的有（　　）
　　A. 胸骨　　　　　　　　B. 锁骨　　　　　　　C. 肋
　　D. 胸椎　　　　　　　　E. 肩胛骨

64. 胸廓上口的围成包括（　　）
　　A. 颈静脉切迹　　　　　B. 第 1 肋　　　　　　C. 第 2 肋
　　D. 第 1 胸椎　　　　　　E. 第 7 颈椎

65. 胸廓下口的围成包括（　　）
　　A. 剑突　　　　　　　　B. 肋弓　　　　　　　C. 第 11 肋
　　D. 第 12 肋　　　　　　E. 第 12 胸椎

66. 小骨盆下口的围成包括（　　）
　　A. 耻骨联合下缘　　　　B. 耻骨支和坐骨支　　C. 坐骨结节
　　D. 骶结节韧带　　　　　E. 骶尾骨

67. 女性骨盆的特点是（　　）
　　A. 上口呈心形　　　　　B. 内腔呈漏斗状　　　C. 下口较圆
　　D. 耻骨下角大　　　　　E. 骶骨岬较平

68. 膝关节内有（　　）
　　A. 关节盘　　　　　　　B. 半月板　　　　　　C. 交叉韧带
　　D. 髌上囊　　　　　　　E. 髌韧带

69. 髋关节内有（　　）
　　A. 股骨头　　　　　　　B. 关节盘　　　　　　C. 髋臼
　　D. 韧带　　　　　　　　E. 半月板

70. 距小腿关节的运动方式包括（　　）
　　A. 屈　　　　　　　　　B. 伸　　　　　　　　C. 内翻
　　D. 外翻　　　　　　　　E. 环转

四、问答题

1. 简述椎骨的一般形态。

2. 试述椎骨的连结。

3. 鼻旁窦包括哪些？分别开口于何处？

4. 说明肩关节的构成及结构特点。

5. 试述膝关节的组成、特点及运动方式。

五、综合题

45 岁男性患者，主诉颈肩背痛并向右上肢放射 3 个月。3 个月以来右侧颈肩部疼痛，起病缓慢，最初为局部肌肉发僵、酸胀、发麻，日渐加重；近半个月来时有触电样感觉，且串至右上肢前臂和拇指，夜间疼痛发作，影响睡眠。

检查：头部强迫姿势，偏向右侧；右颈背部肌肉痉挛，局部压痛（＋）；压头试验和臂丛神经牵拉试验双阳性；右拇指掌侧皮肤感觉减退，右鱼际肌轻度萎缩。X 线平片显示，颈椎生理前凸消失，$C_{4\sim5}$ 及 $C_{5\sim6}$ 椎间隙变窄，椎体前、后缘唇样增生，钩椎关节退行性变；MRI 报告颈椎间盘突出、神经根管狭窄及脊神经根受压。

1. 颈椎的形态结构？
2. 椎体钩、横突、关节突复合体的概念及临床意义？
3. 椎间盘的构造和功能及退行性变的解剖学基础？

实 验 指 导

扫码"看一看"

实验一　概述及躯干骨

【实验目的】

1. 描述骨的形态及构造。
2. 说出椎骨的一般形态及各部椎骨的特点。
3. 辨认肋骨及胸骨的形态。

【实验材料】

1. 人体骨骼架标本及挂图。
2. 各类骨标本及挂图。
3. 儿童长骨的纵切面标本（示骨膜、骨髓和骺软骨）及挂图。
4. 躯干骨的标本及挂图。

【实验内容及方法】

一、教师示教

1. 在各类骨标本及儿童长骨纵切面标本上讲解骨的形态及构造。
2. 在躯干骨的标本上讲解各部椎骨的特点。

二、学生分组实践，教师巡回指导

1. 观察各类骨标本，并在各类骨标本中找出长骨、短骨、扁骨和不规则骨。了解它们的形态、分布和功能。
2. 在儿童长骨纵切面标本上观察骨膜、骨髓及骨质的构造。结合书本了解骨的化学成分和物理特性以及骨的发生和生长。

3. 在胸椎标本及挂图上辨认椎骨的一般结构及胸椎的特殊结构特点。

椎骨的前部成短圆柱状为椎体，后部成弓状为椎弓。椎弓可分为前方低窄的椎弓根和后方的椎弓板。在椎弓板上向两侧伸出一对横突，向上、下分别伸出一对上、下关节突，向后伸出一个棘突。椎体和椎弓之间围成椎孔。由于胸椎两侧与肋骨相接，故椎体两侧的上、下和横突末端均有小的关节面，分别称上肋凹、下肋凹和横突肋凹。棘突细长向后下方倾斜。

4. 在颈椎标本上可见颈椎的横突上均有一孔称横突孔。横突末端各有两个结节，结节上面有脊神经沟。2～6 颈椎棘突末端分叉。

（1）第 1 颈椎（又称寰椎）　呈环形，无椎体和棘突，它是由前弓、后弓和两个侧块构成，前弓的后面正中有齿突凹。

（2）第 2 颈椎（又称枢椎）　在椎体上方伸出一个突起称齿突。

（3）第 7 颈椎（又称隆椎）　棘突特别长，稍低头时，在颈后正中线上容易看到和摸到。

5. 在腰椎标本上可见腰椎的椎体最大，椎弓发达，棘突宽大呈矢状位水平后伸，末端钝圆。

6. 在骶骨标本上可见骶骨呈倒三角形，上端前缘向前突出部为骶骨岬，上端外侧有粗糙的耳状面，骶骨前面有四对骶前孔，后面有四对骶后孔，后面正中有棘突融合而成的骶正中嵴，骶正中嵴的下方有形状不整齐的骶管裂孔，此孔两侧有明显的骶角。临床上以它为标志进行骶管麻醉。

7. 在尾骨标本上可见尾骨由 3～5 块退化的尾椎融合而成。

8. 在肋骨标本可见肋骨左、右各 12 条，每条肋骨后端稍膨大称肋头，与胸椎椎体肋凹相关节。肋头外侧稍细的部分称为肋颈，再向前移行为肋体。颈、体交界处的后外侧有突出的肋结节，其上的关节面与胸椎横突肋凹相关节。肋体内面近下缘处有一浅沟称肋沟，肋间神经、血管行于其中。肋体的后份急转弯处称肋角。肋的前端有肋软骨。

9. 在胸骨标本上可见：胸骨由胸骨柄、胸骨体和剑突三部分组成。胸骨柄上缘有 3 个凹陷，中部的为颈静脉切迹，两外侧的与锁骨相关节称锁切迹。柄、体相连处稍向前突称胸骨角。胸骨角外侧端相连的是第 2 肋软骨，故胸骨角常作为计数肋序数的标志。胸骨体外侧缘分别与第 2～7 肋软骨相接；剑突薄而窄，末端游离。

【实验考核】

1. 说出各部椎骨的特点。
2. 说出第 7 颈椎棘突、骶管裂孔和胸骨角的临床意义。
3. 从自身找出重要的体表标志并说出临床意义。
4. 在一堆椎骨中，如何正确并迅速地区分各部椎骨？
5. 描述骨的构造及骨的生长。

实验二　四肢骨

【实验目的】

1. 描述上肢骨的组成及各骨的位置和形态。

扫码"看一看"

2. 描述下肢骨的组成及各骨的位置和形态。

【实验材料】

人体骨架标本及挂图；上、下肢骨标本及挂图。

【实验内容及方法】

一、教师示教

在人体骨骼架标本及挂图上讲解上、下肢骨的位置及形态。

二、学生分组进行观察，教师巡回指导

1. 取锁骨标本进行观察　锁骨全长均可在体表摸到，是重要的骨性标志。锁骨内侧端粗大称胸骨端，与胸骨柄相连形成胸锁关节。外侧端扁平称肩峰端，与肩峰相关节。锁骨内侧 2/3 凸向前，外侧 1/3 凸向后。锁骨外、中 1/3 交界处较细，易发生骨折。

2. 取肩胛骨标本进行观察　肩胛骨为一三角形扁骨，分两个面、三个缘和三个角。前面为一大而浅的窝，称肩胛下窝，后上方有一向前外上方的突起称肩胛冈，冈的外侧端扁平称肩峰。冈的上、下各有一窝，分别称冈上窝和冈下窝。外侧缘较厚，内侧缘较薄，上缘近外侧有一小切迹称肩胛切迹，自切迹的外侧向前伸出一手指状的突起称喙突。外侧角粗大，具有一个面向外侧的浅窝称关节盂，与肱骨头形成肩关节。内侧角平第 2 肋，下角平第 7 肋。可作为计数肋骨的标志。

3. 取肱骨标本进行观察　肱骨为一典型长骨，分两端一体。上端有朝向后上内侧的半球形的称肱骨头，头周围的环形窄沟为解剖颈。上端向外侧的突起称大结节，向前突出的称小结节，两结节向下延伸的骨嵴，分别称大结节嵴和小结节嵴，两嵴之间的纵沟为结节间沟。上端与肱骨体交界处称外科颈，此处易发生骨折。肱骨体外侧面中部有一"V"形隆起的粗糙面，称三角肌粗隆，在粗隆的后内侧有一螺旋状自内上斜向外下走行的浅沟称桡神经沟，桡神经在此沟内走行。肱骨下端内侧为肱骨滑车，它与尺骨相关节；外侧呈球形称肱骨小头，它与桡骨相关节。滑车的后上方有一个大窝，称鹰嘴窝。下端两侧各有一突起，分别称内上髁和外上髁。内上髁后面有尺神经沟，沟内有尺神经通过。

4. 取尺骨标本进行观察　尺骨上端大、下端小。上端有两个朝前的明显突起，上方的称鹰嘴，下方的称冠突，二者之间的半月形关节面称滑车切迹。在滑车切迹的下外侧有一小关节面，称桡切迹。在冠突稍下方有一不明显的粗糙而隆起，称尺骨粗隆。尺骨下端有球形的尺骨头，其后内侧有向下的突起称茎突。

5. 取桡骨标本进行观察　桡骨上端小，下端大。上端有圆柱形的桡骨头，头上面有关节凹，它与肱骨小头形成肱桡关节。头的周围为环状关节面，与尺骨桡切迹形成关节。桡骨头下方变细的部分称桡骨颈，颈下有向前内侧突出的桡骨粗隆。桡骨体内侧缘锐利称骨间嵴。桡骨下端外侧向下突出部分称茎突，内侧的关节面称尺切迹，与尺骨相关节。

6. 取手骨标本进行观察　手骨由 8 块腕骨、5 块掌骨和 14 块指骨构成。

7. 取髋骨标本进行观察　髋骨由髂骨、耻骨和坐骨融合组成，融合处有一大而深的窝称髋臼。在髋臼的前下方有一卵圆形孔，称闭孔。髂骨分体和翼两部。体肥厚，构成髋臼

的上部。翼宽而薄，位于体的上方，它的上缘称髂嵴。两髂嵴的最高点连线平对第 4 腰椎棘突。髂嵴的前、中 1/3 交界处向外侧突出称髂结节。髂嵴的前、后的突起分别称髂前上棘和髂后上棘，它们的下方各有一突起，分别称髂前下棘和髂后下棘。髂骨翼内面平滑稍凹称髂窝，窝的下界为突出的弓状线，窝的后部上方有粗糙的隆起称髂粗隆，下方为耳状面。坐骨分体和支两部。坐骨体位于髋臼后下部，肥厚粗壮，体向后下延续为坐骨支，其后下为粗大的坐骨结节。结节的后上方有一三角形突起称坐骨棘。棘的上、下各有一切迹，分别称坐骨大切迹和坐骨小切迹。耻骨分体及上、下支。体构成髋臼的前下部，它和髂骨体结合部的上面有较粗糙的髂耻隆起。耻骨体向前内移行为耻骨上支，上支的上缘锐薄称耻骨梳。耻骨梳向后与弓状线相续，向前终于一个圆形的隆起称耻骨结节。耻骨上支的内侧端呈锐角弯向下，移行于耻骨下支。耻骨上、下支移行部的内侧面为耻骨联合面。

8. 取股骨标本进行观察 股骨分体及上、下两端。上端弯向内上方，末端的球状膨大部称股骨头，头顶端有一小四称股骨头凹。股骨头外下方较细的部分称股骨颈。颈与体的连结处有两个隆起，外上方的较大称大转子，内下方的较小称小转子。大、小转子之间，前面有转子间线，后面有转子间嵴。股骨体的后面中部有一条纵嵴叫粗线。粗线上端的外侧为臀肌粗隆。股骨下端膨大，向后方突出形成内侧髁和外侧髁，两髁后部之间的深窝称髁间窝。两髁侧面的突出部，分别称内上髁和外上髁。

9. 取髌骨标本进行观察 髌骨为全身最大的籽骨。呈三角形，底朝上，尖朝下。前面粗糙，后面光滑。

10. 取胫骨标本进行观察 胫骨分上、下两端和一体。上端向后方及两侧突出，形成内侧髁和外侧髁，两髁之间向上的隆起称髁间隆起。胫骨上端与体移行处的前面，有一三角形的隆起称胫骨粗隆。胫骨体呈三棱柱形，其前缘锐利，内侧面平坦。胫骨下端较膨大，其内侧面向下突起称内踝；外侧面有一容纳腓骨下端的腓切迹。

11. 取腓骨标本进行观察 腓骨上端膨大称腓骨头，下端粗大而略扁称外踝。

12. 取足骨标本进行观察 足骨由 7 块跗骨、5 块跖骨和 14 块趾骨组成。

【实验考核】

1. 描述上、下肢骨的形态。

2. 说出上、下肢骨骨折好发部位。

3. 在自体找到四肢骨体表标志并说出其临床意义。

实验三 颅骨

【实验目的】

1. 说出颅的组成及分部。

2. 描述各部颅的名称和位置。

3. 识别下颌骨、舌骨、蝶骨、颧骨和筛骨的形态结构。

4. 描述颅各面的形态。

5. 说出新生儿颅的特点。

扫码"看一看"

【实验材料】

颅的水平切面标本及挂图、颅的正中矢状切面标本及挂图、分离颅骨标本及挂图、新生儿颅标本。

【实验目的】

一、教师示教

1. 在颅骨的标本上指出颅的组成及分部的名称。
2. 介绍颅底内面观的形态结构。
3. 讲解新生儿颅的特点。

二、学生分组动手实践，教师巡回指导

成人颅一般由 23 块颅骨组成，另外还有 3 对听小骨位于颞骨内。按颅骨所在位置，颅骨分脑颅和面颅两部分。脑颅 8 块，即额骨（1 块）、顶骨（2 块）、枕骨（1 块）、颞骨（2 块）、蝶骨（1 块）、筛骨（1 块）。面颅 15 块，即上颌骨（2 块）、鼻骨（2 块）、颧骨（2 块）、泪骨（2 块）、下鼻甲骨（2 块）、腭骨（2 块）和犁骨（1 块）、下颌骨（1 块）和舌骨（1 块）。在颅骨标本，冠状切面标本及矢状切面标本上分别找出各骨所在位置。

1. 颅的上面观 颅的上面又称颅顶，前方有冠状缝，位于额骨和顶骨之间；位于正中两顶骨之间的为矢状缝；后方顶骨和枕骨之间的称人字缝。

2. 颅的侧面观 颅的侧面中部有外耳门，外耳门向前有一骨梁称颧弓，外耳门后方向下的突起称乳突。颧弓之上有大而浅的凹陷称颞窝。窝内有额骨、顶骨、颞骨和蝶骨大翼 4 块骨相交于翼点。颞窝下方的腔隙为颞下窝。

3. 颅的前面观

（1）眶 略呈四棱锥形，眶尖处有视神经管。眶上缘内、中 1/3 交界处有眶上孔，眶下缘中点下方有眶下孔。眶内侧壁前部的凹陷称泪囊窝，向下移行为鼻泪管。眶外侧壁后部的上、下方各有一裂隙，分别称眶上裂和眶下裂。

（2）骨性鼻腔 鼻腔正中有骨鼻中隔，将鼻腔分为左、右两部分。前方共同的开口称梨状孔，后方有两个鼻后孔。鼻腔外侧壁自上而下有 3 个突起，分别为上鼻甲、中鼻甲和下鼻甲。三鼻甲的下方为鼻道，即上鼻道、中鼻道和下鼻道，在上鼻甲和蝶骨体之间的浅窝称蝶筛隐窝。

（3）鼻旁窦 包括额窦、筛窦、蝶窦和上颌窦。在正中矢状标本上注意观察各窦的开口。

4. 颅底外面观 颅底后部正中有一大孔为枕骨大孔。孔两侧的隆起称枕髁。髁的前方有一孔即破裂孔。前外侧有一孔为颈静脉孔，在颈静脉孔的前方有颈动脉管。在枕髁的根部有一向前外方开口的舌下神经管外口。在乳突前内侧有一尖锐的茎突，它与乳突间有一小孔为茎乳孔，孔内为面神经管。乳突前方的凹陷为下颌窝。颅底外面后部正中的突起称枕外隆凸。颅底外面前部上颌牙齿围绕的部分称骨腭，其前部正中的孔为切牙孔。牙槽后方的突起称翼突，翼突根部的后外侧依次有卵圆孔和棘孔。

5. 颅底内面观

（1）颅前窝 窝正中有一向上的突起称鸡冠。其两侧的骨板称筛板，筛板上有许多小孔称筛孔。

（2）颅中窝 中央呈马鞍形的结构为蝶鞍。正中有一浅窝为垂体窝。窝的前方有交叉前沟，此沟向两侧通视神经管。垂体窝的两侧由前向后依次为眶上裂、圆孔、卵圆孔和棘孔。

（3）颅后窝 中央有枕骨大孔。与枕外隆凸相对处内面有枕内隆凸，此凸向两侧有横窦沟，此沟的外侧端弯向前下，移行为乙状窦沟，最后终于颈静脉孔。颅后窝的前外侧与外耳道方向一致处有内耳门，由此通内耳道。

【实验考核】

1. 在整颅上指出各颅骨的名称及形态结构。
2. 说出翼点的结构特点及临床意义。

实验四 骨连结

【实验目的】

1. 说出关节的构造。
2. 说出躯干骨的连结。
3. 识别肩关节、肘关节、膝关节、骨盆的构成及功能。
4. 辨认手足的连结。
5. 描述颅骨的连结。

【实验材料】

关节标本及挂图；椎骨连结的解剖标本、模型及挂图；上肢各骨连结的解剖标本、模型及挂图；下肢各骨连结的解剖标本、模型及挂图；颞下颌关节标本及挂图。

【实验内容及方法】

一、教师示教

1. 在关节标本上指出关节的基本结构。
2. 结合脊柱标本讲解脊柱的连结。
3. 重点讲述肩关节、肘关节、髋关节和膝关节的结构特点。

二、学生分组动手实践，教师巡回指导

1. 关节的基本构造 取切开的肩关节进行观察，注意关节囊、关节面和关节腔的结构；在关节囊前、后壁均切开的膝关节标本上认真观察韧带及半月板的结构特点，在颞下颌关节标本上观察关节盘的结构。

2. 躯干骨的连结

（1）椎骨的连结

1）椎间盘　呈盘状，连结相邻的两个椎体。其周围部称纤维环；中央部为髓核。

2）韧带　前纵韧带和后纵韧带分别位于椎体和椎间盘的前方和后方；棘上韧带连于棘突的末端，细长，至项部则变宽，成为片状的项韧带；黄韧带连于相邻的椎弓板；棘间韧带连结相邻的棘突之间。

3）关节　关节突关节由相邻椎骨的上、下关节突构成；寰枢关节由寰椎和枢椎构成；寰枕关节由寰椎上关节面与枕髁构成。

（2）胸廓

1）肋椎关节　肋头与肋凹构成肋头关节；肋结节与横突肋凹构成肋横突关节，二者合称肋椎关节。

2）肋前端的连结　第 1 肋前端与胸骨柄之间为软骨连结。第 2～7 肋前端分别与胸骨体的肋切迹构成胸肋关节。第 8～10 肋前端依次与上位肋骨相连，它们的下缘形成肋弓。第 11～12 肋前端游离。

3. 颅骨的连结　颞下颌关节由颞骨的下颌窝、关节结节与下颌头构成。关节囊松弛，前部较薄弱，外侧有韧带加强，囊内有关节盘，将关节腔分隔成上、下两部。

4. 上肢骨的连结

（1）胸锁关节　由胸骨的锁切迹与锁骨的胸骨端构成。其关节囊坚韧，并有韧带加强，囊内有关节盘。

（2）肩锁关节　由肩胛骨的肩峰与锁骨的肩峰端构成。

（3）肩关节　由肱骨头与肩胛骨的关节盂构成。关节盂小而浅，关节囊薄而松弛。关节囊下部最薄弱，故肩关节脱位时，肱骨头常脱向下方。肩关节运动形式多，可做前屈、后伸、内收、外展、旋内、旋外和环转运动。

（4）肘关节　包括三个关节。肱尺关节、肱桡关节和桡尺近侧关节。三个关节包在一个关节囊内。关节囊的前、后部薄而松弛，两侧部厚而紧张，分别有尺侧副韧带和桡侧副韧带加强。关节囊在桡骨头周围有桡骨环状韧带加强。

（5）手关节　取手关节的额状切面标本观察桡腕关节、腕骨间关节、腕掌关节、掌指关节和手指间关节。并验证其运动。

5. 下肢骨连结

（1）骶髂关节　由骶骨和髂骨的耳状面构成。关节囊紧张，周围有强厚的韧带。骨盆从骶骨岬经两侧弓状线、耻骨梳、耻骨嵴至耻骨联合上缘连成的环形线称界线。界线以上为大骨盆，界线以下为小骨盆。小骨盆上口由界线围成，下口由尾骨尖、骶结节韧带、坐骨结节、坐骨支、耻骨下支和耻骨联合下缘围成。两侧耻骨下支之间的夹角为耻骨下角。

（2）髋关节　由髋臼与股骨头构成。关节囊厚而坚韧，周围有韧带加强。其中以前方的髂股韧带最为强厚。关节囊后下部薄弱，故髋关节脱位时，股骨头多脱向后下方。关节囊内有股骨头韧带。髋关节可做屈、伸、收、屈、旋内、旋外和环转运动。

（3）膝关节　由股骨下端、胫骨上端和髌骨构成。膝关节前方有股四头肌腱延续而成的髌韧带。外侧有腓侧副韧带，内侧有胫侧副韧带。关节囊内有前、后两条交叉韧带。在关节面之间分别有内侧半月板和外侧半月板。膝关节的主要运动是屈、伸。在半屈位时，可做小幅度的旋内和旋外。

（4）足关节 包括距小腿关节、跗骨间关节、跗跖关节、跖趾关节和趾骨间关节。距小腿关节的关节囊的前、后壁都较薄而松弛，两侧分别有内侧韧带和外侧韧带增强。足关节的其他韧带都比较发达，连结牢固。

【实验考核】

1. 说出肩关节与髋关节，肘关节与膝关节在功能上和构造上的异同处。
2. 在膝关节标本上指出关节的基本构造和有关的辅助结构。

第二节 肌

学习指导

一、学习目标

1. 掌握 腹股沟管的概念。

2. 熟悉 咀嚼肌、枕额肌、胸锁乳突肌、斜方肌、背阔肌、胸大肌、前锯肌、肋间肌、膈、腹前外侧群肌、三角肌、肱二头肌、肱肌、肱三头肌、髂腰肌、臀大肌和梨状肌、大腿各群肌、小腿各群肌的位置、起止和作用；四肢的肌性标志。

二、知识要点

（一）概述

人体肌按形态、功能和分布可分为 3 种，即骨骼肌、心肌和平滑肌。骨骼肌多附着于骨上，是运动系统的动力部分，在神经系统的支配下，骨骼肌的收缩和舒张牵动骨骼产生运动。由于骨骼肌的运动受人的意志控制，又称随意肌。骨骼肌分布广泛，约 600 块，占体重的 40% 左右。每块肌都有一定的形态和结构，执行一定的功能，含丰富的血管和淋巴管，受一定的神经支配，所以每块肌都为一个器官。

1. 肌的分类及构造 肌按形态大致可分为 4 种，即长肌、短肌、扁肌和轮匝肌。长肌多分布于四肢，收缩时肌显著缩短，能产生大幅度的运动。短肌多分布于躯干深层，小而短，具有明显的节段性，收缩幅度较小。扁肌多分布于胸腹壁，宽扁呈薄片状，除有运动功能外还能保护体内器官。轮匝肌位于孔裂周围，呈环形，收缩时可以关闭孔裂。每块骨骼肌包括肌腹和肌腱两部分。肌腹部分位于中间，主要由肌纤维组成，色红而柔软，具有收缩和舒张功能。肌腱部分位于肌腹两端，主要由平行致密的胶原纤维束构成，色白、强韧而无收缩功能。肌借腱附着于骨上。当肌受到突然暴力时，常常导致肌腹断裂或肌腹与肌腱的连接处被拉开。长肌的腱多呈条索状，扁肌的腱因呈膜片状，又称腱膜。

此外，人体内还有一些肌形态比较复杂，如二头肌、二腹肌、羽状肌、半羽状肌等。

2. 肌的辅助结构

（1）筋膜 遍布全身，分浅筋膜和深筋膜两种。

1）浅筋膜　亦称皮下筋膜，由疏松结缔组织构成，位于真皮之下，包被身体各部，内富有脂肪。脂肪组织的多少因身体的部位、性别及营养状态而不同。浅动脉、浅静脉、皮神经、淋巴管走行于浅筋膜内。浅筋膜具有维持体温和保护深部结构的作用。

2）深筋膜　亦称固有筋膜，由致密结缔组织构成，位于浅筋膜的深面，它包被体壁、肌和血管神经等。在四肢，深筋膜插入肌群之间，并附着于骨，构成肌间隔，分隔肌群。深筋膜包绕肌群构成筋膜鞘。病理情况下，筋膜鞘可潴留脓液，限制炎症扩散。在腕、踝部，深筋膜增厚形成支持带，对深部的肌腱起支持和约束作用。深筋膜还包绕血管、神经形成血管神经鞘。

（2）滑膜囊　为封闭的结缔组织小囊，壁薄，内有滑液，多存在于腱与骨面相接触处，以减少两者间的摩擦。有的滑膜囊在关节附近与关节腔相通。滑膜囊炎症可影响肢体局部的运动功能。

（3）腱鞘　是包围在肌腱外面的鞘管，存在于活动度较大的部位。腱鞘分纤维层和滑膜层两部分。外部是深筋膜增厚形成的纤维层。内部为双层套管状的滑膜层，一层紧贴在纤维层内面，另一层包被在肌腱的表面，两层之间含少量的滑液，使肌腱在鞘内能自由滑动。腱滑膜层从骨面移行到肌腱的部分称腱系膜，供应腱的血管、神经由此通过。

（二）全身肌肉

1. 斜方肌　位于项部和背上部的浅层，一侧呈三角形，两侧合起来呈斜方形。起点很广，从枕外隆凸向下直达第12胸椎，上部的肌束斜向外下方，中部的平行向外，下部的斜向外上方，止于肩胛冈、肩峰和锁骨的外侧1/3。收缩时使肩胛骨向脊柱靠拢，上部肌束可上提肩胛骨（耸肩），下部肌束使肩胛骨下降。斜方肌瘫痪时出现"塌肩"。

2. 背阔肌　为全身最大的扁肌，位于背的下半部及胸的后外侧。以腱膜起自第6胸椎以下的全部胸椎棘突和髂嵴后份，肌束向外上方集中，止于肱骨小结节嵴。收缩时使臂内收、内旋和后伸。

3. 前锯肌　收缩时拉肩胛骨向前，下部肌束收缩拉肩胛骨下角旋外，助臂上举。

4. 膈　位于胸、腹腔之间，为向上膨隆呈穹隆状的扁肌。周围部分为肌质，起自剑突后面、下6对肋的内面、第2～3腰椎体的前面。肌纤维向中央止于中心腱。膈在椎体前面的部分呈锥形，称膈脚。

膈上有三个裂孔：主动脉裂孔在第12胸椎前方，有主动脉和胸导管通过；食管裂孔在主动脉裂孔的左前上方，约在第10胸椎水平，有食管和迷走神经通过；腔静脉孔在食管裂孔右前上方的中心腱内，约在第8胸椎水平，有下腔静脉通过。

作用：膈是主要的呼吸肌，收缩时，膈穹隆下降，胸腔容积扩大，助吸气；舒张时，膈穹隆上升恢复原位，胸腔容积减小，助呼气。膈与腹肌同时收缩，则能增加腹压，协助排便、分娩等活动。双侧膈肌麻痹可出现呼吸困难。

5. 腹直肌鞘　包绕腹直肌，由腹前外侧壁3块扁肌的腱膜构成，分前、后两层。腹外斜肌腱膜与腹内斜肌腱膜的前层愈合成前层；腹内斜肌腱膜的后层与腹横肌腱膜愈合成后层。但在脐下4～5cm处3块扁肌的腱膜全部转到腹直肌前面，参与构成腹直肌鞘的前层，使后层缺如，腹直肌鞘的后层由于腱膜在此中断形成一凸向上的弧形界线，称弓状线，又称半环线。弓状线以下，腹直肌后面直接与腹横筋膜相贴。

6. 白线　位于腹前壁正中线上，左、右腹直肌鞘之间，由两侧3层扁肌的腱膜交织而

扫码"看一看"

扫码"看一看"

扫码"看一看"

扫码"看一看"

成。上方起自胸骨剑突，下方止于耻骨联合。白线上宽下窄，坚韧而少血管，常作为腹部手术入路的切口。约在白线的中点有疏松的瘢痕组织环即脐环，是腹壁的一个薄弱点，若腹腔内容物由此膨出，则形成脐疝。

7. 腹股沟管　位于腹股沟韧带内侧半的上方，为腹前壁 3 层扁肌之间的一条斜行裂隙，男性有精索、女性有子宫圆韧带通过。结构分四壁两口，内口称腹股沟管深（腹）环，位于腹股沟韧带中点上方约一横指处，外口称腹股沟管浅（皮下）环；前壁为腹外斜肌腱膜和腹内斜肌，后壁为腹横筋膜和腹股沟镰，上壁为腹内斜肌和腹横肌的弓状下缘，下壁为腹股沟韧带。

扫码"看一看"

8. 三角肌　位于肩部，呈三角形。起自锁骨外侧端、肩峰和肩胛冈，肌束从前、后和外侧包围肩关节，集中止于肱骨外侧的三角肌粗隆。作用：外展肩关节，前部肌束收缩可使肩关节屈和旋内，后部肌束收缩可使肩关节伸和旋外。肱骨上端由于三角肌的覆盖，肩部呈圆隆形。分布于三角肌的腋神经受损可致该肌瘫痪萎缩，从而使肩部圆隆消失，出现"方形肩"。三角肌中部可做为肌肉注射的部位。

扫码"看一看"

9. 肱二头肌　呈梭形，起端有 2 个头，长头起自肩胛骨的盂上结节，穿过肩关节囊，沿肱骨结节间沟下降；短头起自肩胛骨的喙突。2 个头在臂前下部合成 1 个肌腹，向下移行为肌腱，止于桡骨粗隆。作用：屈肘关节，使前臂旋后，还可协助屈肩关节。

扫码"看一看"

10. 肱三头肌　起端有 3 个头，长头起自肩胛骨的盂下结节，内侧头和外侧头均起自肱骨背面，3 个头会合后以肌腱止于尺骨鹰嘴。作用：伸肘关节。

11. 缝匠肌　扁带状，是全身最长的肌。起自髂前上棘斜向内下方，止于胫骨上端内侧面。作用：屈髋和屈膝关节。

扫码"看一看"

12. 股四头肌　是全身体积最大的肌，有 4 个头：股直肌、股内侧肌、股外侧肌和股中间肌。股直肌起自髂前下棘，其余 3 个头均起自股骨，4 头合并向下移行为腱，包绕髌骨前面和两侧，向下续为髌韧带，止于胫骨粗隆。作用：伸膝关节，股直肌还可屈髋关节。

扫码"看一看"

13. 小腿三头肌　在小腿后方形成膨隆的外形，它由腓肠肌和比目鱼肌组成。腓肠肌以 2 个头分别起自股骨内、外侧髁，比目鱼肌在腓肠肌深面，起自胫、腓骨上端，两肌在小腿中部会合，向下移行为粗大的跟腱，止于跟骨结节。作用：使足跖屈，腓肠肌还能屈膝关节。站立位时，能固定踝关节和膝关节，防止身体前倾。

复习思考题

一、名词解释

1. 浅筋膜　2. 腹直肌鞘　3. 白线

二、填空

1. 肌的构造包括＿＿＿＿和＿＿＿＿。

2. 肌的辅助结构包括＿＿＿＿、＿＿＿＿和＿＿＿＿。

3. 腹直肌鞘由＿＿＿＿、＿＿＿＿和＿＿＿＿的腱膜构成。

4. 髂腰肌由＿＿＿＿和＿＿＿＿组成。

5. 股三角位于＿＿＿＿前方的上部，上界是＿＿＿＿，外侧界是＿＿＿＿，内侧界是＿＿＿＿。

三、选择题

【A₁型题】

1. 一侧斜方肌收缩，可使肩胛骨（　　　）
    A. 上提　　　　　　　B. 下降　　　　　　　C. 内收
    D. 外展　　　　　　　E. 旋内

2. 背阔肌的作用是使臂（　　　）
    A. 前屈　　　　　　　B. 后伸　　　　　　　C. 内收、旋内、后伸
    D. 外展　　　　　　　E. 旋外

3. 最强大的脊柱伸肌是（　　　）
    A. 背阔肌　　　　　　B. 竖脊肌　　　　　　C. 斜方肌
    D. 腰大肌　　　　　　E. 腰方肌

4. 一侧胸锁乳突肌收缩，表现为（　　　）
    A. 头后仰　　　　　　B. 头偏向对侧　　　　C. 面朝向同侧
    D. 头偏向同侧、面朝向对侧　　　　　　　　　E. 头前屈

5. 膈收缩时（　　　）
    A. 顶部上升，胸腔缩小助吸气　　　　　　　　B. 顶部下降，胸腔缩小助呼气
    C. 顶部下降，胸腔扩大助吸气　　　　　　　　D. 顶部上升，胸腔扩大助呼气
    E. 以上均不对

6. 最主要的呼吸肌是（　　　）
    A. 胸大肌　　　　　　B. 胸小肌　　　　　　C. 肋间肌
    D. 膈　　　　　　　　E. 腹肌

7. 牵引肩胛骨向前下的是（　　　）
    A. 胸大肌　　　　　　B. 胸小肌　　　　　　C. 斜方肌
    D. 背阔肌　　　　　　E. 三角肌

8. 腹直肌鞘的弓状线位于（　　　）
    A. 剑突平面　　　　　B. 肋弓平面　　　　　C. 脐平面
    D. 脐与耻骨联合连线中点平面　　　　　　　　E. 耻骨联合平面

9. 形成肩部圆隆的是（　　　）
    A. 斜方肌　　　　　　B. 三角肌　　　　　　C. 冈上肌
    D. 前锯肌　　　　　　E. 胸小肌

10. 助臂上举的是（　　　）
    A. 斜方肌　　　　　　B. 三角肌　　　　　　C. 冈上肌
    D. 前锯肌　　　　　　E. 背阔肌

11. 屈肩的肌是（　　　）
    A. 肱三头肌　　　　　B. 肱二头肌　　　　　C. 三角肌
    D. 斜方肌　　　　　　E. 前锯肌

12. 可使肩关节内收的肌是（　　　）
    A. 肱三头肌　　　　　B. 三角肌　　　　　　C. 肱二头肌
    D. 背阔肌　　　　　　E. 前锯肌

13. 臀大肌收缩可使髋关节（　　）

    A. 前屈　　　　　　　B. 后伸　　　　　　　C. 内收

    D. 外展　　　　　　　E. 旋内

14. 股四头肌瘫痪，表现为（　　）

    A. 不能屈髋　　　　　B. 不能伸髋　　　　　C. 不能屈膝

    D. 不能伸膝　　　　　E. 髋关节不能旋内

15. 止于胫骨内侧髁的是（　　）

    A. 股四头肌　　　　　B. 缝匠肌　　　　　　C. 阔筋膜张肌

    D. 长收肌　　　　　　E. 半腱肌

16. 止于胫骨外侧髁的是（　　）

    A. 股四头肌　　　　　B. 缝匠肌　　　　　　C. 阔筋膜张肌

    D. 长收肌　　　　　　E. 半腱肌

17. 止于胫骨粗隆的是（　　）

    A. 股四头肌　　　　　B. 缝匠肌　　　　　　C. 阔筋膜张肌

    D. 长收肌　　　　　　E. 半腱肌

18. 形成"小腿肚"的是（　　）

    A. 小腿三头肌　　　　B. 胫骨后肌　　　　　C. 蹈长屈肌

    D. 趾长屈肌　　　　　E. 腓骨长肌

19. 使足跖屈和外翻的是（　　）

    A. 腓骨长、短肌　　　B. 小腿三头肌　　　　C. 胫骨后肌

    D. 蹈长屈肌　　　　　E. 趾长屈肌

20. 使足跖屈和内翻的是（　　）

    A. 腓骨长、短肌　　　B. 小腿三头肌　　　　C. 胫骨后肌

    D. 蹈长屈肌　　　　　E. 趾长屈肌

【B₁型题】

    A. 尺骨鹰嘴　　　　　B. 桡骨粗隆　　　　　C. 三角肌粗隆

    D. 肩胛骨内侧缘及下角　E. 颞骨乳突

21. 三角肌的止点（　　）

22. 前锯肌的止点（　　）

23. 胸锁乳突肌的止点（　　）

24. 肱二头肌的止点（　　）

25. 肱三头肌的止点（　　）

    A. 阔筋膜张肌　　　　B. 大收肌　　　　　　C. 股直肌

    D. 股二头肌　　　　　E. 缝匠肌

26. 屈髋屈膝的是（　　）

27. 屈髋伸膝的是（　　）

28. 伸髋屈膝的是（　　）

29. 使髋关节内收的是（　　）

30. 使大腿筋膜紧张的是（　　）

A. 耻骨支   B. 腰椎体   C. 耻骨联合

D. 坐骨结节及股骨粗线   E. 髂前上棘

31. 缝匠肌的起点是（   ）

32. 股二头肌的起点是（   ）

33. 腹直肌的起点是（   ）

34. 腰大肌的起点是（   ）

35. 大收肌的起点是（   ）

【X 型题】

36. 能使头后仰的肌是（   ）

     A. 斜方肌   B. 背阔肌   C. 竖脊肌

     D. 胸锁乳突肌   E. 三角肌

37. 斜角肌间隙的构成包括（   ）

     A. 第一肋   B. 前斜角肌   C. 中斜角肌

     D. 后斜角肌   E. 第二肋

38. 助吸气的肌是（   ）

     A. 胸大肌   B. 胸小肌   C. 肋间肌

     D. 腹肌   E. 膈

39. 运动颞下颌关节的是（   ）

     A. 咬肌   B. 颞肌   C. 翼内肌

     D. 翼外肌   E. 口轮匝肌

40. 可使肩关节旋内的是（   ）

     A. 斜方肌   B. 背阔肌   C. 肩胛下肌

     D. 冈下肌   E. 前锯肌

41. 可使肩关节旋外的是（   ）

     A. 小圆肌   B. 背阔肌   C. 肩胛下肌

     D. 冈下肌   E. 前锯肌

42. 可使肩关节内收的是（   ）

     A. 小圆肌   B. 背阔肌   C. 肩胛下肌

     D. 冈下肌   E. 冈上肌

43. 可使肩关节外展的是（   ）

     A. 三角肌   B. 背阔肌   C. 肩胛下肌

     D. 冈下肌   E. 冈上肌

44. 能屈肘的肌是（   ）

     A. 肱二头肌   B. 肱三头肌   C. 肱肌

     D. 喙肱肌   E. 肱桡肌

45. 可使髋关节后伸的是（   ）

     A. 髂腰肌   B. 半膜肌   C. 半腱肌

     D. 股四头肌   E. 股二头肌

46. 可使髋关节内收的是（   ）

A. 髂腰肌   B. 大收肌   C. 长收肌

D. 耻骨肌   E. 股薄肌

47. 可使髋关节旋外的是（   ）

A. 髂腰肌   B. 臀中肌   C. 臀小肌

D. 股四头肌   E. 股二头肌

48. 可屈膝关节的是（   ）

A. 髂腰肌   B. 半膜肌   C. 半腱肌

D. 股四头肌   E. 股二头肌

49. 能屈髋的肌是（   ）

A. 髂腰肌   B. 缝匠肌   C. 股二头肌

D. 股四头肌   E. 阔筋膜张肌

50. 股三角内有（   ）

A. 股动脉   B. 股静脉   C. 股管

D. 股神经   E. 精索

四、问答题

1. 膈上有哪些裂孔？各有哪些结构通过？

2. 简述腹股沟管的位置、两口及内容物。

实 验 指 导

扫码"看一看"

实验 全身肌

【实验目的】

1. 说出肌的分类、构造和辅助装置。

2. 指出躯干肌的位置、分群和起止点。

3. 描述腹股沟管的结构。

4. 辨认头颈肌的位置、分群和起止点。

5. 辨认四肢肌的位置、分群和起止点。

【实验材料】

全身肌解剖标本、模型及挂图；躯干肌标本、模型及挂图；头颈肌的解剖标本、模型及挂图；四肢肌的标本、模型及挂图；膈肌标本、模型及挂图。

【实验内容与方法】

一、教师示教

1. 在标本上指出全身肌的位置和名称。

2. 讲解腹直肌鞘、腹股沟管的形态结构。

二、学生分组进行观察，教师巡回指导

（一）躯干肌

躯干肌包括背肌、胸肌、膈、腹肌和盆底肌。

1. 背肌

（1）斜方肌　位于项背部的浅层，起自枕骨、项韧带和全部胸椎棘突，止于锁骨的外侧 1/3 部和肩胛冈等处。收缩时使肩胛骨向脊柱靠拢。斜方肌瘫痪时出现"塌肩"。

（2）背阔肌　位于背下部、腰部和胸侧壁，起自第 6 胸椎以下的全部椎骨的棘突和髂嵴后份，止于肱骨小结节嵴。收缩时使臂内收、内旋和后伸。

（3）肩胛提肌　位于项部两侧，斜方肌深面。收缩时上提肩胛骨。

（4）菱形肌　位于斜方肌中部深面。收缩时牵拉肩胛骨向内上方。

（5）竖脊肌　位于背部深层全部椎骨棘突两侧的纵沟内。起于骶骨背面和髂嵴后份，止于椎骨、肋骨和枕骨。收缩时使脊柱后伸。

2. 胸肌

（1）胸大肌　位于胸前壁的浅层，起自锁骨、胸骨和第 2~6 肋软骨，止于肱骨大结节嵴。收缩时使肩关节内收、内旋和前屈。

（2）胸小肌　位于胸大肌深面。起自第 3~5 肋，止于肩胛骨喙突。收缩时牵拉肩胛骨向前下。

（3）前锯肌　紧贴胸廓外侧壁。起自第 1~8 肋，止于肩胛骨内侧缘。上部肌束收缩，可使肩胛骨向前；下部肌束收缩，可使肩胛骨下角向外上旋转。

（4）肋间外肌　起自上位肋骨下缘，肌束斜向前下，止于下位肋骨上缘。

（5）肋间内肌　起自下位肋骨上缘，肌束斜向前上，止于上位肋骨下缘。

3. 膈　为穹隆形扁肌，起于胸廓下口周缘，肌束向内上移行为中心腱。膈有三个孔：位于脊柱前方的是主动脉裂孔；主动脉裂孔的左前方为食管裂孔；主动脉裂孔的右前方有腔静脉孔。膈肌收缩时，膈穹隆下降，胸腔容积扩大，以助吸气；松弛时，胸腔容积变小，以助呼气。

4. 腹肌

（1）腹直肌　位于中线两侧的一对长带肌，起自耻骨嵴，向上止于剑突和第 5~7 肋软骨。腹直肌上有 3~4 条横行的腱划。

（2）腹外斜肌　位于腹前外侧壁的浅层，起自下位 8 根肋骨的外面，肌束斜向前下，近腹直肌外侧移行为腱膜，最后终于腹白线。腹外斜肌腱膜的下缘增厚卷曲，终于髂前上棘和耻骨结节之间，形成腹股沟韧带。腱膜向内参与组成腹直肌鞘的前层。

（3）腹内斜肌　位于腹外斜肌深面，起自胸腰筋膜、髂嵴和腹股沟韧带的外侧半，肌束行至腹直肌外侧缘移行为腱膜，并分两层包绕腹直肌，参与腹直肌鞘的构成，最后终于白线。男性腹内斜肌最下部发出一些肌束包绕精索和睾丸，形成提睾肌。

（4）腹横肌　位于腹内斜肌深面，起自下位 6 根肋骨的内面、胸腰筋膜、髂嵴和腹股沟韧带的外 1/3 处，肌束横行向前内，在腹直肌外侧缘移行为腹膜，参与腹直肌鞘后层的构成，终于白线。腹横肌最下部肌束作弓形与腹内斜肌下缘会合形成腹股沟镰，止于耻骨梳。另有一部分肌束下降加入提睾肌。

（5）腰方肌 位于腹后壁腰椎体两侧，起自髂嵴，止于第12肋和腰椎横突。收缩时降12肋。

（6）腹直肌鞘 由腹外斜肌腱膜和腹内斜肌腱膜的前层结合形成鞘的前层；腹横肌腱膜和腹内斜肌腱膜的后层结合形成鞘的后层，但在脐下3～4 cm以下，后鞘缺如，其下缘游离，呈弧形，形成弓状线。线以下的腱膜全部转移到鞘的前层。

（7）腹股沟管 位于腹股沟韧带内侧半的上方，有两口，四壁。内口称腹股沟管深环，位于腹股为韧带中点上方一横指处；外口称腹股沟管浅环，位于耻骨结节的外上方。管的前壁为腹外斜肌腱膜和部分腹内斜肌；后壁为腹横筋膜和腹股沟镰；上壁为腹内斜肌和腹横肌的弓状下缘；下壁为腹股沟韧带。腹股沟管男性有精索通过；女性有子宫圆韧带通过。

5. 盆底肌

（1）肛提肌 封闭小骨盆下口的大部分。起自小骨盆腔的前壁和外侧壁的内面，止于直肠壁、阴道壁和尾骨尖。肛提肌具有承托盆腔器官，并对肛管、阴道有括约作用。

（2）会阴深横肌 位于小骨盆下口的前下部，止于两侧坐骨支。

（3）尿道括约肌 位于会阴深横肌的前方，尿道周围。

（4）尿生殖膈 由会阴深横肌、尿道括约肌和覆盖在它们上、下两面的筋膜共同构成，中央有尿道穿过，在女性尚有阴道穿过。

（二）头颈肌

1. 头肌

（1）枕额肌 其前部为额腹，后部为枕腹，连接两腹的腱膜为帽状腱膜。

（2）眼轮匝肌 环绕眼裂的周围，呈椭圆形。

（3）口轮匝肌 环绕口裂周围，收缩时使口裂闭合。

（4）咀嚼肌 共4块，位于颞下颌关节的周围。在下颌支外面的是咬肌；在颞窝内的是颞肌；在颞下窝内的是翼内肌和翼外肌。

2. 颈肌

（1）颈阔肌 位于颈前部两侧浅筋膜中，收缩时降口角。

（2）胸锁乳突肌 以两个头分别起于胸骨柄和锁骨内侧端，两头会合后，止于颞骨，一侧收缩使头歪向同侧，面部转向对侧，两侧同时收缩使头后仰。

（3）舌骨上肌群 位于舌骨、下颌骨和颅底之间，包括二腹肌、下颌舌骨肌和茎突舌骨肌。

（4）舌骨下肌群 位于颈前正中线两侧，包括胸骨舌骨肌、肩胛舌骨肌、胸骨甲状肌和甲状舌骨肌。

（5）颈深肌群 主要有前斜角肌、中斜角肌、后斜角肌。它们均起自颈椎横突，前斜角肌和中斜角肌止于第1肋，并与第1肋围成三角形间隙，称斜角肌间隙。

（三）四肢肌

1. 上肢肌

（1）肩肌

1）三角肌 位于肩部，起自锁骨外侧端、肩峰和肩胛冈，止于三角肌粗隆。三角肌与肱骨头在肩部形成圆隆的外形，在肩关节脱位时，此圆隆消失，出现"方形肩"。

2）冈上肌和冈下肌 分别起自冈上窝和冈下窝，止于肱骨大结节。

3）大圆肌和小圆肌　分别起自肩胛骨下角和肩胛骨外侧缘，分别止于肱骨小结节嵴和大结节。

4）肩胛下肌　起自肩胛下窝，止于肱骨小结节。

（2）臂肌

1）肱二头肌　起端有长、短两个头，长头起自肩胛骨的盂上结节，穿过肩关节囊，沿肱骨结节间沟下降；短头起自肩胛骨喙突，两头合成肌腹后以一圆腱止于桡骨粗隆。作用：屈肘关节，并使前臂旋后，还可协助屈肩关节。

2）喙肱肌　位于肱二头肌短头的后内侧。

3）肱肌　位于肱二头肌下半部的深面，止于尺骨粗隆。

4）肱三头肌　起端有三个头，长头起自肩胛骨盂下结节；内侧头和外侧头均起自肱骨背面，三头会合后止于尺骨鹰嘴。作用：伸肘关节。

（3）前臂肌

1）前群　浅层有6块，自外向内依次为肱桡肌、旋前圆肌、桡侧腕屈肌、掌长肌、指浅屈肌和尺侧腕屈肌。深层有3块，即拇长屈肌、指深屈肌和旋前方肌。

2）后群　浅层有5块，由桡侧至尺侧依次为桡侧腕长伸肌、桡侧腕短伸肌、指伸肌、小指伸肌和尺侧腕伸肌。深层也有5块，自上而下，由桡侧向尺侧，依次为旋后肌、拇长展肌、拇短伸肌、拇长伸肌和示指肌。

（4）手肌

1）外侧群　称鱼际，共4块，浅层外侧为拇短展肌，内侧为指短屈肌，深层外侧为拇对掌肌，内侧为拇收肌。

2）内侧群　称小鱼际，共3块，浅层内侧为小指展肌，外侧为小指短屈肌，深层为小指对掌肌。

3）中间群　共11块，包括4块蚓状肌、3块骨间掌侧肌、4块骨间背侧肌。

2. 下肢肌

（1）髋肌

1）髂腰肌　由腰大肌和髂肌合成。腰大肌起自腰椎体侧面；髂肌起自髂窝，二肌合并后，止于股骨小转子。

2）阔筋膜张肌　起自髂前上棘，肌腹向下移行为髂胫束，止于胫骨外侧髁。

3）臀大肌　起自骶骨背面和髂骨翼外面，止于股骨的臀肌粗隆和髂胫束。作用：伸髋关节，在人体直立时，固定骨盆，防止躯干前倾。

4）臀中肌和臀小肌　均起自髂骨翼外面，止于股骨大转子。

（2）大腿肌

1）缝匠肌　起自髂前上棘，斜向内下，经膝关节内侧，止于胫骨上端内侧面。

2）股四头肌　有4个头，分别是股直肌、股内侧肌、股外侧肌和股中间肌。除股直肌起自髂前下棘外，其他均起自股骨，4头汇合后向下延续为髌韧带，止于胫骨粗隆。

（3）小腿肌

1）前群　有3块肌，从内向外依次为胫骨前肌、踇长伸肌和趾长伸肌。

2）外侧群　浅层为腓骨长肌；深层为腓骨短肌。

3）后群　浅层为小腿三头肌，由腓肠肌和比目鱼肌构成。深层有3块肌，自内向外侧依次为趾长屈肌、胫骨后肌和踇长屈肌。

（4）足肌

1）足背肌　包括踇短伸肌和趾短伸肌。

2）足底肌　分内侧、外侧和中间三群。

【实验考核】

1. 在自体指出以下各肌的位置：竖脊肌、胸锁乳突肌、背阔肌、胸大肌、腹直肌、腹股沟韧带、三角肌、肱二头肌、臀大肌、股四头肌和腓肠肌。

2. 说出肌内注射常选用的部位。

3. 描述腹直肌鞘及腹股沟管的位置、结构及临床意义。

第二章　消化系统

第一节　内脏概述

学习指导

一、学习目标

1. 掌握　内脏的概念。

2. 熟悉　胸、腹部的标志线和腹部的分区。

二、知识要点

1. 内脏的概念　在解剖学上通常把消化、呼吸、泌尿、生殖四个系统合称为内脏。内脏包括众多器官，其中绝大部分位于胸腔、腹腔和盆腔内，借孔道直接或间接地与外界相通，其主要功能是保障机体与外界进行物质交换，以供机体的新陈代谢和繁殖后代之需要。

2. 胸、腹部的标志线

（1）前正中线　沿胸壁前面正中所做的垂线。

（2）胸骨线　沿胸骨外侧缘所做的垂线。

（3）锁骨中线　经锁骨中点所做的垂线。在男性，相当于经乳头所做的垂线。

（4）胸骨旁线　经胸骨线与锁骨中线之间的中点所做的垂线。

（5）腋前线　经腋前襞所做的垂线。

（6）腋后线　经腋后襞所做的垂线。

（7）腋中线　经腋前、后线的中点所做的垂线。

（8）肩胛线　经肩胛骨下角所做的垂线。

（9）后正中线　沿身体后面正中所做的垂线。

3. 腹部的分区　在腹部的前面通常采用两条横线和两条垂线将腹部分成九个区。上横线是两肋弓最低点（第 10 肋的最低点）之间的连线，下横线是两髂结节之间的连线；两垂线分别是通过两侧腹股沟韧带中点所做的垂线。上述两横线与两垂线将腹部分为九个区，分别是左季肋区、腹上区、右季肋区、左腹外侧区（左腰区）、脐区、右腹外侧区（右腰区）、左腹股沟区（左髂区）、腹下区（耻区）、右腹股沟区（右髂区）。

在临床上也常用简便的方法，即通过脐作一水平线和一垂线，将腹部分为左上腹部、右上腹部、左下腹部和右下腹部四个区。

复习思考题

一、名词解释

1. 内脏　　2. 肩胛线

二、填空题

1. 内脏器官从基本结构上分为＿＿＿＿＿＿＿＿＿＿和＿＿＿＿＿＿＿＿＿两大类。

2. 腹部分区（9 分法），上腹部包括＿＿＿＿和左、右＿＿＿＿；中腹部包括＿＿＿＿和左、右＿＿＿＿；下腹部包括＿＿＿＿和左、右＿＿＿＿。

三、选择题

【A₁型题】

1. 不属于内脏范畴的器官是（　　）

　A. 肝　　　　　　　　B. 肾　　　　　　　　C. 心

　D. 肺　　　　　　　　E. 子宫

2. 腹部分区（9 分法）上横线经过（　　）

　A. 两侧第 11 肋的前端　　　　　　　B. 两侧肋弓的最低点

　C. 脐　　　　　　　　　　　　　　　D. 脐与剑突连线的中点

　E. 两侧髂嵴的最高点

实验指导

【实验目的】

1. 说出胸、腹部的标志线和腹部的分区。

2. 说出中空性器官和实质性器官的结构特点。

【实验材料】

人体可拆装全身或半身模型；胸、腹部标志线和腹部分区解剖挂图；肝标本模型；胃标本模型。

【实验内容及方法】

一、教师在挂图和整体模型上示教

1. 结合挂图在模型或活体上讲解胸、腹部的标志线和腹部分区。

2. 结合标本或模型讲解中空性器官和实质性器官的结构特点。

二、学生分组实践，教师巡回指导

1. 胸、腹部的标志线和分区　两人一组结合挂图在人体全身或半身模型及活体上画出胸、腹部的标志线和分区。

2. 中空性器官和实质性器官 结合肝、胃标本模型观察，说出中空性器官和实质性器官的结构特点。

（1）中空性器官 内部有空腔，其管壁一般由 3~4 层组成。结合胃标本模型观察，胃的容量约为 1500ml，是消化管中最膨大的部位，其管壁由内向外依次为黏膜、黏膜下层、肌层和外膜四层。

（2）实质性器官 多属腺体，器官表面包有被膜，并深入器官实质内，分器官为若干叶、段和小叶等，血管、神经、淋巴管及导管等集中于一凹陷部位出入，该部位称器官的门。结合肝标本模型观察，指出其分叶及出入肝门的结构。

【实验考核】

教师在学生观察结束后，随机抽查学生在活体上画出胸、腹部的标志线和腹部的分区。

第二节　消化管

学习指导

一、学习目标

1. 掌握 消化系统的组成、功能及上、下消化道的概念；咽峡的概念；食管的位置、分部和狭窄；胃的位置、形态及分部；十二指肠的位置、分部；十二指肠悬肌的位置及其临床意义；阑尾的位置及阑尾根部的体表投影；齿状线概念及其临床意义。

2. 熟悉 口腔腺的位置、开口部位；牙的形态、构造、分类和牙周组织；咽的位置、分部和沟通关系；大肠的分部和形态特点；直肠的位置和形态。

3. 了解 口腔的境界、分部、舌的形态、舌黏膜的结构特点

二、知识要点

1. 消化系统的组成和功能，上、下消化道的概念

消化系统 { 消化管：口腔、咽、食管、胃、小肠（十二指肠、空肠、回肠）、大肠（盲肠、阑尾、结肠、直肠、肛管）
消化腺：口腔腺、肝、胰、消化管壁内的小腺体等

功能：消化食物，吸收营养，排出粪便。

上、下消化道：临床上常将十二指肠及其以上的消化管称上消化道，空肠及其以下的消化管称下消化道。

2. 口腔 为消化管起始处，前与外界相通，后经咽峡通咽。口腔顶称腭，底为肌性结构，前壁是口唇，侧壁是颊。口腔被上、下牙弓分为前方的口腔前庭和后方的固有口腔两部分。

（1）腭

腭 {
软腭：后 1/3，主要由骨骼肌和黏膜构成。后缘游离、中央有乳头状的腭垂；腭垂两侧各有一对黏膜皱襞，前方称腭舌弓，后方称腭咽弓。
硬腭：前 2/3，以骨腭为基础，被覆黏膜。
}

咽峡：腭垂、腭帆游离缘两侧的腭舌弓、舌根共同围成，是口腔和咽的分界。

（2）舌

1）形态

舌 {
上面：又称舌背 {
舌体：前 2/3，前端称舌尖
舌根：后 1/3，有舌扁桃体
}
下面：有舌系带、舌下阜、舌下襞等结构
}

扫码"看一看"

2）结构

①舌黏膜：淡红色。舌乳头有丝状乳头、菌状乳头、轮廓乳头和叶状乳头，丝状乳头具有一般感觉功能，后 3 种乳头中含有味蕾，具有味觉功能。

②舌肌：为骨骼肌，分舌内肌和舌外肌两种。最重要的舌外肌称颏舌肌，两侧同时收缩可使舌尖伸向前，单侧收缩时可使舌伸向对侧。

（3）牙

1）形态与结构　牙分为牙冠、牙颈、牙根三部分。牙主要由牙质构成，牙冠表面有釉质，牙根表面有牙骨质。牙槽骨、牙周膜、牙龈三部分共同构成牙周组织，对牙具有保护、支持和固定作用。

2）牙的排列方式　牙呈对称性排列，临床上以被检查的方位为准，用"＋"记号记录牙的排列方式即牙式。用罗马数字Ⅰ～Ⅴ表示乳牙，用阿拉伯数字 1~8 表示恒牙。

（4）口腔腺

名称	位置	开口
腮腺	外耳道前下方	平对上颌第二磨牙的颊黏膜上
下颌下腺	下颌体深面	舌下阜
舌下腺	舌下襞深面	舌下襞和舌下阜

3. 咽

（1）位置　咽为前后略扁的肌性管道，位于颈椎前方，上端附于颅底，下端在第 6 颈椎体下缘平面与食管相续，全长 12 cm。咽为呼吸道、消化道的共同通道。

（2）分部、结构

咽 {
鼻咽：侧壁正对下鼻甲处有咽鼓管咽口，口的后上方有咽隐窝，为鼻咽癌好发部位。后上壁有咽扁桃体。
口咽：腭舌弓、腭咽弓之间有腭扁桃体。
喉咽：喉入口处两侧各有一梨状隐窝，为异物易滞留处。
}

（3）交通　咽前方分别通鼻腔、口腔、喉腔，下通食管腔，两侧借咽鼓管咽口通中耳。

（4）咽淋巴环　舌扁桃体、腭扁桃体、咽扁桃体在鼻腔、口腔通咽处共同形成一淋巴组织环，称咽淋巴环，有重要防御作用。

扫码"看一看"

扫码"看一看"

4. 食管

（1）位置、形态、分部　食管为一肌性管道，长约25 cm，上端自第6颈椎处接咽，下至第11胸椎体左侧与胃相连，分为颈、胸、腹三部。

（2）生理狭窄

名称	位置	距中切牙距离	临床意义
第一处	起始处	15 cm	食管损伤与食管癌好发部位、食物易滞留的部位
第二处	与左主支气管交叉处	25 cm	
第三处	穿膈处	40 cm	

5. 胃

胃为消化管扩大部分，容纳和消化食物。成人容积为1000～3000 ml。

（1）形态毗邻、分部

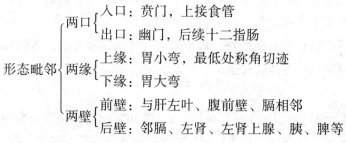

形态毗邻
- 两口
  - 入口：贲门，上接食管
  - 出口：幽门，后续十二指肠
- 两缘
  - 上缘：胃小弯，最低处称角切迹
  - 下缘：胃大弯
- 两壁
  - 前壁：与肝左叶、腹前壁、膈相邻
  - 后壁：邻膈、左肾、左肾上腺、胰、脾等

分部
- 贲门部：靠近贲门的部分
- 胃底：高出贲门平面以上的部分
- 胃体：胃底与角切迹之间的部分
- 幽门部：又称胃窦，角切迹与幽门之间
  - 幽门管：右侧
  - 幽门窦：左侧

（2）位置　卧位和中等充盈程度时大部分位于左季肋区，小部分位于腹上区。

（3）肌层　平滑肌，较厚，分内斜、中环、外纵三层。在幽门处环形肌增厚，形成幽门括约肌，收缩时可关闭幽门。

6. 小肠　消化管中最长的一段，平均5～7 m，分为十二指肠、空肠、回肠三部分。

（1）十二指肠（长25 cm）
- 上部：近起始处肠壁较薄、黏膜平滑，称十二指肠球部，是十二指肠溃疡的好发部位
- 降部：后内侧壁有十二指肠大乳头，为胆总管、胰管的共同开口
- 水平部：前方有肠系膜上动脉、静脉跨过
- 升部：下续空肠，转折处形成十二指肠空肠曲，被十二指肠悬肌固定于腹后壁。此悬肌为手术识别空肠起始的标志

（2）空肠、回肠　空肠位于左上腹，回肠位于右下腹；空肠和回肠没有明显的界线，近侧2/5是空肠，远侧3/5是回肠；空肠的管径较粗，管壁较厚，活体呈淡红色，而回肠的管径较细，管壁较薄，活体色泽较淡。

7. 大肠　长约1.5 m，分为盲肠、阑尾、结肠、直肠和肛管五部分。盲肠、结肠的结构特征是有结肠带、结肠袋和肠脂垂。

（1）盲肠　盲肠是大肠的起始部，居右髂窝内，长6～8 cm。回肠末端开口于盲肠，

在开口处形成回盲瓣。此瓣可控制回肠内容物进入盲肠的速度，也可防止大肠内容物的反流。

（2）阑尾 是连于盲肠后内侧壁上的一蚓状盲管状结构，长 6~8 cm。阑尾根部的位置较恒定，在三条结肠带的汇集处，其根部的体表投影在右髂前上棘与脐连线的中、外 1/3 交点处，此处称麦氏点 McBurney。

（3）结肠 环绕在空肠和回肠的周围，可分为升结肠、横结肠、降结肠和乙状结肠四部分。

（4）直肠 位于小骨盆腔内，骶骨前方，长 10~14 cm。

直肠矢状面上弯曲 { 骶曲：位于上部，凸向后
会阴曲：位于下部，凸向前

直肠壶腹：是直肠下份的膨大肠腔。肠腔内表面 2~3 个半月形皱襞称直肠横襞，其中最大的、位置最恒定的位于直肠前右侧壁，距肛门约 7 cm。

（5）肛管 长 3~4 cm，主要结构有：肛柱、肛瓣、肛窦、齿状线、白线和肛梳。

1）齿状线 由肛柱下端与肛瓣的边缘连结而成，亦称肛皮线。齿状线上下的神经支配、血液供应、被覆结构均不同，如下表：

	齿状线以上	齿状线以下
被覆	黏膜（单层柱状上皮）	皮肤（复层扁平上皮）
动脉供应	直肠上、下动脉	肛动脉
静脉回流	直肠上静脉——肠系膜下静脉；直肠下静脉——髂内静脉	肛静脉——髂内静脉
神经支配	内脏神经	躯体神经

2）白线 在距肛门 1~1.5 cm 处，活体上可见一浅蓝色的环形线，称白线，此处相当于肛门内、外括约肌的交界处。

3）肛梳 在齿状线与白线之间有一宽约 1 cm 的环形区，称肛梳。

复习思考题

一、名词解释

1. 咽峡 2. 舌乳头 3. 咽淋巴环 4. 幽门窦 5. 十二指肠大乳头 6. 麦氏点

7. 齿状线 8. 白线

二、填空题

1. 临床上通常将口腔到十二指肠的这部分管道称为_____；空肠以下部分称为_____。

2. 牙周组织包括_____、_____、_____三部分。

3. 咽的分部，自上而下依次是_____、_____、_____。

4. 食管的三处狭窄分别位于_____、_____、_____。

5. 胃可分为四部分，分别为_____、_____、_____、_____。

6. 十二指肠可分为_____、_____、_____和_____四部分。

7. 大肠可分为_____、_____、_____、_____和_____五部分。

8. 阑尾根部的体表投影在＿＿＿＿＿＿＿＿＿＿。

9. 临床上辨认空肠起始部的标志是＿＿＿＿＿＿＿。

10. 盲肠和结肠的特征性结构是＿＿＿＿＿、＿＿＿＿＿＿、＿＿＿＿＿＿。

11. 直肠在矢状面上有两个弯曲，上方的称＿＿＿＿＿＿，下方的称＿＿＿＿＿＿。

三、选择题

【A₁型题】

1. 牙式 ⌐6 代表的是（　　　）
    A. 右上颌第 1 磨牙　　　　B. 右上颌第 2 乳磨牙　　　C. 左上颌第 1 磨牙
    D. 右上颌第 3 磨牙　　　　E. 左上颌第 2 磨牙

2. 食管的第 3 处狭窄距中切牙的距离为（　　　）
    A. 15 cm　　　　　　　　B. 25 cm　　　　　　　　C. 35 cm
    D. 40 cm　　　　　　　　E. 45 cm

3. 十二指肠球位于（　　　）
    A. 十二指肠升部　　　　　B. 十二指肠上部　　　　　C. 十二指肠降部
    D. 十二指肠水平部
    E. 以上答案都不对

4. 手术中寻找阑尾的可靠方法是（　　　）
    A. 沿盲肠内侧缘寻找　　　B. 沿回肠末端寻找　　　　C. 以 McBurney 点为标志
    D. 沿结肠带寻找　　　　　E. 沿大网膜寻找

5. 肛管内腔面皮肤与黏膜的分界标志是（　　　）
    A. 肛梳　　　　　　　　　B. 痔环　　　　　　　　　C. 齿状线
    D. 白线　　　　　　　　　E. 直肠横襞

6. 寻找咽鼓管咽口的标志是（　　　）
    A. 咽鼓管圆枕　　　　　　B. 咽隐窝　　　　　　　　C. 咽扁桃体
    D. 腭扁桃体　　　　　　　E. 梨状隐窝

7. 与胃底相邻的器官是（　　　）
    A. 横结肠　　　　　　　　B. 肝　　　　　　　　　　C. 十二指肠
    D. 膈和脾　　　　　　　　E. 左肾和左肾上腺

8. 鼻咽癌的好发部位在（　　　）
    A. 咽鼓管圆枕　　　　　　B. 咽鼓管咽口　　　　　　C. 咽隐窝
    D. 扁桃体窝　　　　　　　E. 梨状隐窝

9. 下列何肌收缩时舌尖伸向对侧（　　　）
    A. 舌纵肌　　　　　　　　B. 舌垂直肌　　　　　　　C. 茎突舌肌
    D. 颏舌肌　　　　　　　　E. 舌横机

10. 下列哪项只有一般感觉功能（　　　）
    A. 菌状乳头　　　　　　　B. 丝状乳头　　　　　　　C. 轮廓乳头
    D. 叶状乳头　　　　　　　E. 腭扁桃体

11. 下列关于食管叙述正确的是（　　　）
    A. 上端与口腔相接　　　　B. 下端在第一腰椎高度与胃的贲门相接

C. 颈部最短　　　　　　　　D. 食管肌层全部为骨骼肌

E. 胸部最长，为 18~20 cm

12. 腭扁桃体位于（　　　）

A. 腭舌弓和腭咽弓之间的窝内　　　　B. 咽后壁内

C. 咽隐窝内　　　　D. 口腔内　　　　E. 梨状隐窝内

13. 关于腭的描述，下列哪项是正确的（　　　）

A. 软腭肌均为平滑肌　　　B. 腭帆向两侧延续于舌根称腭咽弓

C. 腭分隔鼻腔和口腔　　　D. 硬腭占前 1/3，软腭占后 2/3

E. 硬腭由腭骨、蝶骨和筛骨组成

14. 既是上消化道又是上呼吸道的器官是（　　　）

A. 咽　　　　　　B. 口腔　　　　　　C. 喉

D. 食管　　　　　E. 气管

15. 胃小弯的最低点称（　　　）

A. 贲门　　　　　B. 中间沟　　　　　C. 幽门

D. 贲门平面　　　E. 角切迹

16. 幽门窦和幽门管的分界线是（　　　）

A. 贲门平面　　　B. 角切迹　　　　　C. 幽门

D. 中间沟　　　　E. 幽门瓣

17. 贲门位于（　　　）

A. 第 2 腰椎体右侧　　　B. 第 2 腰椎体左侧　　　C. 第 11 胸椎体左侧

D. 第 11 胸椎体右侧　　　E. 脐平面

18. 关于胃的描述，下列哪项是正确的（　　　）

A. 贲门又称贲门部　　　B. 幽门部通常位于胃的最底部

C. 幽门高于贲门　　　　D. 角切迹位于胃大弯的最低点

E. 幽门又称幽门部

19. 关于结肠的描述，下列哪项是正确的（　　　）

A. 结肠自起始端至末端逐渐增粗

B. 横结肠与乙状结肠有系膜，活动范围大

C. 结肠是消化管最长的一段

D. 升结肠与横结肠之间的弯曲称脾曲

E. 横结肠与降结肠之间的弯曲称肝曲

【B₁ 型题】

A. 十二指肠球部　　　B. 十二指肠水平部　　　C. 十二指肠悬韧带

D. 十二指肠纵襞　　　E. 十二指肠升部

20. 溃疡及穿孔的好发部位是（　　　）

21. 前面有肠系膜上动脉跨过的是（　　　）

22. 手术中可作为辨认空肠起始标志的是（　　　）

A. 腭垂　　　　　B. 腭咽弓　　　　　C. 舌下阜

D. 舌下襞　　　　E. 会厌正中襞

23. 下颌下腺开口于（　　　）

24. 参与构成咽峡的结构是（　　　）

25. 腭帆至咽侧壁的黏膜皱襞是（　　　）

26. 深面含有舌下腺的结构是（　　　）

【X 型题】

27. 上消化道包括（　　　）

  A. 咽   B. 胃   C. 口腔

  D. 食管   E. 空肠

28. 胃的位置（　　　）

  A. 中等充盈时，大部分位于左季肋区

  B. 贲门位于第 11 胸椎体的左侧

  C. 临床上胃触诊的部位在剑突下方

  D. 胃后壁邻膈、脾

  E. 胃前壁在左侧与肝左叶相邻

29. 胃后壁毗邻的结构是（　　　）

  A. 胰   B. 横结肠   C. 脾

  D. 左肾   E. 左肾上腺

30. 十二指肠降部的结构是（　　　）

  A. 十二指肠小乳头   B. 十二指肠悬韧带   C. 十二指肠大乳头

  D. 十二指肠纵襞   E. 十二指肠球

31. 具有结肠带、结肠袋和肠脂垂的大肠是（　　　）

  A. 肛管   B. 直肠   C. 结肠

  D. 阑尾   E. 盲肠

32. 肛管内黏膜形成的结构是（　　　）

  A. 肛窦   B. 白线   C. 肛梳

  D. 肛瓣   E. 肛柱

四、问答题

1. 简述胃的形态和分部。

2. 简述空肠、回肠的区别。

<h1 style="text-align:center">实 验 指 导</h1>

【实验目的】

1. 说出消化系统的组成。

2. 指出消化管各段的位置、连续关系并说出其形态和结构特点。

3. 说出食管、胃和直肠的毗邻。

【实验材料】

消化系统概观模型、标本及挂图；胸腹腔解剖标本、模型及挂图；人体可拆装全身或

扫码"看一看"

半身模型；头颈部正中矢状切面标本、模型及挂图；上、下颌带牙标本或模型；各类牙标本和牙的结构模型及挂图；舌标本；唾液腺的标本；咽后壁切开标本；颈部和纵隔标本；男、女性骨盆正中矢状切面标本；直肠标本或模型；消化管各段切开的标本；人体活体口腔；消化系统解剖挂图。

【实验内容及方法】

一、教师在挂图和整体模型上示教

1. 讲解上、下消化道各段的名称。
2. 讲解消化道各段的观察方法。

二、学生分组实践，教师巡回指导

1. 口腔　两人一组以活体为主，结合头颈部的矢状切面标本模型进行观察。口腔的上壁为腭，腭的前份为硬腭，后份为软腭，软腭游离缘中央的乳头状突起为腭垂，腭垂的两侧各有一对黏膜皱襞，前方的为腭舌弓，后方的为腭咽弓。口腔的前壁和侧壁分别为唇和颊，下壁为口腔底，被舌所占据。

（1）舌　在活体和舌标本上观察，舌的上面后份有"V"字样界沟，界沟以前为舌体，约占舌的前2/3，界沟以后为舌根，约占舌的1/3。舌背面的黏膜突起为舌乳头，分布于舌尖和舌缘呈红色圆点状的为菌状乳头；分布于舌背呈白色丝绒状的为丝状乳头。在舌根部有大小不一的结节状隆起为舌扁桃体。将舌尖翘起观察舌系带、舌下阜和舌下襞。

在头颈部正中矢状切面标本、模型上观察颏舌肌的位置及肌束的方向，自伸舌尖体会颏舌肌的作用。

（2）牙　在活体上计数牙的数目及各类牙的排布，观察牙冠的形态，牙龈的位置和色泽。在牙模型上或下颌锯开的切面标本上观察牙质、牙骨质、牙髓腔、牙根管、牙髓、牙龈、牙周膜等结构。

（3）口腔腺　由头面部解剖标本上观察三对大唾液腺的位置和形态及导管的走行和开口部位。

腮腺位于外耳道的前下方，呈不规则的三角形，腮腺的前缘有腮腺管发出，腮腺管在颧弓的下一横指处前行，经咬肌的前缘转向深面，穿颊部开口于平对上颌第二磨牙处的颊黏膜。下颌骨体的深面有卵圆形的下颌下腺，口腔底舌下襞的深面有舌下腺，舌下襞上有舌下腺的开口，舌下阜是下颌下腺、舌下腺大导管的共同开口部位。

2. 咽　结合头颈正中矢状切面标本和咽腔标本辨认。在第6颈椎椎体、软腭和会厌上缘，确认咽的分部、位置与鼻腔、口腔、喉腔的通连关系。观察鼻咽部的咽鼓管咽口和咽隐窝，观察口咽部扁桃体的位置和形态，观察喉咽部梨状隐窝与食管、喉的关系。

3. 食管　在剖开或掀开的颈、胸部标本或模型上观察食管的走行和三个狭窄的部位，观察食管各部的位置及毗邻关系。取食管的切开标本，观察黏膜皱襞的形态。

食管自第6颈椎体下缘起自咽，沿脊柱下降，经胸廓上口入胸腔，穿膈的食管裂孔进入腹腔至第11～12胸椎左侧连接胃的贲门。

食管的三个狭窄：第一狭窄在食管的起始处；第二狭窄在与左主支气管交叉处；第三

狭窄在穿食管裂孔处。

4. 胃 在腹腔解剖标本、模型和胃的离体标本、模型上观察。胃上端接食管，下端接十二指肠，胃大部分位于左季肋区，小部分位于腹上区。胃的入口为贲门，出口为幽门。胃的上缘短而凹称胃小弯；下缘较长，凸向左下方称胃大弯。胃小弯的最低处，常形成角切迹。找出角切迹、幽门前静脉。

5. 小肠 在腹腔解剖标本上，可见小肠盘曲在腹腔的中部和下部。上接幽门，下接盲肠。小肠全长共分十二指肠、空肠和回肠三部分。

（1）十二指肠 十二指肠是小肠最短的一段，分为上部、降部、水平部和升部。上部于第1腰椎右侧起自幽门，在肝门的下方移行为降部。降部位于第2~3腰椎的右侧，紧靠胰头，约达第3腰椎时转向左侧移行为水平部。水平部跨过下腔静脉及主动脉腹部，移行为升部。升部斜向左上方达第2腰椎的左侧，转弯向前下，形成十二指肠空肠曲。在划开的十二指肠黏膜面观察降部的后内侧壁上有一纵行皱襞，称十二指肠纵襞，纵襞下端有一圆形突起称十二指肠大乳头，乳头的顶端有小口为胆总管和胰管的共同开口。

（2）空肠和回肠 二者之间无明显界限，一般近侧2/5为空肠，位于左上部；远侧3/5为回肠，位于右下部。

提起肠管，沿十二指肠空肠曲向远侧追踪观察空、回肠的位置，回肠与盲肠的续接。然后将空、回肠全部推向左侧，观察肠系膜根的走向。在空、回肠离体切开的标本上，对着光线观察黏膜皱襞、小肠绒毛、系膜内的血管走行和淋巴结的分布情况。

6. 大肠 在腹腔解剖标本上，观察大肠的分部和位置。

大肠在右髂窝内接回肠，终于肛门，全长可分为盲肠、结肠、直肠、肛管和阑尾五部分。大肠在表面有三个明显特征：①有三条沿肠管纵轴平行排列的结肠带；②有袋状膨出的结肠袋；③在沿结肠的边缘有许多大小不等的脂肪突起即肠脂垂。

（1）盲肠 是一盲端肠管，与回肠末端相连，盲肠后内侧壁有一蚓状突起为阑尾。在标本上验证阑尾根部的体表投影，在切开盲肠壁的标本上查看回盲瓣。

（2）结肠 可分为升结肠、横结肠、降结肠和乙状结肠四段。

升结肠为盲肠的延续，升结肠向上到肝右叶的下方，弯向左形成结肠右曲而移行为横结肠。横结肠常下垂形成一弓形弯曲到达脾的下方，以锐角弯向下，形成结肠左曲，从而移行为降结肠。降结肠向下至左髂嵴处移行为乙状结肠。乙状结肠呈"乙"型弯曲，向下到第3骶椎平面处接直肠。

（3）直肠 在盆腔正中矢状切面标本、模型上观察直肠有两个弯曲即凸向后的骶曲和凸向前的会阴曲。直肠下部肠腔膨大形成直肠壶腹，黏膜有2~3个半月形皱襞称直肠横襞。直肠上段黏膜形成的纵行皱襞称肛柱，肛柱下端连于两肛柱之间的半月形皱襞为肛瓣，肛瓣与相邻两肛柱之间的凹陷称为肛窦。肛柱下端和肛瓣的连接线为齿状线。齿状线下方约1 cm处的浅沟称白线，其位置恰在肛门内外括约肌的交界处。

【实验考核】

教师在学生观察结束后，抽查学生。总结整个消化管的名称、结构和毗邻关系。

第三节 消化腺

学习指导

一、学习目标

1. 掌握 肝的位置、形态；胆囊的位置、形态、胆囊底的体表投影和肝外胆道的组成。

2. 了解 胰的位置、形态。

二、知识要点

1. 肝 是人体最大的腺体，有代谢、解毒、分泌和防御等功能。

（1）位置 大部分位于右季肋区和腹上区，小部分位于左季肋区。

（2）体表投影

①上界：与膈穹隆一致，右侧最高点相当于右锁骨中线与第五肋交点；左侧相当于左锁骨中线与第五肋间隙交点。

②下界：右侧大致与右肋弓一致，在腹上区则可达剑突下 3~5 cm。7 岁以下小儿，肝下界可超过右肋弓下缘，但一般不超过 2 cm。肝可随膈的运动而上、下移动，平静呼吸时，移动幅度为 2~3 cm。

（3）形态

①上面：又称膈面，被镰状韧带分为左、右两叶。

②下面：又称脏面，被"H"形的沟分为左叶、右叶、方叶、尾状叶。横沟称肝门，是肝固有动脉、肝门静脉和肝左管、肝右管、淋巴管和神经等出入之处。

扫码"看一看"

2. 胆囊、输胆管道

（1）胆囊 位于肝下面的胆囊窝内，有贮存和浓缩胆汁的功能。容积为 40~60 ml。胆囊呈梨形，分四部分。

①胆囊底：圆钝的前部，体表投影为右锁骨中线与右肋弓交点的稍下方。

②胆囊体：膨大的中部。

③胆囊颈：细而弯曲的后部。

④胆囊管：通肝总管。

（2）输胆管道（胆汁排出途径）

扫码"看一看"

```
                                        肝胰壶腹
                                          ↑
肝细胞分泌胆汁→胆小管→小叶间胆管→肝左、右管→肝总管→胆总管→十二指肠
                                          ↓    ↗
                                      胆囊管→胆囊
```

3. 胰

（1）位置 位于胃的后方，相当于第 1、2 腰椎的水平。

（2）形态　质软、色灰红，分为头、体、尾三部分。

（3）胰管　位于胰的实质内，起自胰尾，纵贯胰的全长，最后与胆总管合并，共同开口于十二指肠大乳头。

复习思考题

一、名词解释

1. 肝门　2. 胆囊三角　3. 肝胰壶腹　4. 格利森系统

二、填空题

1. 肝大部分位于_____和_____，小部分位于_____。

2. 胆囊底的体表投影在_____。

3. 胆囊可分为_____、_____、_____和_____四部分。

4. 胰可分为_____、_____、_____3 部分。

5. 肝脏面的"H"型沟，其右纵沟前部称_____。

6. 胆总管在_____内下行，最终与胰管汇合成略膨大的_____，开口于_____。

7. 三对大的唾液腺包括_____、_____、_____。

8. 肝外胆管包括_____、_____、_____、_____和_____。

三、选择题

【A₁ 型题】

1. 胆总管是由（　　）汇合而成

　　A. 肝右管与肝左管　　　　B. 胆囊颈与肝总管　　　C. 胆囊管与肝总管

　　D. 肝右管与肝总管　　　　E. 肝总管与胰管

2. 关于肝的位置说法不正确的是（　　）

　　A. 小部分位于剑突下直接与腹前壁相接触

　　B. 前面大部分为肋弓掩盖

　　C. 大部分位于右季肋区

　　D. 上界在右锁骨中线平第 6 肋

　　E. 平静呼吸时，肝可上下移动的范围为 2～3 cm

3. 人体最大的消化腺是（　　）

　　A. 肝　　　　　　　　　　B. 胆囊　　　　　　　　C. 胰

　　D. 腮腺　　　　　　　　　E. 下颌下腺

4. 关于胰的描述，正确的是（　　）

　　A. 位于右季肋区　　　　　B. 胰头被十二指肠包绕

　　C. 胰的后方与胃相邻　　　D. 胰尾触及肾门

　　E. 胰体横位于第 4 腰椎的前方

5. 按格利森系统将肝分成 5 个叶，不正确的是（　　）

　　A. 左外叶　　　　　　　　B. 左内叶　　　　　　　C. 尾状叶

　　D. 右前叶　　　　　　　　E. 方叶

6. 肝膈面的结构不包括（　　）
   A. 镰状韧带　　　　　　B. 冠状韧带　　　　C. 裸区
   D. 静脉韧带　　　　　　E. 左右三角韧带

7. 胰头肿大时，压迫何结构可引起腹水（　　）
   A. 肝门静脉　　　　　　B. 胆总管　　　　　C. 肝总管
   D. 胆囊管　　　　　　　E. 肝静脉

8. 不属于消化腺的是（　　）
   A. 肝　　　　　　　　　B. 肾上腺　　　　　C. 胰
   D. 肠腺　　　　　　　　E. 唾液腺

9. 肝脏面的结构不包括（　　）
   A. 肝圆韧带　　　　　　B. 静脉韧带　　　　C. 胆囊窝
   D. 腔静脉沟　　　　　　E. 冠状韧带

10. 关于胆总管的叙述错误的是（　　）
    A. 长 4~8 cm　　　　　B. 直径 0.6~0.8 cm　　　C. 走行在肝十二指肠韧带内
    D. 与胰管汇合形成肝胰壶腹　　　　　　　　　E. 行经肝固有动脉左侧

【B₁型题】
   A. 肝圆韧带　　　　　　B. 静脉韧带　　　　C. 第 2 肝门
   D. 肝总管　　　　　　　E. 胆总管

11. 肝左、中、右静脉出肝的部位（　　）

12. 位于肝脏面左纵沟的前方的是（　　）

13. 静脉导管闭锁的遗迹是（　　）

14. 参与围成胆囊三角的是（　　）

【X 型题】
15. 出入肝门的结构有（　　）
    A. 肝左管　　　　　　　B. 肝固有动脉左、右支　　　C. 肝右管
    D. 肝门静脉左、右支　　E. 肝左、中、右静脉

16. 胰后方的相邻结构是（　　）
    A. 肝固有动脉　　　　　B. 胆总管　　　　　C. 肝门静脉
    D. 下腔静脉　　　　　　E. 肝静脉

四、问答题

1. 简述胆汁的排泄途径。

2. 试述肝的位置。

五、综合题

26 岁女性患者，主诉转移性腹痛 5 小时。5 小时前自觉上腹阵发性胀痛。厌食，呕吐一次，水样呕吐物；遂后胀痛移至脐部，疼痛持续；1 小时前腹痛局限于右下腹，疼痛加剧；伴有低热，无腹泻。检查：腹部平坦，肝脾不大，无移动性浊音，右下腹肌紧张、麦氏点有压痛、反跳痛，未扪及包块，结肠充气试验（+）。腰大肌试验（-），闭孔内肌试验（-），肛门直肠指诊无触痛。

实验室检查：白细胞计数 $11.0 \times 10^9/L$，中性粒细胞占 90%；尿液无阳性发现。X 线平片检查心肺（－）。患者已婚，月经正常。入院后经抗感染治疗、施行阑尾切除术，痊愈。

1. 简述阑尾的位置、形态及结构。
2. 简述阑尾的形态变异及位置变异。

扫码"看一看"

实验指导

【实验目的】

1. 说出肝的位置、形态和体表投影。
2. 说出胆囊的位置和形态，胆囊底的体表投影。指出肝外胆道的组成和通连关系。
3. 说出胰的位置和形态。

【实验材料】

腹腔解剖标本或半身人模型；腹膜后间隙器官标本、模型及挂图；肝的离体标本、模型及挂图；肝、胆、胰和十二指肠连体标本或模型及挂图；新鲜的动物肝、胆、胰标本；腹腔局解肝、胆、胰、十二指肠挂图。

【实验内容及方法】

一、教师示教

1. 结合挂图在标本或模型上指出消化腺器官的位置和结构。
2. 在活体上描绘肝脏和胆囊底的体表投影。

二、学生分组实践，教师巡回指导

1. 肝与胆囊

（1）肝　在腹腔解剖标本模型及半身模型上观察。肝大部分位于右季肋区和腹上区，小部分位于左季肋区。肝上界与膈穹隆一致，其最高点右侧在右锁骨中线与第 5 肋的交点，左侧相当于左锁骨中线与第 5 肋间隙的交点，肝的下界右侧大致与右肋弓一致，但在腹上区，肝的下界可达剑突下 3～5 cm。

取游离肝标本观察，肝质软，其前缘锐利，后缘钝圆，上面膨隆称膈面，膈面借镰状韧带将肝分成左、右两叶，肝下面凹陷称脏面，脏面有两条矢状方向的纵沟和一条位于两纵沟之间的横沟。右纵沟的前份为胆囊窝，容纳胆囊；后份有下腔静脉通过。左纵沟的前份有肝圆韧带附着；后份有静脉韧带。横沟也叫肝门，出入肝门的结构有肝固有动脉、门静脉、肝管、神经和淋巴管等。肝的脏面因此被这三条沟分成肝左叶、肝右叶、方叶和尾状叶。

（2）胆囊　在腹腔解剖标本、模型上观察，胆囊位于胆囊窝内，分为胆囊底、胆囊体、胆囊颈和胆囊管四部分。

肝管很短，出肝门后很快合成肝总管。肝总管经十二指肠韧带下行并与胆囊管相接，汇合成胆总管。胆总管下降至十二指肠降部的中份并斜穿十二指肠的后内侧壁与胰管合并成肝胰壶腹，开口于十二指肠大乳头。

2. 胰　在腹膜后间隙器官标本、模型上观察，胰呈横位，位于第 1、2 腰椎的前方。胰的前面被有腹膜，后面借结缔组织连于腹后壁。胰的右侧被十二指肠所环抱称胰头，胰体呈棱柱状，末端较狭细称为胰尾。

【实验考核】

1. 教师在学生观察过程中，对器官的位置、形态结构进行提问。
2. 抽查学生对肝、胆、胰的位置、形态结构及连通关系，进行总结。

第三章 呼吸系统

学习指导

一、学习目标

1. 掌握 呼吸系统的组成及上、下呼吸道的概念；鼻旁窦的位置及开口部位；左、右主支气管的形态特点；胸膜组成，胸膜腔和肋膈隐窝的概念；肺和胸膜下界的体表投影；纵隔的概念、境界与分部。

2. 熟悉 固有鼻腔外侧壁的结构，鼻黏膜的分部和功能；喉的位置，喉软骨的组成，喉腔的分部；肺的位置、形态，肺门、肺根的概念。

3. 了解 气管的位置、形态，气管切开术的常选部位。

二、知识要点

1. 呼吸系统概述 呼吸系统由呼吸道和肺组成。呼吸道包括鼻、咽、喉、气管和各级支气管，临床上通常把鼻、咽、喉称为上呼吸道，把气管和各级支气管称为下呼吸道。肺是进行气体交换的部位。

2. 鼻 分为外鼻、鼻腔和鼻旁窦三部分。

（1）**外鼻** 重要结构有鼻根、鼻背、鼻尖、鼻翼和鼻孔等。

（2）**鼻腔** 被鼻中隔分成左、右两部分，每部分又以鼻阈为界，分为鼻前庭和固有鼻腔两部分，内面分别衬以皮肤和黏膜。固有鼻腔的外侧壁自上而下有上鼻甲、中鼻甲、下鼻甲，各鼻甲的下方分别为上鼻道、中鼻道、下鼻道。

鼻黏膜 { 嗅区：上鼻甲平面以上及与其对应的鼻中隔上部黏膜。
呼吸区：嗅区外的部分。

鼻中隔前下部黏膜薄而富有血管，易出血，称易出血区。

（3）**鼻旁窦** 包括蝶窦（开口于蝶筛隐窝）、上颌窦、额窦和筛窦前中群（开口于中鼻道）和筛窦后群（开口于上鼻道）。

3. 喉 既是呼吸器官，又是发音器官。

（1）**喉的位置** 颈前部中份，相当于第 5～6 颈椎高度。小儿喉位置比成人高，随着年龄增长，喉的位置逐渐降低。

（2）**喉软骨** 包括甲状软骨、环状软骨、会厌软骨、杓状软骨（成对）。

（3）**喉的连结** 包括环甲关节、环杓关节、弹性圆锥、甲状舌骨膜和环气管韧带。弹性圆锥的前部较厚，张于甲状软骨下缘与环状软骨弓上缘之间，称环甲正中韧带。当急性喉阻塞时，为抢救患者生命，可在环甲正中韧带处施行穿刺术，以建立暂时的通

扫码"看一看"

气道。

（4）喉腔　借前庭襞和声襞分为喉前庭、喉中间腔和声门下腔。两声襞之间的声门裂，是喉腔中最狭窄的部位。声门下腔上窄下宽，且黏膜下组织疏松，炎症时易引起水肿，特别是婴幼儿因喉腔较窄小，水肿时易引起喉阻塞而导致呼吸困难。

4. 气管与主支气管　连于喉与肺之间，由若干个"C"字形软骨环借平滑肌、结缔组织等连接而成。临床上急性喉阻塞时，常在第 3 ~ 5 气管软骨环处施行气管切开术。

（1）气管　位于颈前正中，食管的前方，上接环状软骨，向下入胸腔，至胸骨角平面分为左、右主支气管，其分叉处称气管杈。在气管杈的底壁上偏左，有一上凸的半月形软骨隆嵴，称气管隆嵴，是支气管镜检查的定位标志。

扫码"看一看"

（2）主支气管　左主支气管细长，为 4 ~ 5 cm，走行较水平，右主支气管粗短，为 2 ~ 3 cm，走行较垂直，异物易坠入于此。

5. 肺　是进行气体交换的呼吸器官。

（1）位置　左、右各一，位于胸腔内，纵隔两侧，膈的上方。

（2）形态　肺的形态呈半圆锥形，具有一尖、一底、两面、三缘。

1）一尖　肺尖，向上突入颈根部，高出锁骨内侧份1/3 部 2 ~ 3 cm。

2）一底　肺底，与膈相邻。

3）两面　肋面，邻近壁胸膜、肋及肋间肌；纵隔面，与纵隔相依，中部有肺门，出入肺门的结构称肺根。

4）三缘　前缘较锐利，左肺前缘有心切迹；下缘亦较锐利；后缘，钝圆，贴于脊柱两侧。

扫码"看一看"

（3）分叶　左肺被斜裂分成上、下两叶；右肺被斜裂、水平裂分成上、中、下三叶。

6. 胸膜　是一层薄而光滑的浆膜，分为脏胸膜和壁胸膜。脏胸膜即肺表面的浆膜，壁胸膜分为肋胸膜、膈胸膜、纵隔胸膜、胸膜顶。胸膜腔是由脏胸膜与壁胸膜在肺根处相互移行所构成的密闭的潜在浆膜腔。肋膈隐窝亦称肋膈窦，位于肋胸膜与膈胸膜转折处，为一半环形较深的间隙，是胸膜腔最低处，胸膜腔积液首先聚集于此。

7. 肺和胸膜下界的体表投影　见下表。

	锁骨中线	腋中线	肩胛线	脊柱旁
肺下界	第 6 肋	第 8 肋	第 10 肋	第 10 胸椎棘突
胸膜下界	第 8 肋	第 10 肋	第 11 肋	第 12 胸椎棘突

8. 纵隔　两侧纵隔胸膜之间的所有器官、结构和结缔组织的总称。

（1）境界　纵隔的前界为胸骨；后界为脊柱胸段；两侧为纵隔胸膜；上界为胸廓上口；下界为膈。

（2）分部　纵隔通常以胸骨角与第4胸椎体下缘之间的连线为界，分为上纵隔和下纵隔两部分。下纵隔又以心包为界，分为前纵隔、中纵隔和后纵隔三部分。

复习思考题

一、名词解释

1. 上呼吸道　2. 胸膜腔　3. 肋膈隐窝　4. 纵隔

二、填空题

1. 呼吸系统由_____和_____组成，下呼吸道包括_____和_____。

2. 喉腔中部的侧壁有_____襞和_____襞，喉腔分为_____、_____和_____三部分，最狭窄的部位在_____。

3. 鼻旁窦包括_____、_____、_____和_____四对。

4. 喉软骨包括单块的_____、_____、_____和成对的_____。

5. 右肺借_____和_____将其分为上、中、下三叶，左肺分为_____叶。

6. 壁胸膜分为_____、_____、_____和_____四部分。

7. 纵隔通常以胸骨角与第4胸椎体下缘之间的连线为界，分为_____和_____两部分。_____又以心包为界，分为_____、_____和_____三部分。

三、选择题

【A₁型题】

1. 喉炎时，易引起水肿的是（　　　）
   A. 喉室黏膜　　　　　B. 喉前庭的黏膜　　　C. 声门下腔黏膜
   D. 喉中间腔黏膜　　　E. 喉软骨

2. 上鼻甲及鼻中隔上部的黏膜称为（　　　）
   A. 味觉区　　　　　　B. 呼吸区　　　　　　C. 嗅区
   D. 易出血区　　　　　E. 以上都不是

3. 开口于蝶筛隐窝的鼻旁窦是（　　　）
   A. 上颌窦　　　　　　B. 筛窦　　　　　　　C. 蝶窦
   D. 额窦　　　　　　　E. 筛窦后群

4. 开口部位高于窦底的是（　　　）
   A. 上颌窦　　　　　　B. 筛窦　　　　　　　C. 蝶窦
   D. 额窦　　　　　　　E. 筛窦后群

5. 右主支气管（　　　）
   A. 细而长　　　　　　B. 粗短而较直　　　　C. 异物不易进入
   D. 食管通过其后方　　E. 走行较水平

6. 肺根内不包括（　　　）
   A. 主支气管　　　　　B. 气管杈　　　　　　C. 肺动脉
   D. 肺静脉　　　　　　E. 淋巴管和神经

7. 两肺下界的体表投影，在肩胛线处与（　　　）
   A. 第7肋相交　　　　B. 第6肋相交　　　　C. 第8肋相交
   D. 第10肋相交　　　　E. 第12肋相交

8. 正常情况下两侧胸膜腔（　　　）
   A. 互不相通　　　　　B. 借肺根互相通连　　C. 分别与腹膜腔相通
   D. 借呼吸道与外界相通　　E. 以上答案都不对

9. 关于右肺的描述正确的说法是（　　　）
   A. 分两叶　　　　　　B. 比左肺狭长　　　　C. 有斜裂和水平裂
   D. 前缘有心切迹　　　E. 以上答案都不对

【B₁ 型题】

    A. 第 6 肋　　　　　B. 第 8 肋　　　　　C. 第 10 肋

    D. 第 11 肋　　　　　E. 第 12 肋

10. 肺下界的体表投影在锁骨中线与（　　）相交

11. 胸膜下界的体表投影在肩胛线与（　　）相交

12. 肺下界的体表投影在腋中线与（　　）相交

【X 型题】

13. 气管（　　）

    A. 软骨呈 "C" 形　　　　B. 颈段两侧有大血管

    C. 胸骨角平面分为左、右主支气管

    D. 后邻食管　　　　　E. 甲状腺峡横过 2~4 气管软骨环前方

14. 开口于中鼻道的鼻旁窦是（　　）

    A. 蝶窦　　　　　　B. 上颌窦　　　　　C. 额窦

    D. 前筛窦　　　　　E. 后筛窦

15. 左肺的特点为（　　）

    A. 前缘有心切迹　　　B. 分上、下二叶　　　C. 略粗短

    D. 分三叶　　　　　E. 内侧面有肺根

四、问答题

1. 鼻旁窦有哪几对？各开口于何处？

2. 简述左、右主支气管的形态特点及临床意义。

3. 试述肺和胸膜下界的体表投影。

4. 试述纵隔的境界和分部。

五、综合题

男性 9 岁，主诉气管支气管异物、呛咳憋气半小时。半小时前几个儿童一起戏闹，将手中的花生米抛向空中，然后仰头、伸直脖子、张口接住，不慎，花生米坠入气管，当即剧烈呛咳、憋气、面色青紫，遂后呛咳似有减轻，但仍有阵发性咳嗽和喘鸣。

检查：右肺呼吸音减弱，可闻及随呼吸而产生的异物撞击声。支气管镜检查：在右主支气管发现异物并取出。

1. 简述气管、支气管的位置、形态。

2. 简述气管支气管异物的解剖学分析。

实验指导

【实验目的】

1. 说出上、下呼吸道的组成。

2. 说出鼻旁窦的组成并指出开口部位。

3. 指出喉的位置并说出喉的分部。

扫码"看一看"

4. 指出气管的位置和分部，并说出左、右主支气管的区别。

5. 指出肺的位置并识别肺的形态。

6. 说出肺门、肺根的概念，并在标本上指出其位置。

7. 说出胸膜组成，并指出肋膈隐窝的位置。

8. 指出肺和胸膜下界的体表投影。

9. 在标本上指出纵隔的境界、分部和内容。

【实验材料】

呼吸系统概观标本、模型及挂图；头颈部正中矢状切面标本、模型及挂图；鼻旁窦标本、模型及挂图；喉软骨标本、模型及挂图；离体的喉（后壁垂直切开）标本、模型及挂图；离体的气管及主支气管标本、模型及挂图；离体左右肺标本、模型及挂图；切除胸前壁的半身标本、模型及挂图；肺段的分色注射标本及挂图；支气管树铸型标本及挂图；肺的透明模型；纵隔标本、模型及挂图。

【实验内容及方法】

一、教师示教

教师利用课件或挂图讲解呼吸系统各器官的位置、形态和结构以及毗邻关系。

二、学生分组辨认，教师巡回指导

1. 鼻　在活体确认鼻根、鼻背、鼻尖、鼻翼和鼻孔。在头颈部正中矢状切面标本、模型及挂图上区分鼻前庭和固有鼻腔，辨认嗅区和呼吸区的范围，确认上、中、下鼻甲和上、中、下鼻道及蝶筛隐窝。在鼻旁窦标本上辨认上颌窦、额窦、蝶窦和筛窦的位置及开口部位。

2. 喉　活体观察喉的位置及吞咽时的运动，触摸喉结及环状软骨。在喉的离体标本和喉软骨标本、模型及挂图上识别甲状软骨、环状软骨、杓状软骨、会厌软骨的形态及其连接。在离体喉（后壁垂直切开）标本、模型及挂图上，观察喉口的位置和组成，辨认前庭襞和声襞，比较前庭裂和声门裂的大小，确认喉前庭、喉中间腔、声门下腔。

3. 气管与主支气管　取气管与主支气管标本、模型及挂图，观察气管软骨，气管后壁的形态，比较左、右主支气管的形态差异，理解气管异物易坠入右主支气管的原因。

4. 肺　取离体的左、右肺标本，结合模型及挂图进行观察。肺质地柔软，有弹性，肺表面因被覆胸膜而光滑。肺的颜色因年龄而异，成年人的肺标本呈现深灰色，且常混有黑色斑点。每侧肺的形态都略似半个圆锥体，注意左、右肺外形的差异。注意观察辨认出肺门的主支气管及血管等重要结构。注意辨认右肺的斜裂、水平裂及左肺的斜裂，识别右肺的上、中、下三叶，左肺的上、下两叶及左肺前缘的心切迹。在肺的透明模型、支气管树的铸型标本及挂图上观察肺叶支气管、肺段支气管及其分支。对照胸腔解剖标本、模型，结合活体记忆肺的活体投影。

5. 胸膜与纵隔　在胸腔的解剖标本及挂图上，观察脏胸膜和壁胸膜的配布，壁胸膜的分部，注意脏、壁胸膜的移行部位，体会胸膜腔的潜在性及肋膈隐窝的概念。

取纵隔标本、模型及挂图，可见胸骨为纵隔的前界，胸椎为后界，胸廓上口和膈分别为纵隔的上界和下界，纵隔胸膜为两侧界。上、下纵隔的分界是通过胸骨角的水平面，后方平第4胸椎体的下缘。下纵隔以心包为界又可分为前、中、后纵隔。注意观察纵隔内的主要结构。

【实验考核】

1. 鼻旁窦有哪些？各开口于何处？

2. 空气经过哪些管道才能到达肺？

3. 气管腔内的异物易坠入哪侧肺内，为什么？

4. 按照实验目的要求，以抽签的形式，抽取学生在相应的标本或模型上说出所学结构的部位和名称。

5. 留出时间，让学生提问题。教师就本系统与临床联系密切的相关问题进行解答。

第四章　泌尿系统

学习指导

一、学习目标

1. 掌握　泌尿系统的组成及功能；肾的位置、形态；肾区的概念及其临床意义；输尿管的狭窄及其临床意义；膀胱三角的概念及其临床意义；女性尿道的位置和特点。

2. 熟悉　肾的剖面结构；肾的被膜；输尿管的行程。

3. 了解　肾的血管特点及肾段；输尿管的分部；膀胱的形态、位置、毗邻；膀胱壁的构造。

二、知识要点

1. 泌尿系统组成与功能

组　成	肾	输尿管	膀胱	尿道
功　能	产尿	导尿	储尿	排尿

泌尿系统主要功能是排泄代谢废物和多余的水分，保持机体内环境稳态。

2. 肾的形态、位置、被膜

（1）形态　暗红色实质器官，呈前后略扁的蚕豆形，分上、下端，前、后面，内、外侧缘。内侧缘中部凹陷称肾门，是肾动脉、肾静脉、肾盂、神经及淋巴管等出入肾的部位。这些出入肾门的结构包于筋膜内，总称肾蒂。肾门向肾实质内凹陷形成的腔隙称肾窦。

（2）位置　肾位于腹膜后脊柱的两侧，是腹膜外位器官。成人肾门约平第一腰椎，体表投影在竖脊肌外侧缘与第12肋的夹角内，临床上称肾区。

结构	左肾	右肾
上端	平第11胸椎体下缘	低于左肾半个椎体
下端	平第2腰椎体下缘	低于左肾半个椎体
第12肋	斜过肾中部的后方	斜过肾上部的后方

（3）被膜　由表及里依次为肾筋膜、脂肪囊、纤维囊。

3. 输尿管　为细长的肌性管道，全长分腹段、盆段与壁内段三部分。

（1）行程　始于肾盂，在腹膜后沿腰大肌前面下行，经小骨盆上口越过髂总动脉分叉处入骨盆腔，从膀胱底部的外上方斜向内下穿膀胱壁，开口于膀胱三角的外侧角。

（2）狭窄　第一处，起始处；第二处，小骨盆上口与髂血管交叉处；第三处，壁内部。

扫码"看一看"

扫码"看一看"

扫码"看一看"

4. 膀胱

（1）形态　锥体形，分四部分。

膀胱 {
　膀胱尖：朝向前上方
　膀胱底：朝向后下方，有两个输尿管口
　膀胱体：尖与底之间的部分
　膀胱颈：最下部，其下端有尿道内口
}

（2）位置和毗邻　成人膀胱空虚时全部位于骨盆腔内，前方为耻骨联合；后方男性为精囊、输尿管壶腹和直肠，女性为子宫和阴道；下方男性邻接前列腺，女性邻接尿生殖膈；上方盖有腹膜与回肠袢和乙状结肠相邻。充盈时其前上部可膨入腹腔，腹膜也被推到耻骨联合上缘以上，此时沿耻骨联合上缘做膀胱穿刺术可不经腹膜腔。

（3）膀胱壁的构造

①黏膜层：膀胱空虚时，形成许多皱襞。在膀胱底，两输尿管口与尿道内口之间的三角形区域称膀胱三角，此处黏膜光滑无皱襞，是膀胱炎症及肿瘤的好发部位。

②肌层：三层平滑肌交织形成膀胱逼尿肌。

③外膜：上面为浆膜，其余为纤维膜。

5. 女性尿道　长 3～5 cm，紧贴阴道前壁，尿道外口开口于阴道前庭。特点：短、宽、直，易引起逆行感染。

复习思考题

一、名词解释

1. 肾区　2. 膀胱三角　3. 肾门　4. 肾窦　5. 肾蒂　6. 肾盂

二、填空题

1. 尿液在肾内流经的结构分别是_____、_____、_____。

2. 左肾的上端平_____下缘，下端平_____下缘；成人的肾门平第_____腰椎。

3. 输尿管的三个狭窄分别位于_____、_____、_____。

4. 输尿管的全长分为_____、_____、_____三部分。

5. 成人的膀胱位于_____的前部，膀胱颈的下方男性邻_____，女性邻_____。

三、选择题

【A₁型题】

1. 有关肾的叙述，错误的是（　　）

　A. 是腹膜外位器官

　B. 左肾低于右肾半个椎体

　C. 成人肾门约平第一腰椎体

　D. 第 12 肋斜过左肾中部后方

　E. 肾静脉注入下腔静脉

2. 呈扁漏斗状，出肾门后渐变细移行为输尿管的是（　　）

　A. 肾窦　　　　　　　B. 肾盂　　　　　　　C. 肾小盏

　D. 肾大盏　　　　　　E. 肾乳头

3. 肾皮质伸入肾髓质内的部分是 （　　　）

    A. 肾门　　　　　　　　B. 肾窦　　　　　　　C. 肾柱

    D. 肾锥体　　　　　　　E. 肾乳头

4. 关于输尿管的叙述，错误的是 （　　　）

    A. 为细长的肌性管道

    B. 沿腰大肌前面下行

    C. 在小骨盆入口处跨过髂总动脉分叉处

    D. 下端开口于膀胱体

    E. 在子宫颈外侧约 2 cm 处，有子宫动脉从其前方通过

5. 膀胱最下部称 （　　　）

    A. 膀胱底　　　　　　　B. 膀胱尖　　　　　　C. 膀胱颈

    D. 膀胱体　　　　　　　E. 膀胱顶

6. 关于膀胱的说法，正确的是 （　　　）

    A. 是一储尿器官

    B. 膀胱底处有尿道内口

    C. 充盈时全部位于盆腔内

    D. 成人膀胱容积为 100 ~ 300 ml

    E. 男性膀胱高于女性

【B₁ 型题】

    A. 肾髓质　　　　　　　B. 肾柱　　　　　　　C. 肾蒂

    D. 肾小盏　　　　　　　E. 肾门

7. 出入肾门结构的总称是 （　　　）

8. 肾锥体位于 （　　　）

9. 和肾锥体直接相连的结构是 （　　　）

10. 肾窦经过 （　　　）

    A. 膀胱底　　　　　　　B. 膀胱体　　　　　　C. 膀胱颈

    D. 膀胱尖　　　　　　　E. 膀胱三角

11. 尿道内口开口于 （　　　）

12. 膀胱前上方的结构称 （　　　）

13. 输尿管穿过 （　　　）

14. 黏膜光滑无皱襞的是 （　　　）

【X 型题】

15. 与女性膀胱后面邻接的有 （　　　）

    A. 子宫颈　　　　　　　B. 子宫底　　　　　　C. 子宫体

    D. 直肠　　　　　　　　E. 阴道

16. 以下描述正确的是 （　　　）

    A. 膀胱的顶部被有腹膜

    B. 膀胱的底部贴盆膈

    C. 膀胱极度充盈时在耻骨联合上缘行膀胱穿刺可不经腹膜腔

D. 膀胱的前面贴近耻骨联合

E. 膀胱的后面贴骶尾骨

17. 与男性膀胱后面毗邻的有（　　　）

A. 直肠　　　　　　　B. 精囊腺　　　　　C. 尿道

D. 输精管末端　　　　E. 骶尾骨

四、问答题

1. 肾冠状切面上肉眼可见到哪些结构？

2. 输尿管的狭窄位于何处？有何临床意义？

3. 简述肾的被膜和特点。

五、综合题

男性 30 岁，主诉高处跌下，骑跨于铁管上，会阴部肿胀，疼痛 1 小时，排尿困难半小时。1 小时前脚手架施工中不慎从二楼高处跌下，骑跨于一层一架空的横行铁管上，会阴部剧痛、肿胀，尿道有滴血。半小时前自觉有尿意，却排出困难。

检查：会阴部皮肤有擦伤痕迹和瘀斑，无破口，明显肿胀、有波动感；阴茎、阴囊以及下腹壁肿胀，两侧股部正常；膀胱尿潴留。临床诊断：尿道球部断裂、尿外渗。

1. 会阴的概念、分区？

2. 男性尿生殖三角的层次、筋膜间隙？

3. 男性尿道的形态、分部？

4. 男性尿道断裂尿外渗的解剖学分析？

实验指导

扫码"看一看"

【实验目的】

1. 说出泌尿系统器官的名称和功能。

2. 说出肾的位置、形态和毗邻关系。

3. 找出肾区的位置并说出其临床意义。

4. 说出肾的剖面所见结构名称。

5. 指出肾的被膜层次和名称。

6. 说出肾内主要动脉的名称。

7. 指出输尿管的起始、分部和狭窄部位。

8. 说出膀胱的形态结构，指出其位置和毗邻结构；指出膀胱三角的范围。

9. 指出尿道的位置和毗邻关系。

【实验材料】

尸体解剖标本或人体可拆卸模型；男、女性泌尿系统全貌标本、模型和挂图；肾及肾的冠状切面标本、模型和挂图；腹膜后间隙及盆腔器官标本、模型和挂图；通过肾门的腹腔横断面标本、模型和挂图；男、女骨盆正中矢状切面标本、模型和挂图；膀胱的离体切开标本，膀胱的模型和挂图；女性外阴标本、模型和挂图。

【实验内容及方法】

一、教师示教

利用课件或挂图演示泌尿系统各器官的位置、形态结构以及毗邻关系。

二、学生分组辨认

1. 在男、女性泌尿系统全貌标本或模型上指出各器官的名称并说出其功能。

红褐色蚕豆状的结构是产生尿液的肾；连接肾并下行的管道是输尿管；连接输尿管下端的囊性结构是储尿的膀胱；膀胱与外界相通的管道是排泄尿液的尿道。

2. 在尸体解剖标本或模型上指出肾的位置、形态和毗邻关系。

（1）位置　肾位于腹膜后间隙，脊柱的两侧；左肾上端一般平第 11 胸椎下缘，下端平第 2 腰椎下缘，第 12 肋斜过肾后方的中部；右肾低于左肾半个锥体，第 12 肋斜过肾后方的上部。

（2）形态　肾似蚕豆状，有上、下两端，前、后两面，左、右两缘，内侧缘有肾蒂经过肾门。肾蒂内诸结构的排列关系由前向后依次为肾静脉、肾动脉、肾盂末端；从上至下依次为肾动脉、肾静脉、肾盂末端。

（3）毗邻　两肾毗邻不同，左肾上端的内侧有左肾上腺，左肾前面的上部与胃底后壁接触，中部与胰尾和脾血管相依，下半部邻接空肠，左肾外侧缘的上方大部分与脾相邻，下部与结肠左曲相贴。右肾上端的内侧被右肾上腺遮盖，右肾前面的上 2/3 与肝相邻，下 1/3 与结肠右曲相邻，右肾内侧缘邻接十二指肠。两肾的后面上 1/3 贴膈，下部自内向外依次与腰大肌、腰方肌及腹膜邻接。

3. 在活体上指出肾区的位置并说出其临床意义。

肾区是肾门在腰背部的体表投影，其位置在竖脊肌外侧缘与第 12 肋所形成的夹角处。肾病变时，可出现触压或叩击疼痛。

4. 在肾的剖面结构标本或模型上说出所见结构名称。

在肾的冠状切面上，肾实质分为两部：表层红褐色部分为皮质；皮质深部淡红色的为髓质。髓质主要由 15~20 个肾锥体构成，锥体的底朝向皮质，尖朝向肾窦，称肾乳头。肾乳头突入到肾小盏内，上有 10~30 个小孔，称乳头孔。肾锥体之间嵌入的皮质，称肾柱。在肾窦中有肾动脉、肾静脉、淋巴管、神经、肾小盏、肾大盏、和肾盂等，其间充填有脂肪组织。

5. 在肾的被膜标本或模型上指出其层次名称。

肾的被膜由内至外为纤维囊、脂肪囊、肾筋膜三层。

纤维囊：薄而坚韧，透明状，贴于肾实质的表面，易于剥离。

脂肪囊：包绕在纤维囊外面的脂肪层，也叫肾床。

肾筋膜：分为肾前筋膜和肾后筋膜，前后筋膜在肾的上端和外侧缘相互附着，在肾的下方两层呈前、后分离。左右两侧的肾前筋膜盖于肾血管、腹主动脉和下腔静脉的前面并相互连续。

6. 在肾的血管注型标本或肾血管的模型上指出其主要动脉的名称。主要辨认肾动脉、肾段动脉、叶间动脉、小叶间动脉。

7. 在半身人标本或模型上指出输尿管的起始、分部和狭窄部位。

输尿管起始于肾盂的末端（约平第2腰椎上缘）；全长分为腹部、盆部、壁内部；有三处狭窄，上部的在肾盂与输尿管移行处，中部的在小骨盆上口输尿管跨髂血管处，下部的在膀胱壁内部。

8. 在膀胱的标本或模型上说出其形态结构位置和毗邻，并指出膀胱三角的范围。

膀胱在空虚时呈锥体型，位于小骨盆的前方，尖朝向前方贴于耻骨联合，底朝向后下方，在女性邻子宫颈和阴道，在男性邻接精囊腺、输精管和直肠；膀胱体的上部盖以腹膜；膀胱的最下部为膀胱颈，在男性，与前列腺相接，在女性与盆膈相接。

切开的膀胱内，可见大量的黏膜皱襞，但在膀胱底的内面有一个三角形的区域，称膀胱三角。在膀胱三角底的两侧是输尿管的开口，尖端是尿道内口，两输尿管内口之间的黏膜皱襞称输尿管间襞，是膀胱镜检时寻找输尿管口的标志。

9. 在女性盆腔正中切面和外阴标本或模型上，指出尿道的位置和毗邻关系。

尿道起自膀胱的尿道内口，行于耻骨联合和阴道之间，穿尿生殖膈外口开口于阴道前庭。

【实验考核】

1. 按照实验目的要求，以抽签的形式测试学生，在相应的标本或模型上说出所学结构的位置和名称。

2. 留出时间，让学生提出与泌尿系统有关的临床问题。教师就学生提出的问题理论联系实际给予解答。

第五章　生殖系统

第一节　男性生殖系统

学习指导

一、学习目标

1. 掌握　睾丸的位置、形态结构；输精管的行程、分部，男性尿道的分部、弯曲和狭窄；精索的概念。

2. 熟悉　男性生殖系统的组成及功能。

3. 了解　前列腺的位置、形态及年龄变化；附睾的位置、形态；阴囊的层次结构，阴茎的形态结构。

二、知识要点

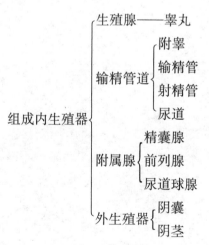

组成内生殖器
- 生殖腺——睾丸
- 输精管道
  - 附睾
  - 输精管
  - 射精管
  - 尿道
- 附属腺
  - 精囊腺
  - 前列腺
  - 尿道球腺

外生殖器
- 阴囊
- 阴茎

1. 睾丸　位于阴囊内，左右各一。

大体结构
- 睾丸鞘膜脏层
- 白膜：形成睾丸纵隔和睾丸小隔
- 睾丸小叶
  - 精曲小管：1~4 条
  - 精直小管
  - 睾丸网：位于睾丸纵隔内
  - 睾丸输出小管：形成附睾头

扫码"看一看"

功能：男性生殖腺 { 产生精子 / 分泌雄性激素

2. 附睾

位置：位于阴囊内，附于睾丸的上端和上缘。

分部：三部 { 附睾头：由睾丸输出小管构成 / 附睾体 } 两者都由附睾管构成 / 附睾尾　末端连于输精管

功能：①储存精子；②分泌体液，促进精子成熟

3. 输精管　长约50cm。

分部 { 睾丸部：附睾尾→睾丸上端平面 / 精索部：睾丸上端平面→腹股沟管皮下环；输精管结扎位置 / 腹股沟部：腹股沟管皮下环→腹股沟管腹环 / 盆部：腹股沟管腹环→射精管

输精管壶腹：即输精管末端膨大部分，位于男性膀胱底的后面。

4. 精索

（1）概念　从腹股沟管深环到睾丸上端处，有一对柔软的圆索状结构，称精索。

（2）内容　包括输精管、睾丸动脉、蔓状静脉丛、输精管动静脉、神经、淋巴管等以及包于这些结构表面的精索内筋膜、提睾肌和精索外筋膜。

5. 射精管

（1）形成　在膀胱底的后方输精管壶腹的下端变细与精囊腺排泄管合并成射精管。

（2）走向　从后方穿入前列腺，开口于尿道前列腺部，长约2cm。

（3）作用　输送精液（但无射精作用）。

6. 精囊腺

（1）位置　位于膀胱底的后面，输精管壶腹的外侧。

（2）功能　分泌黄色黏稠的液体，参与精液的构成（占46%~80%）。

7. 前列腺

（1）位置　位于盆腔内，膀胱的下方，包绕在尿道起始部的周围。

（2）分部　五部（叶）包括前叶、中叶、后叶和左侧叶、右侧叶。

（3）功能　分泌乳白色稀薄的液体，参与精液的组成（占13%~32%）。

8. 阴囊

（1）层次结构　由浅及深分为六层。

①皮肤。

②肉膜：含平滑肌纤维，可调节阴囊内温度，有利于精子的发育。

③精索外筋膜：源于腹外斜肌腱膜。

④提睾肌：源于腹内斜肌和腹横肌。

⑤精索内筋膜：源于腹横筋膜。

⑥睾丸鞘膜壁层：源于壁腹膜。

（2）睾丸鞘膜　由腹膜移行而来，故也是浆膜。其分为壁层和脏层两部分。壁、脏两层在睾丸后缘处互相移行围成鞘膜腔。腔内含有少量浆液，减少睾丸升降时脏、壁两层间

扫码"看一看"

的摩擦。

9. 男性尿道 长 16~22 cm，有排尿、排精等功能。

（1）分部

分部	走形及位置	长度	结构
前列腺部	起自尿道内口，穿前列腺	2.5 cm	后壁有射精管及前列腺排泄管开口
膜部	穿尿生殖膈	1.2 cm	有尿道括约肌环绕，收缩时关闭尿道
海绵体部	穿尿道海绵体，终于尿道外口	15 cm	起始段有尿道球腺开口，近尿道外口处管径扩大，称尿道舟状窝

临床上常将海绵体部称前尿道，膜部和前列腺部合称后尿道。

（2）狭窄 管径粗细不一，平均5~7 mm。全长有三处狭窄，即尿道内口、膜部、尿道外口，其中以尿道外口最为狭窄。

（3）弯曲 阴茎自然悬垂时有耻骨下弯、耻骨前弯两个弯曲，其中后者在将阴茎拉向腹前壁时可消失。

（4）扩大 男性尿道有三处扩大即尿道前列腺部、尿道球和尿道舟状窝，其中最宽处为尿道前列腺部。

复习思考题

一、名词解释

1. 鞘膜腔　2. 精索

二、填空题

1. 男性生殖腺是_____，它位于_____内，它的_____是血管、神经和淋巴管出入的部位。上端和后缘与_____相接触。

2. 男性附属腺包括_____、_____、_____它们的分泌物参与形成_____。

3. 输精管起自_____，在阴囊根部经_____进盆腔，至膀胱底的后方与_____排泄管合成_____。

4. 男性尿道根据行程可分为_____、_____和_____三部分，三个狭窄是_____、_____、_____，其中最狭窄部位是_____，两个弯曲是_____和_____，其中能够变直的是_____。

三、选择题

【A₁型题】

1. 不属于生殖附属腺的是（　　）

A. 前列腺　　　　　　　B. 精囊腺　　　　　　C. 前庭大腺

D. 尿道球腺　　　　　　E. 肾上腺

2. 关于睾丸，正确的是（　　）

A. 内侧有附睾　　　　　B. 下端连于输精管　　　C. 全部都被鞘膜包裹

D. 后缘有血管、神经和淋巴管出入　　　E. 外侧有附睾

3. 关于附睾的说法正确的是（　　）

A. 为一对扁椭圆形器官　　　　　　　　B. 含有睾丸输出小管和附睾管

C. 只有储存精子的作用

E. 是男性的附属腺

D. 贴附于睾丸的后缘和下缘

4. 关于输精管的说法正确的是（　　）

    A. 全长 25 ~ 30 cm

    C. 全长位于精索内

    E. 有一处生理性狭窄

    B. 有三处生理性狭窄

    D. 管壁较厚、坚硬如圆索状

5. 射精管是（　　）

    A. 左、右输精管末端合并而成

    B. 输精管和精囊腺排泄管合并而成

    C. 左、右精囊腺排泄管合并而成

    D. 输精管穿过前列腺的部分

    E. 开口在尿道球

6. 关于射精管的正确说法是（　　）

    A. 穿过尿道膜部

    C. 开口于尿道前列腺部

    E. 属于男性附属腺

    B. 穿过尿道海绵体部

    D. 主要功能为贮存精子

7. 精囊腺位于（　　）

    A. 前列腺的后下方

    B. 输精管末端的内侧

    C. 膀胱体后方、输精管的外侧

    D. 膀胱底后方，输精管壶腹下外侧

    E. 属于男性生殖腺

8. 关于精索的正确说法是（　　）

    A. 全部位于腹股沟管内

    B. 由睾丸动脉、蔓状静脉丛、神经和淋巴管组成

    C. 是指腹股沟管深环到睾丸上端的一段圆索状结构

    D. 由输精管和射精管组成

    E. 内有输卵管

【B₁型题】

    A. 由睾丸白膜沿睾丸后缘增厚凸入睾丸内形成

    B. 由睾丸纵隔发出许多结缔组织小隔，将睾丸实质分成许多

    C. 精直小管进入睾丸纵隔交织而成

    D. 从睾丸网发出的小管进入附睾而成

    E. 盘曲于睾丸小叶内的小管

9. 睾丸网（　　）

10. 精曲小管（　　）

11. 睾丸纵隔（　　）

12. 睾丸小叶（　　）

【X型题】

13. 睾丸（　　）
    A. 为男性生殖腺　　　　B. 位于鞘膜腔内　　　　C. 下端与附睾相连
    D. 可产生精子和雄激素　E. 后缘有血管、神经等出入

14. 男性附属腺是（　　）
    A. 睾丸　　　　　　　　B. 附睾　　　　　　　　C. 前列腺
    D. 精囊腺　　　　　　　E. 尿道球腺

15. 关于男性尿道，正确的是（　　）
    A. 尿道外口最窄　　　　B. 膜部最短　　　　　　C. 耻骨前弯恒定不变
    D. 耻骨下弯可变直　　　E. 起于膀胱的尿道内口

16. 精索内含有（　　）
    A. 输精管　　　　　　　B. 射精管　　　　　　　C. 睾丸动脉
    D. 蔓状静脉丛　　　　　E. 神经和淋巴管

17. 男性输精管道包括（　　）
    A. 输精管　　　　　　　B. 男性尿道　　　　　　C. 射精管
    D. 附睾　　　　　　　　E. 睾丸

四、问答题

1. 简述精子的产生及排出途径。
2. 简述输精管的走行及结扎位置。

五、综合题

男18岁，主诉左阴囊坠胀感、隐痛2个月。2个月以来，自觉左侧阴囊常有坠胀感、隐痛，步行或站立过久症状加重，有时隐痛牵涉至左下腹部；平卧休息后可缓解。

检查：站立位左侧阴囊较健侧明显松弛下垂，可触及蚯蚓状团块，局部温度比右侧为高；Valsalva试验（＋）；改平卧位后蚯蚓状团块消失。

1. 精索内静脉的引流、分组及走行如何？
2. 精索静脉曲张症的解剖学分析？

第二节　女性生殖系统

学习指导

一、学习目标

1. 掌握　女性生殖系统的组成及功能；卵巢的位置、形态及结构；输卵管的位置、分部及临床意义；子宫的位置、形态和固定装置。

2. 了解　阴道的位置、形态和毗邻；女性乳房的形态结构及特点；会阴的概念、境界及通过物。

二、知识要点

1. 女性生殖系统的组成　女性生殖系统由内生殖器和外生殖器组成。

（1）内生殖器 $\begin{cases} \text{生殖腺——卵巢} \\ \text{输送管道} \begin{cases} \text{输卵管} \\ \text{子宫} \\ \text{阴道} \end{cases} \end{cases}$

（2）外生殖器 $\begin{cases} \text{阴阜} \\ \text{大阴唇} \\ \text{小阴唇} \\ \text{阴道前庭} \\ \text{阴蒂} \\ \text{前庭大腺} \end{cases}$

2. 卵巢

（1）位置　位于盆腔侧壁由髂内动脉、髂外动脉所夹成的卵巢窝内。

（2）固定卵巢的韧带 $\begin{cases} \text{卵巢悬韧带} \\ \text{卵巢固有韧带} \\ \text{卵巢系膜} \end{cases}$

（3）功能　女性生殖腺：①产生卵细胞；②分泌女性激素。

3. 输卵管

（1）两个口 $\begin{cases} \text{输卵管子宫口：与子宫腔相通} \\ \text{输卵管腹腔口：与腹膜腔相通} \end{cases}$

（2）分部（由内向外）$\begin{cases} \text{子宫部：穿过子宫壁内的一段} \\ \text{输卵管峡：输卵管结扎的理想部位} \\ \text{输卵管壶腹：受精的部位} \\ \text{输卵管漏斗：外侧端膨大部。周缘有许多指状突起称输卵} \\ \qquad\qquad\quad\text{管伞，为手术时识别输卵管的标志} \end{cases}$

4. 子宫

（1）形态　子宫为中空的肌性器官，呈前后略扁的倒置梨形。

（2）位置　位于小骨盆腔中央，前邻膀胱，后邻直肠，呈前倾前屈位。

（3）分部 $\begin{cases} \text{子宫底：两侧输卵管口上方圆凸的部分} \\ \text{子宫体：底与颈之间的部分} \\ \text{子宫颈：下部缩细呈圆柱状的部分} \begin{cases} \text{子宫颈阴道部} \\ \text{子宫颈阴道上部} \end{cases} \end{cases}$

（4）子宫峡　子宫颈与子宫体相接的部分稍变细，称子宫峡。非妊娠期不明显，妊娠后逐渐扩张延长，形成子宫下段。

（5）子宫腔 $\begin{cases} \text{上部：子宫体腔为前后略扁的倒置三角形} \\ \text{下部：子宫颈管} \begin{cases} \text{上口——通子宫腔} \\ \text{下口——通阴道} \end{cases} \end{cases}$

扫码"看一看"

扫码"看一看"

（6）固定装置 { 盆底肌——承托 / 韧带 { 子宫阔韧带：限制子宫向两侧活动 / 子宫圆韧带：维持子宫前倾位 / 骶子宫韧带：维持子宫前屈位 / 子宫主韧带：固定子宫颈防止子宫下垂 }

正常状态下，子宫长轴与阴道长轴形成凹面向前的弯曲，称子宫前倾；子宫体与子宫颈形成开口向前的角度，称子宫前屈。

5. 会阴 一般是指封闭小骨盆下口的所有软组织，即广义的会阴。会阴借两侧坐骨结节连线分为尿生殖区和肛区。

会阴 { 尿生殖区：位于前方，有尿道通过，女性还有阴道通过 / 肛区：位于后方，有肛管通过 }

临床上常将肛门与外生殖器之间狭小区域内的软组织称狭义会阴。

复习思考题

一、名词解释
1. 广义会阴　　2. 子宫前倾

二、填空题
1. 女性内生殖器包括 _____、_____、_____和_____。外生殖器为_____。

2. 输卵管由内向外分为_____、_____、_____和_____四部分。

3. 输卵管结扎常选部位在_____，通常受精部位在_____，临床识别输卵管的标志是_____。

4. 子宫分三部，由上到下为_____、_____和_____。后者分为_____、_____。

5. 固定子宫的韧带有_____、_____、_____和_____其中_____维持子宫前倾，_____维持子宫前屈。

三、选择题
【A₁型题】
1. 关于卵巢，正确的是（　　）
   A. 为腹膜间位器官
   B. 位于膀胱的两侧
   C. 后缘有血管、神经、淋巴管出入
   D. 前缘有血管、神经、淋巴管出入
   E. 为女性附属腺

2. 关于输卵管，正确的是（　　）
   A. 全部位于子宫阔韧带下缘内
   B. 分子宫部、峡部、壶腹部和漏斗部
   C. 位于盆腔底部　　　D. 不与腹膜腔相通　　　E. 属于女性附属腺

3. 关于子宫腔，正确的是（　　　）

　　A. 位于子宫颈内　　　　　B. 是卵细胞受精部位　　　C. 有两个子宫口

　　D. 位于子宫体内　　　　　E. 为子宫内腔最狭窄的位置

【B₁ 型题】

　　A. 输卵管壶腹　　　　　B. 输卵管漏斗　　　　　C. 输卵管峡

　　D. 子宫颈　　　　　　　E. 子宫峡

4. 受精的位置（　　　）

5. 结扎的位置（　　　）

6. 剖宫产的位置（　　　）

7. 子宫癌的好发位置（　　　）

【X 型题】

8. 女性生殖器包括（　　　）

　　A. 卵巢　　　　　　　B. 输卵管　　　　　　C. 尿道

　　D. 女阴　　　　　　　E. 膀胱

9. 关于卵巢，正确的是（　　　）

　　A. 位于髂内血管与输尿管之间

　　B. 在左、右髂总动脉的夹角处

　　C. 前缘中部有卵巢门

　　D. 有产生卵细胞和分泌女性激素的功能

　　E. 位于盆腔侧壁

10. 关于会阴，正确的是（　　　）

　　A. 属内生殖器　　　　　　　　　　B. 分前、后两个三角区

　　C. 女性尿生殖区有阴道穿过　　　　D. 肛区有直肠穿过

　　E. 女性分娩时要注意保护

11. 关于子宫，正确的是（　　　）

　　A. 为中空的肌性器官　　　　　　　B. 为腹膜外位器官

　　C. 呈前倾前屈位　　　　　　　　　D. 分子宫体、子宫底两部

　　E. 分子宫底、子宫体、子宫颈三部

四、问答题

1. 输卵管结扎较理想的定位在哪？

2. 固定子宫的韧带有哪些？各有何功能？

3. 女性乳房手术应选择何方向切口？为什么？

实验指导

【实验目的】

1. 说出男性生殖系统的组成及各器官的位置、形态和结构。

2. 说出女性生殖系统的组成及各器官的位置、形态和结构。

扫码"看一看"

扫码"看一看"

【实验材料】

男性正中矢状切面标本和模型；男性生殖器官标本；女性正中矢状切面标本和模型；女性生殖器官标本。

【实验内容及方法】

一、教师示教

利用课件或挂图演示生殖系统各器官的位置、形态结构以及毗邻关系。

二、学生分组辨认

1. 在男、女生殖系统全貌标本或模型上说出生殖系统器官的组成和功能。
2. 在标本或模型上指出睾丸的形态、结构、位置和毗邻。
3. 在睾丸的剖面结构标本或模型上说出所见结构名称。
4. 在模型上指出输精管的走向和分部。
5. 在标本或模型上指出卵巢的形态、结构、位置和毗邻。
6. 说出输卵管的形态、分部及受精、结扎部位。
7. 在女性盆腔正中矢状切面标本或模型上，指出子宫的位置、形态和毗邻关系。

【实验考核】

1. 按照实验目的要求，以抽签的形式，让学生在相应的标本或模型上说出相应结构的位置和名称。
2. 留出时间，让学生提问题。教师就学生提出的问题，密切联系临床实际进行解答。

第六章　腹膜

学习指导

一、学习目标

1. 掌握　腹膜及腹膜腔的概念。

2. 熟悉　腹膜与腹、盆腔脏器的关系；大网膜、小网膜、网膜囊、网膜孔的位置及腹膜形成的陷凹。

3. 了解　腹膜的分部及功能；腹膜形成的韧带、系膜的名称和位置。

二、知识要点

1. 腹膜　①壁腹膜，衬于腹、盆壁内面；②脏腹膜，被覆于腹盆腔脏器表面。功能是固定、分泌、吸收和修复。

扫码"看一看"

2. 腹膜与脏器的关系

分类	与腹膜的关系	脏器与规律	活动度
内位器官	各面都被有腹膜	位于腹腔中央如：胃、空肠、回肠、盲肠、阑尾、横结肠、乙状结肠、脾、十二指肠上部、卵巢、输卵管等	活动度较大
间位器官	三面都被有腹膜	位于腹盆腔上（肝、胆囊）、下（膀胱、子宫）、左（升结肠）、右（降结肠）、直肠上段	活动度较小
外位器官	一面被有腹膜	紧贴腹后壁：十二指肠降部、水平部、胰、肾上腺、肾、输尿管、直肠中下段	几乎不活动

3. 腹膜形成的结构

（1）韧带

韧带分为 ⎧ 镰状韧带：矢状位，位于肝的上面
⎪ 冠状韧带：冠状位，连于肝与膈之间
⎨ 胃脾韧带：连于胃底与脾门之间
⎩ 脾肾韧带：连于脾门与肾之间

（2）系膜

系膜 ⎧ 肠系膜：将空肠、回肠连于腹后壁
⎪ 横结肠系膜：将横结肠连于腹后壁
⎨ 乙状结肠系膜：将乙状结肠连于骨盆后壁
⎩ 阑尾系膜：位于阑尾与回肠末端之间，游离缘内有阑尾动、静脉

（3）小网膜

小网膜 $\begin{cases} 肝胃韧带：肝门与胃小弯之间 \\ 肝十二指肠韧带：肝门与十二指肠上部之间 \end{cases}$

小网膜右缘游离，有肝门静脉、肝固有动脉、胆总管通过，其后有网膜孔。

（4）大网膜　连接胃大弯和横结肠之间，呈围裙状悬垂于横结肠和小肠之前。

（5）网膜囊　为腹膜腔的一部分，前壁为小网膜和胃后壁的腹膜及胃结肠韧带，后壁是覆盖于胰、左肾、左肾上腺表面的腹膜，借网膜孔通腹膜腔。

（6）陷凹　男性为直肠膀胱陷凹，为直立时腹膜腔最低点，积液易存于此；女性为膀胱子宫陷凹和直肠子宫陷凹，直肠子宫陷凹为女性直立时腹膜腔最低点。

（7）肝肾隐窝　位于肝右叶的下面与右肾和结肠右曲之间，为人体平卧时腹膜腔的最低处。

复习思考题

一、名词解释
1. 腹膜腔　2. 腹膜内位器官　3. 直肠子宫陷凹

二、填空题
1. 腹膜形成的韧带主要有 _____、_____、_____、_____ 等。
2. 系膜主要有 _____、_____、_____、_____。
3. 网膜囊的前壁是 _____、_____ 和 _____。

三、选择题
【A₁ 型题】
1. 下列对腹膜腔的描述正确的是（　　）

    A. 又称为腹腔　　　　　　B. 容纳肝、胃等器官　　　C. 男女都是密闭的腔

    D. 网膜囊也是腹膜腔的一部分　　　　　　E. 内无润滑液

2. 半卧位时女性腹膜腔最低处是（　　）

    A. 直肠膀胱陷凹　　　　　B. 直肠子宫陷凹　　　　　C. 膀胱子宫陷凹

    D. 网膜囊　　　　　　　　E. 以上都不是

3. 最大的腹膜皱襞是（　　）

    A. 肠系膜　　　　　　　　B. 镰状韧带　　　　　　　C. 大网膜

    D. 横结肠系膜　　　　　　E. 阑尾系膜

4. 关于腹膜外位器官的描述，错误的是（　　）

    A. 只有一面被覆腹膜　　　B. 贴于腹后壁　　　　　　C. 位置较固定

    D. 都是实质性器官　　　　E. 胃是腹膜内位器官

5. 腹膜无何种功能（　　）

    A. 固定脏器　　　　　　　B. 分泌、吸收　　　　　　C. 修复

    D. 运动肠道　　　　　　　E. 免疫作用

【B₁ 型题】

    A. 小肠系膜　　　　　　　B. 阑尾系膜　　　　　　　C. 横结肠系膜

D. 乙状结肠系膜　　E. 直肠系膜

6. 固定乙状结肠的系膜是（　　）

7. 固定空肠和回肠的是（　　）

8. 阑尾切除时应从其游离缘进行血管结扎的是（　　）

9. 把横结肠固定于腹后壁的是（　　）

【X 型题】

10. 下列属于腹膜内位器官的是（　　）

　　A. 胃　　　　　　　　B. 空肠　　　　　　　C. 回肠

　　D. 盲肠　　　　　　　E. 阑尾

11. 下列哪几项属于腹膜形成的韧带（　　）

　　A. 镰状韧带　　　　　B. 冠状韧带　　　　　C. 胃脾韧带

　　D. 腹股沟韧带　　　　E. 脾肾韧带

四、问答题

简述小网膜的位置、分部和内含结构。

实验指导

扫码"看一看"

【实验目的】

1. 观察腹膜与脏器关系。

2. 观察大网膜、小网膜的位置，小网膜的分部，网膜囊和网膜孔的位置与交通。

3. 辨认腹膜形成的系膜、韧带和陷凹的位置。

【实验材料】

打开腹前壁的腹膜标本和模型；腹腔解剖标本；男、女性骨盆正中矢状切面标本。

【实验内容及方法】

一、教师示教

利用课件或挂图演示腹膜的位置、结构以及形成的结构。取腹膜标本和模型，指导学生掀开腹前壁，观察脏腹膜和壁腹膜的配布及腹膜腔的形成；观察腹膜内位、间位及外位器官的活动度。

二、学生分组辨认

1. 冠状韧带和镰状韧带的附着点，在镰状韧带下缘找肝圆韧带，加以辨认。

2. 大网膜的形态、位置和附着部。小网膜位置和组成，并查看肝十二指肠韧带的内容物。

3. 肠系膜的形态和附着部位，横结肠系膜、乙状结肠系膜、阑尾系膜，并观察系膜内的血管等结构。

4. 在腹腔解剖标本上，观察网膜囊的位置交通，结合男、女性骨盆正中矢状切面标本，确认直肠膀胱陷凹、直肠子宫陷凹和膀胱子宫陷凹的位置。

【实验考核】

1. 按照实验目的要求，以抽签的形式，测试学生在相应的标本或模型上说出相应结构的位置和名称。

2. 留出时间，让学生提问题。教师就学生提出的问题，密切联系相关临床实际进行解答。

第七章　内分泌系统

学习指导

一、学习目标

1. 掌握　甲状腺、肾上腺及垂体的位置和形态。

2. 了解　甲状旁腺和松果体的位置。

二、知识要点

1. 内分泌系统的组成　由弥散于机体内部的内分泌腺和内分泌组织构成，是神经系统以外机体的一个重要调节系统。

2. 激素　内分泌细胞的分泌物称激素。激素进入血液周流全身，调节人体的新陈代谢、生长发育和生殖功能等。

3. 甲状腺　分为左、右两个侧叶，中间以峡部相连。甲状腺分泌甲状腺素，可调节机体的基础代谢，促进机体的生长发育，尤其在骨骼和神经系统的发育方面较为重要。

4. 甲状旁腺　每侧有两对，呈棕黄色，近扁椭圆形，形状似黄豆大小。甲状旁腺分泌甲状旁腺素，能调节机体内钙和磷的代谢，维持血液中钙离子浓度的平衡。

5. 肾上腺　位于肾的上内方，左、右各一，呈黄色，左肾上腺近似半月形，右肾上腺呈三角形。肾上腺实质可分为皮质和髓质两部分，其中肾上腺皮质分为：①球状带，分泌盐皮质激素；②束状带，分泌糖皮质激素；③网状带，分泌性激素，调节水、盐代谢及糖、蛋白质代谢。肾上腺髓质分泌肾上腺素和去甲肾上腺素，能使心跳加快、心脏收缩力加强、小动脉收缩，以维持血压，调节内脏平滑肌的活动。

6. 垂体　位于蝶骨体上面的垂体窝内，上端借漏斗连于下丘脑。可分腺垂体和神经垂体两部分。腺垂体能分泌生长激素、促甲状腺激素、促肾上腺皮质激素、催乳素、黑色素细胞刺激素、促性腺激素等，其主要功能是促进机体的生长发育和影响其他内分泌腺（如甲状腺、肾上腺和性腺等）的活动。神经垂体暂时贮存和释放抗利尿激素（ADH）和催产素（OT），ADH 可增强肾对水的重吸收，减少尿液排出，使血压升高；OT 可促进妊娠子宫收缩和乳腺泌乳。

7. 松果体　分泌的激素 7 岁前抑制性腺成熟，其活动受光照调节。

复习思考题

一、名词解释

1. 内分泌系统　2. 激素　3. 神经垂体

二、填空题

1. 甲状腺分为左、右两个_____，中间以峡部相连。峡部一般位于_____气管软骨环的前方，从峡部向上伸出一个长短不一的_____，甚至长达舌骨。

2. 肾上腺髓质分泌_____和_____；腺垂体能分泌_____、_____、_____、_____、_____和_____等；神经垂体贮存和释放由下丘脑运来的_____和_____。

3. 胸腺是_____器官，兼有_____功能。

4. 内分泌系统由_____和_____组成，它们分泌的物质是_____。

5. 垂体位于蝶骨体上面的_____内，上端借_____连于_____。主要由_____和_____两部分组成。

6. 肾上腺位于_____的上内，左肾上腺呈_____形，右肾上腺呈_____形，其实质由表层的_____和内部的_____构成。

三、选择题

【A₁型题】

1. 甲状腺素分泌不足时出现（　　）
   - A. 性早熟
   - B. 呆小症
   - C. 钙代谢异常
   - D. 糖尿病
   - E. 侏儒症

2. 对内分泌腺的描述错误的是（　　）
   - A. 不受神经调节
   - B. 有丰富的毛细血管
   - C. 分泌物为激素
   - D. 无导管
   - E. 是人体重要的调节系统组成之一

3. 肾上腺（　　）
   - A. 为一对三角形腺体
   - B. 属腹膜内位器官
   - C. 被纤维膜包绕
   - D. 位于肾的外上方
   - E. 以上都不对

4. 可分泌雌激素的器官是（　　）
   - A. 甲状旁腺
   - B. 胸腺
   - C. 肾上腺
   - D. 垂体
   - E. 甲状腺

5. 属于神经垂体的结构是（　　）
   - A. 前叶
   - B. 远侧部
   - C. 结节部
   - D. 漏斗部
   - E. 中间部

6. 甲状腺峡部位于（　　）
   - A. 舌骨前方
   - B. 环状软骨前方
   - C. 第2~4气管软骨前方
   - D. 第2~4颈椎前方
   - E. 甲状软骨前方

7. 松果体分泌的褪黑激素不足时产生（　　）
   - A. 性早熟
   - B. 呆小症
   - C. 钙代谢失常
   - D. 糖尿病
   - E. 侏儒症

8. 下列哪个分泌腺分泌的激素不足时，引起血钙下降（　　）
   - A. 松果体
   - B. 甲状腺
   - C. 肾上腺
   - D. 垂体
   - E. 甲状旁腺

9. 缺碘可引起肿大的是（　　　）
    A. 甲状腺　　　　　　B. 肾上腺　　　　　C. 胸腺
    D. 松果体　　　　　　E. 垂体

10. 不属于腺垂体的结构是（　　　）
    A. 前叶　　　　　　　B. 远侧部　　　　　C. 结节部
    D. 漏斗部　　　　　　E. 中间部

11. 关于内分泌腺，错误的是（　　　）
    A. 包括甲状腺、肾上腺、垂体、胰、睾丸、卵巢等
    B. 其腺细胞属于腺上皮细胞
    C. 腺细胞多排列成囊泡，有排泄管
    D. 与神经系统关系密切
    E. 其分泌物经血液和淋巴输送至靶器官

【X 型题】

12. 垂体（　　　）
    A. 神经垂体无内分泌功能
    B. 位于垂体窝内
    C. 借漏斗连于下丘脑
    D. 外面有坚韧的硬脑膜
    E. 可分为腺垂体和神经垂体两部分

13. 甲状腺（　　　）
    A. 分泌甲状腺素
    B. 分泌不足时可引起突眼性甲状腺肿
    C. 峡部位于 2~4 气管软骨环前方
    D. 侧叶紧贴附在喉的外侧面
    E. 外有纤维囊包裹

14. 甲状腺分泌不足时可引起（　　　）
    A. 尿崩症　　　　　　B. 突眼性甲状腺肿　　　C. 黏液性水肿
    D. 呆小症　　　　　　E. 地方性甲状腺肿

15. 与生长发育有关的内分泌腺是（　　　）
    A. 甲状旁腺　　　　　B. 松果体　　　　　C. 甲状腺
    D. 垂体　　　　　　　E. 肾上腺

16. 松果体（　　　）
    A. 促进性器官早熟　　B. 位于丘脑后上方　　C. 儿童较发达
    D. 分泌褪黑素　　　　E. 老年人常出现钙化

四、问答题

1. 试述甲状腺的位置和形态。
2. 简述肾上腺的位置和形态。
3. 试述垂体的位置、形态和分部。
4. 简述内分泌系统的组成及功能。

扫码"看一看"

实验指导

【实验目的】

1. 辨认甲状腺的形态并指出其位置。
2. 辨认甲状腺旁腺的形态并指出其位置。
3. 辨认肾上腺的形态并指出其位置。
4. 指出垂体的位置、辨认形态及毗邻。

【实验材料】

颈部的解剖标本、模型和挂图；腹膜后间隙器官标本、模型及挂图；头部正中矢状切面标本、模型及挂图。

【实验内容及方法】

一、教师示教

结合标本、模型及挂图，讲解内分泌系统的概念及每个器官的位置和形态。

二、学生分组观察，教师巡回辅导

1. 垂体　取头部正中矢状面标本、模型及挂图观察垂体的位置和形态，垂体与漏斗的连接关系及其与视交叉的毗邻关系。

2. 甲状腺及甲状旁腺　取颈部解剖标本、模型及挂图观察甲状腺贴附于喉和气管上部的前方和两侧。甲状腺呈"H"形，可分为两个侧叶及其连于其间的峡部，峡的上端有时可见向上延伸的锥体叶。

在甲状腺侧叶的后面，注意寻觅甲状旁腺，甲状旁腺为棕色扁圆形小体，一般有上、下两对。

3. 肾上腺　观察腹膜后间隙器官标本、模型及挂图。肾上腺左、右各一，位于左、右两肾的上端。左肾上腺为半月形，右肾上腺为三角形。

【实验考核】

1. 在活体上指出内分泌腺的大约位置。
2. 简述内分泌系统的组成和功能。

第八章　脉管系统

第一节　心血管系统

学习指导

一、学习目标

1. 掌握　心的位置、外形、心腔的结构及主要沟通关系；心壁的结构和心传导系统、心的血管和心包的组成及体表投影；主动脉的分部、走行及分支；体循环静脉主干及其合成、收集范围；肝门静脉的组成及侧支吻合。

2. 熟悉　头颈部、上肢、胸部、腹部、盆部及下肢动脉主干及主要分支；头颈部静脉主干及属支，上、下肢的浅静脉及属支。

3. 了解　肺循环的血管。

二、知识要点

（一）概述

心血管系统包括心、动脉、毛细血管和静脉。

1. 心　是心血管系统的"动力泵"，推动血液流动。

2. 动脉　是由心室发出导血离心的管道。

3. 静脉　是引导血液回心房的血管。

4. 毛细血管　是连接动、静脉末梢间彼此吻合呈网状的微细血管。

（二）血液循环

1. 体循环　又称大循环，血液由左心室→主动脉→各级分支→全身毛细血管→各级静脉→上、下腔静脉及心的冠状窦→右心房。功能是输送营养物质和氧气到全身毛细血管进行物质交换，回吸收代谢产物和二氧化碳，动脉血变成静脉血。

2. 肺循环　又称小循环，血液由右心室→肺动脉干→各级分支→肺泡毛细血管→肺静脉→左心房。功能是输送二氧化碳到肺泡毛细血管进行气体交换，吸收氧气，静脉血变成动脉血。

（三）心

1. 心的位置和外形　心位于中纵隔内，可分为一尖、一底、两个面、三个缘和表面的四条沟。

（1）心尖　由左心室构成，在左侧第 5 肋间隙锁骨中线内侧 1~2 cm 处，可看到或扪及心尖搏动。

（2）心底　由左心房和小部分的右心房构成。

（3）两面　心的胸肋面由右心房和右心室构成，小部分由左心耳和左心室构成。膈面2/3由左心室构成，1/3由右心室构成。

（4）三缘　心的下缘由右心室和心尖构成；右缘由右心房构成；左缘绝大部分由左心室构成，仅上方一小部分由左心耳参与。

（5）四条沟　冠状沟是心房和心室在心表面的分界标志。前后室间沟是左、右心室在心表面的分界标志。房间沟与后室间沟、冠状沟相交处称房室交点。

2. 心各腔的形态

（1）右心房　有上、下腔静脉口和冠状窦口，分别引导人体上、下半身和心壁的静脉血汇入右心房，出口为右房室口。

（2）右心室　入口为右房室口，口周缘附有三尖瓣，乳头肌发出腱索连于三尖瓣上。出口为肺动脉口，口周缘纤维环上附有肺动脉瓣。

（3）左心房　有左肺上静脉、左肺下静脉和右肺上静脉、右肺下静脉4个入口，出口为左房室口。

（4）左心室　入口是左房室口，口上附有二尖瓣。出口为主动脉口，口上附有主动脉瓣。

3. 心的传导系统

$$心传导系\begin{cases}窦房结：心的正常起搏点\\房室结：将窦房结的冲动传至心室\\房室束\rightarrow 左、右束支\rightarrow Purkinje\ 纤维网\end{cases}$$

房室束、左右束支和Purkinje纤维网的功能是将心房传来的兴奋迅速传播到整个心室。

4. 心的血管

（1）动脉　营养心的动脉来自左、右冠状动脉，左冠状动脉分为前室间支和旋支。

（2）静脉　包括心大静脉、心中静脉、心小静脉汇合成冠状静脉窦，注入右心房，心前静脉直接注入右心房。

5. 心包　分为纤维心包和浆膜心包，功能是固定心脏，防止心脏过度扩大；减少摩擦，防止感染波及心脏。

6. 心的体表投影

（1）左上点　位于左侧第2肋软骨下缘，距胸骨左缘约1.2 cm。

（2）右上点　位于右侧第3肋软骨上缘，距胸骨右缘约1 cm。

（3）左下点　位于左侧第5肋间隙，距前正中线7~9 cm。

（4）右下点　位于右侧第6胸肋关节处。

（四）体循环的动脉

主动脉起自左心室，可分为升主动脉、主动脉弓和降主动脉。降主动脉又分为胸主动脉和腹主动脉。腹主动脉下行至第4腰椎体下缘分为左、右髂总动脉。升主动脉的根部发出左、右冠状动脉，分支分布于心。主动脉弓凸侧自右向左发出三大分支，即头臂干、左颈总动脉和左锁骨下动脉。头臂干至右侧胸锁关节后方分为右颈总动脉和右锁骨下动脉。

1. 头颈部的动脉

（1）颈总动脉　右侧发自头臂干，左侧起于主动脉弓。两侧均至甲状软骨上缘高度，分为颈内动脉和颈外动脉。

在颈总动脉的末端和颈内动脉起始处的膨大部分，称颈动脉窦，是压力感受器，当血压升高时，可反射性地引起心跳变慢，血管扩张，血压下降。在颈总动脉分叉处的后方，有一个扁椭圆形小体，称颈动脉小球，是化学感受器，能感受血液中二氧化碳和氧浓度的变化。当血液中二氧化碳浓度升高时，可反射性的促使呼吸加深、加快。

（2）颈外动脉 至下颌颈高度，分为颞浅动脉和上颌动脉两个终支。

①面动脉：在咬肌前缘越下颌骨体下缘处，在活体可触及其搏动，为面部止血点。

②颞浅动脉：在耳屏和颧弓根部附近可触及颞浅动脉搏动，为头前外侧部止血点。

③上颌动脉：分布于硬脑膜的一支称脑膜中动脉，穿棘孔入颅中窝，分布于硬脑膜。脑膜中动脉的前支行经颅骨翼点内面，翼点处骨折时易受损伤，引起硬膜外血肿。

2. 锁骨下动脉及上肢的动脉 锁骨下动脉→腋动脉→肱动脉→桡动脉和尺动脉。

3. 腹部的动脉 成对的脏支有肾上腺中动脉、肾动脉、睾丸动脉或卵巢动脉（女性）；不成对的脏支有腹腔干、肠系膜上动脉和肠系膜下动脉。

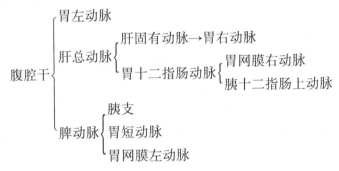

扫码"看一看"

扫码"看一看"

扫码"看一看"

扫码"看一看"

扫码"看一看"

4. 盆腔和下肢的动脉

（1）子宫动脉 沿盆腔侧壁下行，进入子宫阔韧带内，在子宫颈外侧 $1 \sim 2$ cm 处跨过输尿管的前上方与之交叉后，再沿子宫颈的两侧上行，分支分布于子宫、阴道、输卵管和卵巢，并与卵巢动脉吻合。

（2）股动脉 在股三角内行于股静脉和股神经之间，向下穿收肌管，出收肌腱裂孔至腘窝，移行为腘动脉。股动脉在腹股沟韧带中点稍下方可触及搏动，下肢出血时可在此处把股动脉压向耻骨下支止血。在股三角内股动脉也是动脉穿刺和插管最方便的血管。

（3）腘动脉 在腘窝深部下行，至腘窝下角处分为胫前动脉和胫后动脉。

（4）足背动脉 是胫前动脉的直接延续，在内、外踝连线中点处可触及搏动，足背部出血时可在此处向深部压足背动脉止血。下肢脉管炎时足背动脉的搏动可减弱或消失。

（五）体循环的静脉

体循环的静脉包括上腔静脉系、下腔静脉系（含肝门静脉系）和心静脉系（已述于心）。

1. 上腔静脉系 由上腔静脉及其属支构成，收集头颈部、上肢、胸部（心除外）等上半身的静脉血，其主干为上腔静脉。

（1）面静脉 通过内眦静脉，经眼上静脉与颅内的海绵窦（静脉窦）相交通。面静脉在口角平面以上部分一般无静脉瓣，因此，面部尤其以鼻根至两侧口角的三角区内，发生化脓性感染时，若处理不当（如挤压等），感染可经上述途径传入颅内，故临床上称此区为危险三角。

（2）头静脉 起于手背静脉网的桡侧，注入腋静脉或锁骨下静脉。

扫码"看一看"

（3）贵要静脉　起于手背静脉网的尺侧，注入肱静脉。

（4）肘正中静脉　连接头静脉和贵要静脉。

2. 下腔静脉系　由下腔静脉及其属支构成，其主干是下腔静脉，收集腹、盆部和下肢的血液。

（1）大隐静脉　起自足背静脉弓的内侧，经内踝前方，沿小腿内面伴隐神经上行，经膝关节内后方、大腿前内侧，于耻骨结节外下方3～4 cm处穿隐静脉裂孔注入股静脉。

（2）小隐静脉　起自足背静脉弓的外侧，经外踝后方，沿小腿后面上升，至腘窝处穿深筋膜入腘静脉。

（3）股静脉　股静脉走在股动脉的内侧，在股三角内位置表浅，临床上常在此做静脉穿刺或插管。

（4）睾丸静脉　起自睾丸和附睾的小静脉，经腹股沟管进入盆腔，合成睾丸静脉，左睾丸静脉以直角汇入左肾静脉，右睾丸静脉以锐角注入下腔静脉。

扫码"看一看"

3. 肝门静脉系　由肝门静脉及其属支组成，收集除肝以外腹腔不成对脏器的血液。肝门静脉由肠系膜上静脉和脾静脉在胰头后方汇合而成，其属支还有肠系膜下静脉、胃左静脉、胃右静脉、胆囊静脉和附脐静脉。

肝门静脉与上、下腔静脉系之间的吻合途径：①通过肝门静脉系的胃左静脉到食管静脉丛再经奇静脉形成与上腔静脉系的吻合；②通过肝门静脉系的脾静脉、直肠上静脉到直肠静脉丛再经直肠下静脉和肛静脉形成与下腔静脉系的吻合；③通过肝门静脉系的附脐静脉到脐周静脉网，向上再经胸腹壁静脉和腹壁上静脉、向下再经腹壁浅静脉和腹壁下静脉分别形成与上、下腔静脉系的吻合。

复习思考题

一、名词解释

1. 肺循环　2. 二尖瓣复合体　3. 颈动脉窦　4. 颈动脉小球　5. 静脉角　6. 危险三角

二、填空题

1. 心血管的组成包括＿＿＿＿、＿＿＿＿、＿＿＿＿和＿＿＿＿。

2. 心位于＿＿＿＿，＿＿＿＿的上方。

3. 左心房的入口是＿＿＿＿，出口是＿＿＿＿。

4. 右心房的入口有＿＿＿＿、＿＿＿＿和＿＿＿＿。右心房的出口是＿＿＿＿。

5. 心壁由内向外分为＿＿＿＿、＿＿＿＿和＿＿＿＿三部分。

6. 心传导系包括＿＿＿＿、＿＿＿＿和＿＿＿＿及 Purkinje 纤维网。

7. 直接分布于心壁的动脉是＿＿＿＿和＿＿＿＿。

8. 主动脉弓凸侧发出的三大分支是＿＿＿＿、＿＿＿＿和＿＿＿＿。

9. 腹腔干由＿＿＿＿动脉发出，其分支有＿＿＿＿、＿＿＿＿和＿＿＿＿。

10. 肺动脉分叉处的稍左侧与主动脉弓的下缘之间的结缔组织索称＿＿＿＿，是＿＿＿＿的遗迹。

11. 主动脉弓壁内有＿＿＿＿，主动脉弓下方有＿＿＿＿，是＿＿＿＿。

12. 颈外动脉在＿＿＿＿的深面上升，在腮腺内分＿＿＿＿和＿＿＿＿两个终支。

13. 脑膜中动脉发自_____，经_____入颅腔，分前后两支，其中前支粗大，行于_____的深面。

14. 腹主动脉不成对的脏支有_____、_____和_____。

15. 阑尾动脉是_____的分支，行于_____的游离缘内。

16. 肾动脉约在_____水平，起自腹主动脉，入肾前发出_____，布于肾上腺。

17. 不经肾门进入肾实质的动脉称_____。

18. 子宫动脉在_____两层之间走行，越过输尿管的_____方，布于子宫。

19. 腘动脉在腘窝深部下行，至腘窝下角处分为_____和_____。

20. 上腔静脉由左右_____组成。

21. 面静脉起自_____，在下颌角附近与_____汇合，注入_____。

22. 头静脉起自手背静脉网_____，在肘窝处借_____和_____交通，注入_____。

23. 贵要静脉起自手背静脉网_____，注入_____。

24. 大隐静脉起自_____，经内踝_____上升，在_____处注入_____。

25. 小隐静脉起自_____，经外踝_____上升，在_____处注入_____。

三、选择题

【A₁型题】

1. 组成脉管系统的是（　　　）
   - A. 心和淋巴系统
   - B. 心和静脉系统
   - C. 心血管系统和淋巴
   - D. 心血管系统和淋巴系统
   - E. 动脉和静脉系统

2. 体循环的起点为（　　　）
   - A. 右心房
   - B. 左心房
   - C. 右心室
   - D. 左心室
   - E. 主动脉

3. 肺循环的起始腔室是（　　　）
   - A. 右心房
   - B. 左心房
   - C. 右心室
   - D. 左心室
   - E. 肺动脉

4. 关于心的位置描述中，正确的是（　　　）
   - A. 位于上纵隔内
   - B. 约2/3在正中线的右侧
   - C. 位于后纵隔内
   - D. 约2/3在正中线的左侧
   - E. 位于上纵隔内

5. 冠状沟（　　　）
   - A. 是左右心房的表面分界
   - B. 是左右心室的表面分界
   - C. 是心房、心室的表面分界
   - D. 是一完整的沟
   - E. 以上都不对

6. 卵圆窝位于（　　　）
   - A. 右心房后内侧壁的下部
   - B. 右心房后内侧壁的中部
   - C. 右心房后内侧壁的上部
   - D. 右房室口与下腔静脉口之间
   - E. 室间隔上部

7. 界嵴位于（　　）
 A. 左心房　 B. 右心房　 C. 左心室
 D. 右心室　 E. 肺动脉

8. 右心室的流入道（　　）
 A. 内面光滑　 B. 入口有三尖瓣　 C. 入口有二尖瓣
 D. 入口有主动脉瓣　E. 入口有肺动脉瓣

9. 动脉圆锥位于（　　）
 A. 左心室　 B. 左心房　 C. 右心室
 D. 右心房　 E. 内面粗糙

10. 室上嵴位于（　　）
 A. 左房室口与主动脉之间　 B. 左心室上壁
 C. 右心室前壁　 D. 右房室口与肺动脉之间
 E. 上腔静脉口与下腔静脉口之间

11. 心尖（　　）
 A. 位于右前下方　 B. 朝向左前方　 C. 于右前方
 D. 朝向左前下方　 E. 正前方

12. 二尖瓣位于（　　）
 A. 肺动脉口　 B. 右房室口　 C. 左房室口
 D. 主动脉口　 E. 冠状窦口

13. 三尖瓣位于（　　）
 A. 肺动脉口　 B. 右房室口　 C. 左房室口
 D. 主动脉口　 E. 冠状窦口

14. 房间隔缺损易发生在（　　）
 A. 房间隔上部　 B. 室间隔膜部　 C. 卵圆窝
 D. 左、右房室之间　E. 右心耳

15. 心的正常起搏点是（　　）
 A. 窦房结　 B. 房室结　 C. 房室束
 D. 浦肯野纤维　 E. 左、右束支

16. 主动脉弓的分支有（　　）
 A. 头臂干　 B. 右颈总动脉　 C. 右锁骨下动脉
 D. 左冠状动脉　 E. 右冠状动脉

17. 颈外动脉（　　）
 A. 沿胸锁乳突肌的表面上行
 B. 位于颈内动脉的外侧
 C. 在腮腺内分成终支
 D. 分布于颈部所有结构
 E. 以上都对

18. 面动脉（　　）
 A. 分布于面肌和腮腺

　　　B. 在咬肌后缘绕过下颌骨下缘

　　　C. 经下颌下腺的浅面

　　　D. 是颈内动脉的分支

　　　E. 是颈外动脉的分支

19. 脑膜中动脉入颅部位是（　　　）

　　　A. 棘孔　　　　　　　　B. 圆孔　　　　　　　　C. 卵圆孔

　　　D. 破裂孔　　　　　　　E. 颈静脉孔

20. 腋动脉的分支是（　　　）

　　　A. 椎动脉　　　　　　　B. 肱动脉　　　　　　　C. 胸廓内动脉

　　　D. 胸外侧动脉　　　　　E. 肋间后动脉

21. 肋间后动脉有（　　　）

　　　A. 8 对　　　　　　　　B. 9 对　　　　　　　　C. 10 对

　　　D. 11 对　　　　　　　E. 12 对

22. 腰动脉有（　　　）

　　　A. 1 对　　　　　　　　B. 2 对　　　　　　　　C. 3 对

　　　D. 4 对　　　　　　　　E. 5 对

23. 从腹腔干直接发出的动脉是（　　　）

　　　A. 胃左动脉　　　　　　B. 胃右动脉　　　　　　C. 胃网膜左动脉

　　　D. 胃网膜右动脉　　　　E. 胃短动脉

24. 胃右动脉发自于（　　　）

　　　A. 肝固有动脉　　　　　B. 肝总动脉　　　　　　C. 脾动脉

　　　D. 肠系膜上动脉　　　　E. 肠系膜下动脉

25. 胃短动脉发自于（　　　）

　　　A. 肝固有动脉　　　　　B. 肝总动脉　　　　　　C. 脾动脉

　　　D. 肠系膜上动脉　　　　E. 腹腔干

26. 胃网膜左动脉发自于（　　　）

　　　A. 肝固有动脉　　　　　B. 肝总动脉　　　　　　C. 脾动脉

　　　D. 肠系膜上动脉　　　　E. 肠系膜下动脉

27. 胃网膜右动脉发自于（　　　）

　　　A. 肝固有动脉　　　　　B. 肝总动脉　　　　　　C. 脾动脉

　　　D. 肠系膜上动脉　　　　E. 胃十二指肠动脉

28. 不是脾动脉分布范围的是（　　　）

　　　A. 胃　　　　　　　　　B. 脾　　　　　　　　　C. 胰

　　　D. 大网膜　　　　　　　E. 肾上腺

29. 发出阑尾动脉的是（　　　）

　　　A. 空肠动脉　　　　　　B. 回肠动脉　　　　　　C. 回结肠动脉

　　　D. 左结肠动脉　　　　　E. 右结肠动脉

30. 营养胃的动脉发自（　　　）

　　　A. 肠系膜上动脉　　　　B. 肠系膜下动脉　　　　C. 肾动脉

D. 腹腔干   E. 髂总动脉

31. 上、下腔静脉注入（　　）
   A. 右心房   B. 左心房   C. 右心室
   D. 左心室   E. 冠状窦

32. 颈部最大的静脉是（　　）
   A. 颈内静脉   B. 颈外静脉   C. 上颌静脉
   D. 锁骨下静脉   E. 面静脉

33. 颈部最大的浅静脉是（　　）
   A. 颈内静脉   B. 颈外静脉   C. 上颌静脉
   D. 锁骨下静脉   E. 面静脉

34. 面静脉（　　）
   A. 汇合下颌后静脉   B. 注入颈外静脉   C. 口角以上无静脉瓣
   D. 和眼静脉吻合   E. 以上都对

35. 奇静脉（　　）
   A. 起自左腰升静脉   B. 注入上腔静脉   C. 绕过左肺根
   D. 注入右心房   E. 沿脊柱左侧上升

36. 下腔静脉（　　）
   A. 是全身最大的静脉   B. 由髂内和髂外静脉合成
   C. 起于第 3 腰椎平面   D. 直接接受肝门静脉
   E. 接收奇静脉

37. 肘正中静脉（　　）
   A. 为上肢的深静脉   B. 起自手背静脉网   C. 注入腋静脉
   D. 注入肱静脉   E. 连接头静脉和贵要静脉

38. 左睾丸静脉注入（　　）
   A. 左肾静脉   B. 右肾静脉   C. 下腔静脉
   D. 左髂总静脉   E. 左髂内静脉

39. 左睾丸静脉注入（　　）
   A. 左肾静脉   B. 右肾静脉   C. 下腔静脉
   D. 左髂总静脉   E. 左髂内静脉

40. 胃左静脉注入（　　）
   A. 肝静脉   B. 肝门静脉   C. 下腔静脉
   D. 脾静脉   E. 肠系膜上静脉

41. 有关大隐静脉叙述错误的是（　　）
   A. 为下肢的浅静脉   B. 起自足背静脉网内侧   C. 经过内踝的后方
   D. 注入股静脉   E. 注入髂外静脉

42. 有关小隐静脉叙述错误的是（　　）
   A. 为下肢的浅静脉   B. 起自足背静脉网外侧   C. 经过外踝的后方
   D. 注入股静脉   E. 注入腘静脉

43. 合成门静脉的是（　　）

A. 肠系膜上、下静脉 　　　　　　　　B. 肠系膜上静脉和脾静脉

C. 肠系膜下静脉和脾静脉 　　　　　　D. 肠系膜上、下静脉和脾静脉

E. 以上都不对

【B₁型题】

A. 主动脉 　　　　B. 肺动脉 　　　　C. 肺静脉

D. 下腔静脉 　　　　E. 冠状动脉

44. 连于左心室的是（　　）

45. 连于右心室的是（　　）

46. 连于左心房的是（　　）

47. 连于右心房的是（　　）

48. 连于主动脉的是（　　）

A. 脑膜中动脉 　　　　B. 椎动脉 　　　　C. 肱深动脉

D. 面动脉 　　　　E. 上颌动脉

49. 颈外动脉的分支（　　）

50. 在咬肌前缘绕过下颌骨下缘的是（　　）

51. 肱动脉的分支是（　　）

52. 上颌动脉的分支是（　　）

53. 穿经横突孔的是（　　）

A. 肱动脉 　　　　B. 锁骨下动脉 　　　　C. 颈总动脉

D. 头臂干 　　　　E. 腋动脉

54. 穿过斜角肌间隙的是（　　）

55. 不成对的动脉是（　　）

56. 行于气管两侧的是（　　）

57. 测量血压常用的血管是（　　）

A. 直肠下动脉 　　　　B. 右结肠动脉 　　　　C. 脾动脉

D. 回结肠动脉 　　　　E. 直肠上动脉

58. 髂内动脉的分支是（　　）

59. 肠系膜上动脉的分支是（　　）

60. 腹腔干的分支是（　　）

61. 发出阑尾动脉的是（　　）

62. 肠系膜下动脉的分支是（　　）

A. 肝固有动脉 　　　　B. 胃短动脉 　　　　C. 子宫动脉

D. 闭孔动脉 　　　　E. 肝总动脉

63. 走在肝十二指肠韧带内的是（　　）

64. 越过输尿管的是（　　）

65. 发出肝固有动脉的是（　　）

66. 脾动脉的分支是（　　）

67. 髂外动脉的分支是（　　）

A. 棘孔　　　　　　　B. 圆孔　　　　　　　C. 枕骨大孔

D. 颈动脉管　　　　　E. 颈静脉孔

68. 椎动脉穿过（　　　）

69. 脑膜中动脉穿过（　　　）

70. 颈内动脉穿过（　　　）

71. 颈内静脉穿过（　　　）

A. 胃右静脉　　　　　B. 左 3、4 肋间后静脉　　C. 左 9、10 肋间后静脉

D. 右肋间后静脉　　　E. 颈外静脉

72. 直接注入锁骨下静脉的是（　　　）

73. 注入奇静脉的是（　　　）

74. 注入半奇静脉的是（　　　）

75. 注入副半奇静脉的是（　　　）

76. 注入门静脉的是（　　　）

A. 左睾丸静脉　　　　B. 右睾丸静脉　　　　C. 肱静脉

D. 颈外静脉　　　　　E. 腋静脉

77. 头静脉注入（　　　）

78. 单独走行的是（　　　）

79. 贵要静脉注入（　　　）

80. 注入下腔静脉的是（　　　）

81. 注入左肾静脉的是（　　　）

【X 型题】

82. 心

A. 1/3 在中线左侧　　B. 2/3 在中线右侧　　C. 位于中纵隔内

D. 心尖朝向左前下方　E. 以上都对

83. 右心房

A. 接受冠状静脉窦的血液　　　　　　B. 接受上、下腔静脉的血液

C. 可见卵圆窝　　　　　　　　　　　D. 内壁不光滑

E. 发出冠状动脉

84. 右心室

A. 入口处有二尖瓣　　B. 内为动脉血　　　C. 可见室上嵴

D. 内壁不光滑　　　　E. 发出肺动脉

85. 左心房

A. 接受肺静脉的血液　　　B. 接受上下腔静脉的血液

C. 可见卵圆窝　　　　　　D. 构成心底的大部

E. 发出冠状动脉

86. 左心室

A. 入口处有二尖瓣　　B. 发出主动脉　　　C. 可见卵圆窝

D. 内壁不光滑　　　　E. 发出冠状动脉

87. 关于心传导系，正确的是（　　　）

    A. 由特殊分化的心肌纤维构成

    B. 窦房结可节律性的发生兴奋

    C. 房室结位于冠状窦口附近心内膜深面

    D. 末端纤维是 Purkinje 纤维

    E. 以上都对

88. 关于冠状动脉正确的是（　　　）

    A. 左冠状动脉营养窦房结

    B. 右冠状动脉营养房室结

    C. 左冠状动脉发出旋支和前室间支

    D. 右冠状动脉发出右室后支

    E. 左、右冠状动脉均发自主动脉

89. 颈外动脉的分支包括（　　　）

    A. 面动脉　　　　　　B. 甲状腺上动脉　　　　C. 颞浅动脉

    D. 上颌动脉　　　　　E. 甲状颈干

90. 腹腔不成对脏支有（　　　）

    A. 腹腔干　　　　　　B. 肠系膜上动脉　　　　C. 肠系膜下动脉

    D. 睾丸动脉　　　　　E. 肾动脉

91. 腹腔成对脏支有（　　　）

    A. 腹腔干　　　　　　B. 直肠上动脉　　　　　C. 子宫动脉

    D. 睾丸动脉　　　　　E. 肾动脉

92. 腹腔干的营养范围包括（　　　）

    A. 胃　　　　　　　　B. 十二指肠　　　　　　C. 空肠

    D. 盲肠　　　　　　　E. 阑尾

93. 肠系膜上的营养范围包括（　　　）

    A. 胃　　　　　　　　B. 十二指肠升部　　　　C. 空肠

    D. 盲肠　　　　　　　E. 阑尾

94. 肠系膜上动脉的分支是（　　　）

    A. 空回肠动脉　　　　B. 左结肠动脉　　　　　C. 中结肠动脉

    D. 右结肠动脉　　　　E. 回结肠动脉

95. 肠系膜下动脉的分支是（　　　）

    A. 空回肠动脉　　　　B. 左结肠动脉　　　　　C. 乙状结肠动脉

    D. 右结肠动脉　　　　E. 直肠上动脉

96. 直接注入下腔静脉的是（　　　）

    A. 肝静脉　　　　　　B. 门静脉　　　　　　　C. 脾静脉

    D. 右睾丸静脉　　　　E. 肾静脉

97. 门静脉的收集范围包括（　　　）

    A. 肝　　　　　　　　B. 胆囊　　　　　　　　C. 胰

    D. 脾　　　　　　　　E. 食管下 1/3 至结肠左曲

四、问答题

1. 写出体循环的途径。

2. 简述心的体表投影。

3. 简述心传导系的组成及功能。

4. 简述胃的血液供应。

5. 哪些动脉位置表浅，可用以压迫止血？

6. 试述肝门静脉的主要属支及与上、下腔静脉的吻合部位。

五、综合题

男 50 岁，主诉心前区紧缩性疼痛 20 分钟。20 分钟前，清晨起床后，大便用力诱发心前区、胸骨后紧缩性剧痛，手掌大小范围，放射至左肩、左臂内侧，伴有濒死的恐惧感；烦躁、大汗淋漓，舌下含用硝酸甘油片不能缓解。

检查：血压 80/50 mmHg，脉搏细数，大汗淋漓、神志迟钝；心脏听诊：心率 98 次/分，第一心音减弱，期前收缩每分钟 3～5 次；心电图示：宽而深的 Q 波，ST 段抬高，T 波倒置。

1. 冠状动脉的解剖特点是什么？

2. 冠心病的临床解剖学联系？

实验指导

实验一　心及肺循环血管

【实验目的】

1. 描述心的形态、位置，心各腔结构及其相互关系。
2. 描述冠状动脉的起始、行程和分布。
3. 识别心的传导系统。
4. 辨认心包及心包腔的结构。

【实验材料】

胸腔纵隔标本；完整的离体心标本、模型及挂图；切开心房、心室的离体心标本及挂图；示心传导系统的标本及挂图。

【实验内容及方法】

一、教师示教

1. 在模型和挂图上讲解心的外形。
2. 讲解心脏各腔的结构。

二、学生分组实践，教师巡回指导

1. 心的位置和外形　在胸腔解剖标本上，可见心位于中纵隔内，膈的上方，被心包包

扫码"看一看"

裹，心的大部分偏向中线左侧，心尖朝向左前下方。用离体心标本观察心的外形，辨认心的一底、两面和三缘。

2. 心的形态　取切开心壁暴露心腔的标本观察。心有四个腔，即右心房、右心室、左心房和左心室。左、右两心房和左、右两心室间分别由房间隔和室间隔分隔，同侧心房与心室之间有房室口相通。

（1）右心房　位于心的右上部，其向左前方呈锥形的突出部即右心耳。右心房上壁有上腔静脉口，下壁有下腔静脉口，与右心室相通的孔为右房室口。右房室口与下腔静脉口之间有一较小的开口即冠状窦口。在房间隔的下部注意辨认卵圆窝。右心耳壁所见的许多肌样隆起为梳状肌。

（2）右心室　位于右心房的左前下方。右房室四周缘有三尖瓣，三尖瓣向下突入右心室。注意观察连于瓣膜的腱索及与腱索相连的乳头肌。右心室在上方的开口为肺动脉口，口周缘有肺动脉瓣。在右房室口与肺动脉口之间的右室壁上，注意辨认室上嵴，区分以该嵴为标志分成的流入道和流出道。

（3）左心房　位于心底部，其突向右前方的部分为左心耳。左心房内腔较右心房小，其后部两侧各有两个开口，为两侧肺静脉的开口，左心房前下方的开口为左房室口。

（4）左心室　在模型或离体心标本上观察。左心室位于右心室的左后下方，壁极厚。左房室口周缘有二尖瓣。左心室的流出道的出口即主动脉口，口周围也附有三片半月形的瓣膜即主动脉瓣。

3. 心壁的结构及心的传导系统　在标本上辨认心内膜、心肌层和心外膜。心传导系统在人心的解剖标本上不易辨别，可观察牛心或单心的解剖标本。

（1）窦房结　位于上腔静脉与右心房交界处的心外膜深面。可结合模型和图谱理解其位置。

（2）房室结　位于冠状窦口前上方的心内膜深面，呈椭圆形，颜色较淡。

（3）房室束　由房室结下端发出，分左、右两支，一支沿室间隔两侧走行，另一支沿心内膜深层下降，分支深入心肌内。在牛心解剖标本上大为明显。

4. 心的血管　观察心的血管标本。

（1）动脉　左、右冠状动脉为营养心的两条动脉主干。两动脉均始于主动脉升部，行于心外膜深面。左冠状动脉入冠状沟后分两支，注意辨认前室间支及旋支的走行，并追踪其分布范围。右冠状动脉进入冠状沟后，绕过心右缘下于后室间沟，移行为后室间支。

（2）静脉　主要有心大、中、小静脉。三条静脉均汇入冠状沟后部的冠状窦，开口于右心房。

5. 心包　是包在心的外面及大血管根部的囊状结构。在胸腔解剖标本上辨认纤维心包及浆膜性心包，区分浆膜性心包的脏层和壁层，并注意观察心包腔的形成。

6. 肺循环的血管

（1）肺动脉干　起自右心室，在主动脉弓的下方分为左、右肺动脉。

（2）左肺动脉　较短，水平向左在肺门处分上、下两支进入左肺上、下叶。

（3）右肺动脉　较长，水平向右，在肺门处分3支进入右肺上、中、下叶。

（4）肺静脉　无静脉瓣，左、右各两条，均起自肺门，向下注入左心房后部两侧。

【实验考核】

1. 叙述各心腔的特点，各心瓣膜的位置、名称及功能。

2. 说出冠状动脉的起始走行及分布。

3. 描述心传导系的组成。

4. 说出心包的功能。

实验二　体循环的动脉

【实验目的】

1. 描述主动脉的起止、位置、分部及各部发出的分支。

2. 描述头、颈、上肢、胸部、腹部、盆部和下肢动脉主干的起始部位、行程及其分支与分布。

3. 描述胃的动脉来源。

【实验材料】

头颈部动脉标本、模型及挂图；躯干后壁的动脉标本、模型及挂图；胸、腹部动脉标本、模型及挂图；盆部及下肢动脉标本、模型及挂图。

【实验内容及方法】

一、教师示教

1. 在模型和挂图上讲解主动脉的起始走行及分支。

2. 讲解全身动脉的走行及分支。

二、学生分组实践，教师巡回指导

1. 升主动脉及主动脉弓　观察躯干后壁动脉标本，可见主动脉为最粗大的动脉，起于左心室，行向右上方，继向左后方弯曲。全程分为主动脉升部、主动脉弓和降主动脉三部分。在主动脉弓上自右向左发出头臂干、左颈总动脉和左锁骨下动脉。

（1）颈总动脉　右颈总动脉起自头臂干，左颈总动脉起自主动脉弓，在头颈部动脉标本上观察，可见颈总动脉经胸锁关节后方，沿气管和食管两则上升，至甲状软骨上缘处分为两支，即颈内动脉和颈外动脉，仔细观察两动脉的位置。颈内动脉在颈部无分支，颈外动脉的主要分支有甲状腺上动脉、面动脉、颞浅动脉和上颌动脉。观察各分支的走行情况。

（2）锁骨下动脉和上肢的动脉　在胸腔解剖标本和上肢血管标本上，可见左锁骨下动脉起自主动脉弓，右锁骨下动脉起于头臂干。锁骨下动脉起始后斜向上行，经胸膜顶前方，向外穿斜角肌间隙至第 1 肋的外侧缘移行为腋动脉。锁骨下动脉的主要分支有椎动脉、胸廓内动脉和甲状颈干。腋动脉在腋窝内向外下方走行，至大圆肌下缘移行为肱动脉。腋动脉主要分支有胸肩峰动脉、胸外侧动脉、肩胛下动脉和旋肱后动脉。肱动脉沿肱二头肌内侧下行至肘窝深部，分为桡动脉和尺动脉，最后桡动脉和尺动脉末端在手掌处汇合成掌浅

扫码"看一看"

弓和掌深弓。

2. 胸部的动脉 取躯干后壁动脉标本，观察主动脉胸部壁支在肋间隙的走行情况。脏支较细小，仔细寻找辨认支气管动脉和食管动脉。

3. 腹部的动脉 主干是腹主动脉。取躯干后壁动脉标本及腹部动脉标本观察，可见腹主动脉的壁支主要为4对腰动脉，腰动脉较细小，可在腰椎的前方及外侧辨认。腹主动脉的脏支成对的有肾动脉、肾上腺中动脉和睾丸动脉，其中肾动脉最粗大，极易辨认；不成对的有腹腔干、肠系膜上动脉和肠系膜下动脉。

（1）腹腔干 在主动脉裂孔的稍下方，可观察到一粗而短的血管为腹腔干，它立即分为三支，即胃左动脉、肝总动脉和脾动脉。注意观察分支走行情况。

（2）肠系膜上动脉 在腹腔干的稍下方，约平第1腰椎高度，起自腹主动脉前壁，它向下经胰头和十二指肠水平部之间，进入肠系膜根部，呈弓形走向右髂窝。其主要分支有空肠动脉、回肠动脉、回结肠动脉、右结肠动脉和中结肠动脉。注意观察分支的走行及分布情况。

（3）肠系膜下动脉 在第3腰椎水平起自腹主动脉的前壁向左下方走行。其主要分支有左结肠动脉、乙状结肠动脉和直肠上动脉。观察分支的走行和分布情况。

4. 髂总动脉 观察盆部及下肢动脉标本，可见在骶髂关节的前方，髂总动脉分为两支即髂内动脉和髂外动脉。

（1）髂内动脉 下降入骨盆腔，其分支包括脏支和壁支两类。脏支主要有膀胱下动脉、直肠下动脉、子宫动脉和阴部内动脉；壁支主要有闭孔动脉、臀上动脉和臀下动脉。注意观察分支的走行和分布情况。

（2）髂外动脉 沿腰大肌内侧缘下行，经腹股沟韧带中点稍内侧的后方入股部，移行为股动脉。髂外动脉的主要分支为腹壁下动脉。该动脉在腹股沟韧带上方起自髂外动脉，向内上分布于腹直肌。股动脉在股三角内下行，经收肌管出收肌腱裂孔至腘窝，移行为腘动脉。在腘窝深部下行至小腿骨间膜上方，分为胫前动脉与胫后动脉二支。胫前动脉下行至足背，移行为足背动脉，胫后动脉经内踝后进入足底，分为足底内侧动脉和足底外侧动脉。足底外侧动脉在第1跖骨间隙与足背动脉的足底深动脉吻合成足底深弓。

【实验考核】

1. 胃的血液供应有哪些?
2. 叙述各重要动脉的走行及分支情况。
3. 结合活体，描述主要动脉的体表投影及主要动脉压迫止血点的具体部位。

第二节 淋巴系统

学习指导

一、学习目标

1. 熟悉 淋巴管道的组成、特点，胸导管的起止、行程、收集范围；脾的位置、形态及其功能。

2. 了解 淋巴结的形态、结构及全身主要的淋巴结群的分布。

二、知识要点

1. 淋巴管道 淋巴管道包括毛细淋巴管、淋巴管、淋巴干和淋巴导管。

胸导管是全身最粗大的淋巴管,长 30 ~ 40 cm,由左、右腰干和单一的肠干在第 1 腰椎体前方汇合而成,汇合处膨大称乳糜池。胸导管穿膈的主动脉裂孔进入胸腔,沿脊柱前方上行于食管的后方,到第 5 胸椎附近向左上斜行,出胸廓上口至颈根部,呈弓状向前下弯曲,注入左静脉角。在注入前还收纳左颈干、左锁骨下干和左支气管纵隔干。胸导管收集左侧上半身和人体下半身的淋巴,即人体 3/4 的淋巴回流。临床上因丝虫病而阻塞胸导管可致其远端的毛细淋巴管破裂而产生乳糜尿。

2. 淋巴结 数目较多,常成群分布,多数沿血管周围配布,位于身体较隐蔽的位置,如关节的屈侧或腋窝、腘窝等处。淋巴结的功能是产生淋巴细胞和抗体,参与人体免疫功能,对淋巴液具有滤过作用,为人体的重要防御器官之一。

3. 脾 是人体最大的淋巴器官,位于左季肋区,第 9 ~ 11 肋的深面,其长轴与第 10 肋一致。脾上缘较锐,前部有 2 ~ 3 个切迹,称脾切迹。功能是参与机体的免疫反应,滤血、造血、储血等。

扫码"看一看"

扫码"看一看"

复习思考题

一、名词解释

1. 乳糜池　2. 淋巴结

二、填空题

1. 淋巴管道的组成包括 _____、_____、_____ 和 _____。

2. 淋巴干共九条,包括左右 _____、左右 _____、左右 _____、左右 _____ 和单一的 _____。

3. 胸导管在 _____ 的前方,起自 _____,最后注入 _____。

4. 淋巴器官包括 _____、_____ 和 _____。

5. 胃癌晚期,癌细胞可经 _____ 转移到 _____。

6. 脾位于 _____,与 _____ 肋相对,其长轴与 _____ 一致。

7. 临床上触诊脾的标志是 _____。

三、选择题

【A₁型题】

1. 下列对淋巴管的描述正确的是 (　　)

　　A. 遍布全身　　　　　　B. 瓣膜丰富　　　　　　C. 与静脉伴行

　　D. 肉眼可见　　　　　　E. 注入右心房

2. 淋巴干的数目是 (　　)

　　A. 8 条　　　　　　　　B. 9 条　　　　　　　　C. 10 条

　　D. 7 条　　　　　　　　E. 6 条

3. 胸导管注入（　　）

    A. 奇静脉　　　　　　　　B. 右静脉角　　　　　　C. 左静脉角

    D. 右颈内静脉　　　　　　E. 左颈内静脉

4. 下腹壁的浅淋巴注入（　　）

    A. 腹股沟浅淋巴结　　　　B. 腹股沟深淋巴结　　　C. 胸廓内淋巴结

    D. 腋淋巴结　　　　　　　E. 髂总淋巴结

5. 颈外侧浅淋巴结（　　）

    A. 沿颈内静脉周围排列　　B. 位于胸锁乳突肌浅面　C. 沿颈外动脉排列

    D. 其输出管合成颈干　　　E. 收集口腔的淋巴

【B₁型题】

    A. 颈干　　　　　　　　　B. 支气管纵隔干　　　　C. 腰干

    D. 肠干　　　　　　　　　E. 锁骨下干

6. 腋淋巴结的输出管合成（　　）

7. 腹腔成对脏器的淋巴注入（　　）

8. 腹腔不成对脏器的淋巴注入（　　）

9. 肺的淋巴注入（　　）

10. 头颈部的淋巴注入（　　）

【X型题】

11. 关于淋巴结正确的是（　　）

    A. 成群分布　　　　　　　　　　　　　　B. 位于安全、隐蔽的地方

    C. 具过滤功能　　　　　　　　　　　　　D. 是数量最多的淋巴器官

    E. 以上都对

12. 腋淋巴结的收集范围包括（　　）

    A. 乳房　　　　　　　　　B. 腹前壁上部　　　　　C. 肩部

    D. 前臂　　　　　　　　　E. 胸外侧壁

四、问答题

1. 简述胸导管的起始、走行、注入部位及收集范围。

2. 简述脾的位置及功能。

实 验 指 导

体循环静脉及淋巴系统

【实验目的】

1. 描述上腔静脉的组成、起止和主要属支的名称、位置及收集范围。

2. 描述下腔静脉的组成、起止和主要属支的名称、位置及收集范围。

3. 辨认门静脉的组成、主要属支和收集范围。

4. 识别胸导管的起始、组成、走行和注入部位。

扫码"看一看"

5. 描述右淋巴导管的组成和汇入部位。

6. 描述脾与胸腺的位置和形态。

【实验材料】

头颈部血管标本、模型及挂图；上肢血管标本、模型及挂图；躯干后壁血管标本、模型及挂图；盆腔血管标本、模型及挂图；下肢血管标本、模型及挂图；门静脉模型及挂图。

【实验内容及方法】

一、教师示教

1. 讲解全身主要静脉的走行、属支及收集范围和注入部位。

2. 讲解门静脉的组成，主要属支、吻合途径及收集范围。

3. 讲解胸导管的起始、走行、收集范围及注入部位。

4. 在模型或挂图上讲解全身主要淋巴结的位置和流注关系。

5. 讲解脾与胸腺的位置和形态。

二、学生分组实践，教师巡回指导

1. 头颈部的静脉 主干是颈内静脉和颈外静脉。

（1）颈内静脉 取头颈部的静脉观察，可见颈内静脉起自颅底的颈静脉孔，至胸锁关节后方，与锁骨下静脉会合后，形成头臂静脉，汇合处的夹角即静脉角。颈内静脉的属支包括颅内支及颅外支，本节只观察颅外支。

1）面静脉 与面动脉伴行，在下颌角处与下颌后静脉的前支汇合，注入颈外静脉。

2）下颌后静脉 由颞浅静脉和下颌静脉在腮腺内汇合而成。

（2）颈外静脉 沿胸锁乳突肌的表面下降，注入锁骨下静脉。

2. 上肢的静脉 观察上肢的静脉标本，上肢的深静脉都与同名动脉伴行，最后汇合成腋静脉。腋静脉在第一肋的外缘延续成锁骨下静脉，锁骨下静脉与同名动脉相伴行。上肢的浅静脉有两条主干，即桡侧的头静脉和尺侧的贵要静脉，两静脉在肘窝处借正中静脉相连。在标本上对浅静脉注意辨认，并追寻它们的流注关系。

3. 胸部的静脉 观察躯干后壁的静脉标本，可见奇静脉沿胸椎体右缘上行至第四胸椎处弯向前方，注入上腔静脉。上腔静脉为上腔静脉系的主干，是一条粗短的静脉，位于主动脉干的右侧，注入右心房。上腔静脉由左、右头臂静脉合成。

4. 盆部和下肢静脉 观察盆部及下肢的静脉标本，主干是髂总静脉，其与同名动脉伴行，在骶髂关节的前方由同侧的髂内静脉及髂外静脉合成。观察躯干后壁的静脉标本，可见两侧髂总静脉在第5腰椎高度合成下腔静脉。下腔静脉是下腔静脉系的主干，是全身最粗大的静脉，位于腹主动脉的右侧。收集盆部回流血液的主干是髂内静脉，其与髂内动脉伴行，注意观察盆腔脏器的静脉丛。下肢的深静脉均与同名动脉伴行，最后汇入股静脉，股静脉位于股动脉的内侧，经腹股沟韧带的深面移行为髂外静脉，髂外静脉与同名动脉伴行。下肢的浅静脉有两条主干，即大隐静脉和小隐静脉，辨认两血管的位置，观察它们的走行及流注关系。

5. 腹部的静脉　观察腹部的静脉标本，腹部的静脉有直接注入下腔静脉或先入肝，出肝后经肝静脉注入下腔静脉两种流注方式。直接注入下腔静脉的有肾静脉、睾丸静脉（卵巢静脉）和肝静脉。肾静脉与肾动脉伴行。注意比较左、右肾静脉的长度。睾丸静脉较细长，注意观察左、右睾丸静脉的流注关系。

6. 门静脉　位于肝十二指肠韧带内，胆总管及肝固有动脉的后方，为一短粗的静脉干。门静脉由肠系膜上静脉和脾静脉在胰头后方汇合而成。注入脾静脉的主要有肠系膜下静脉，上述三条静脉均与同名动脉伴行。观察门静脉吻合模型，在模型上辨认食管静脉丛、直肠静脉丛和脐周静脉网。理解门静脉和上、下腔静脉系之间的吻合情况。

7. 胸导管及右淋巴导管　胸导管及右淋巴导管的解剖标本上可见胸导管位于腹后壁，其下端的膨大即乳糜池。查看乳糜池的位置，寻找肠干和左、右腰干的汇入。胸导管起始后穿过膈的主动脉裂孔入胸腔，在食管后方沿脊柱的前面上升，至第五胸椎高度逐渐转向左侧，到左颈根部注入左静脉角。仔细寻找注入胸导管末端的支气管纵隔干、左锁骨下干和左颈干。在右静脉角附近，寻找辨认右淋巴导管。

8. 淋巴结及全身的淋巴结群　取模型人，观察淋巴结的形态、全身各部淋巴结群的位置。

【实验考核】

1. 叙述肝门静脉的起始、行程、收集范围、属支及吻合情况。
2. 叙述大隐静脉、小隐静脉的起始、走行及注入部位。
3. 在体表辨认以下浅静脉：颈外静脉、头静脉、贵要静脉、肘正中静脉。
4. 叙述胸导管的起始及走行情况。

第九章　感觉器

第一节　视器

学习指导

一、学习目标

1. 掌握　视器位置、形态及组成；眼球壁的层次，各部的形态结构与功能；房水的产生及其循环途径；盲点、黄斑、虹膜角膜角、巩膜静脉窦、视神经盘的概念。

2. 熟悉　眼内容物的位置与形态。

二、知识要点

1. 视器

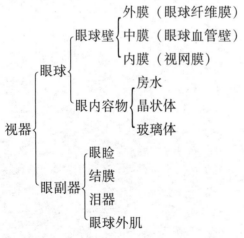

2. 眼球壁

层次及名称		形态，结构、特点	功能
眼球纤维膜 （外膜）	角膜	前1/6，无色透明，无血管，有丰富的感觉神经末梢	保护、折光
	巩膜	后5/6，乳白色不透明，与角膜交界处有环状的巩膜静脉窦，与角膜所成的夹角叫虹膜角膜角	保护、维持眼球外形
眼球血管膜 （中膜）	虹膜	圆盘状，中央有圆形瞳孔，含瞳孔括约肌和瞳孔开大肌	调节进入眼球的光线量
	睫状体	主要含睫状肌	调节晶状体的曲度，产生房水

扫码"看一看"

续表

层次及名称		形态，结构、特点			功能
眼球血管膜（中膜）	脉络膜	有丰富的毛细血管和色素细胞			营养眼球壁，吸收眼内散射的光线
视网膜（内膜）	后部的中央稍偏向鼻侧处有视神经盘（视神经乳头），其颞侧稍偏下方 3.5 mm 处有黄斑，黄斑的中央凹感光辨色最敏锐	色素上皮			保护视神经
		神经部	视细胞	视锥细胞	感受强光和辨色
				视杆细胞	感受弱光
			双极细胞节细胞		传导视觉冲动

扫码"看一看"

3. 眼球内容物

（1）晶状体　双凸透镜状，无色透明，具有弹性，不含血管神经。视近物时睫状肌收缩—睫状小带松弛—晶状体变厚—折光力增高，视远物时反之。

（2）玻璃体　无色透明的胶状物质。

（3）房水　无色透明的液体，位于眼房内，除折光作用外，还可营养眼球壁并维持眼压。

房水循环途径：睫状体产生房水—眼后房—瞳孔—眼前房—虹膜角膜角—渗入巩膜静脉窦—眼静脉。

4. 眼副器

（1）眼睑　分为上睑和下睑。

（2）结膜　眼结膜衬于上下睑内面，血管丰富；球结膜贴附于巩膜前面表面，上皮与角膜上皮相续。

（3）泪器　由泪腺和泪道（泪小管、泪囊、鼻泪管）组成。

（4）眼球外肌　提上睑肌——提上睑；内直肌——使眼球转向内侧；外直肌——使眼球转向外侧；上直肌——使眼球转向上内方；下直肌——使眼球转向下内方；上斜肌——使眼球转向下外方；下斜肌——使眼球转向上外方。

5. 眼的血管　动脉来自颈内动脉，最主要的分支是视网膜中央动脉；静脉与同名动脉伴行，注入海绵窦。

复习思考题

一、名词解释

1. 虹膜角膜角　2. 黄斑　3. 视神经盘

二、填空题

1. 视器又称眼，由_____和_____两部分组成。

2. 在活体通过角膜可看到_____和_____。

3. 在强光下瞳孔_____，弱光下瞳孔_____。

4. 眼外膜的前 1/6 叫_____，无色透明，有_____作用。

5. 眼球外肌的运动中，上斜肌使眼球转向_____，下斜肌使眼球转向_____。

6. 视网膜的视细胞层有两种细胞，一种是_____，能感受_____；另一种是_____，能感受_____。

三、选择题

【A₁型题】

1. 下列说法错误的是（   ）

    A. 角膜血管丰富   B. 角膜神经末梢丰富   C. 巩膜呈乳白色

    D. 脉络膜富有血管   E. 虹膜中央有瞳孔

2. 关于晶状体的描述以下哪项是正确的（   ）

    A. 视近物时变薄   B. 视远物时曲度变小   C. 周缘连于睫状突

    D. 呈乳白色   E. 是一胶状物质

3. 下列哪种结构主要有维持眼压的功能（   ）

    A. 睑板   B. 晶状体   C. 房水

    D. 玻璃体   E. 都不是

4. 鼻泪管开口于（   ）

    A. 咽腔鼻部   B. 中鼻道   C. 下鼻道

    D. 上鼻道   E. 都不是

5. 不具备折光作用的结构是（   ）

    A. 晶状体   B. 睫状体   C. 玻璃体

    D. 房水   E. 角膜

6. 属于眼球中膜的结构是（   ）

    A. 角膜   B. 巩膜   C. 视网膜

    D. 虹膜   E. 黄斑

7. 属于眼球外膜的结构是（   ）

    A. 虹膜   B. 脉络膜   C. 巩膜

    D. 视网膜   E. 睫状体

8. 感光、辨色最敏锐的部位是（   ）

    A. 视神经盘   B. 盲点   C. 虹膜部

    D. 中央凹   E. 睫状体

9. 能感受强光并能分辨颜色的细胞是（   ）

    A. 视杆细胞   B. 视锥细胞   C. 节细胞

    D. 双极细胞   E. 都不是

10. 维持眼压的眼球内容物是（   ）

    A. 眼泪   B. 晶状体   C. 房水

    D. 玻璃体   E. 睫状体

【X型题】

11. 关于眼球，哪些正确（   ）

    A. 瞳孔不仅有光线通过，还有房水流过

    B. 角膜能感受强光和颜色

    C. 巩膜呈乳白色，脉络膜呈红色

    D. 睫状小带的松弛使晶状体变薄

    E. 睫状体有屈光作用

12. 眼球纤维膜 (   )

    A. 维持眼球外形　　　　B. 有保护眼内容物的作用　C. 包括巩膜和角膜两部分

    D. 厚而坚韧　　　　　　E. 有丰富的血管和色素细胞

13. 眼球内容物有 (   )

    A. 晶状体　　　　　　　B. 睫状体　　　　　　　C. 玻璃体

    D. 虹膜　　　　　　　　E. 房水

14. 眼的折光装置有 (   )

    A. 房水　　　　　　　　B. 晶状体　　　　　　　C. 玻璃体

    D. 角膜　　　　　　　　E. 虹膜

四、简答题

1. 简述房水的产生及循环途径。

2. 眼球外肌有哪些? 各有何作用?

实验指导

扫码"看一看"

【实验目的】

1. 说出眼球壁的层次、分部及形态结构。

2. 说出眼球内容物的组成。

3. 说出眼副器的组成。

【实验材料】

眼球冠状面和矢状面标本、模型及挂图;泪器标本及挂图;眼球外肌标本、模型及挂图。

【实验内容及方法】

一、教师示教

在新鲜牛或猪的眼球上,先观察它的外形,然后用解剖刀将眼球切成左右两半,讲解观察到的结构。

二、学生分组观察,教师巡回指导

1. 眼球

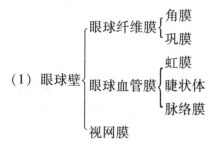

1) 角膜　占纤维膜前 1/6,无色透明,有屈光作用。

2）巩膜　占纤维膜后5/6，乳白色，不透明。巩膜与角膜交界处的深部有巩膜静脉窦。

3）虹膜　位于角膜后方，中央有一圆孔为瞳孔。虹膜内有两种不同方向的平滑肌，一种呈环形，收缩时使瞳孔缩小，称瞳孔括约肌；另一种呈辐射状，收缩时使瞳孔开大，称瞳孔开大肌。

4）睫状体　前接虹膜，后续脉络膜，睫状体内有平滑肌称睫状肌，收缩时使睫状体向前内移位。

5）脉络膜　占血管膜的后2/3，有丰富的血管，色素可吸收光线。

6）视网膜　位于虹膜和睫状体内面的部分无感光作用称视网膜盲部；位于脉络膜内面的有感光作用称视网膜视部。视部的内面，与视神经相对应的部位有一圆盘形隆起称视神经盘，又称视神经乳头，此处无感光作用。

（2）眼球内容物　包括房水、晶状体和玻璃体，这些结构无色透明，都具有屈光作用。房水具有维持眼内压力，供给营养的作用；晶状体是唯一可调节的屈光装置；玻璃体具有屈光支撑视网膜的作用。

2. 眼副器

（1）眼睑　分上睑和下睑，对眼球起保护作用。

（2）结膜　位于眼睑后面的称睑结膜，位于巩膜前面的称球结膜。睑结膜与球结膜返折处分别形成结膜上穹和结膜下穹。球结膜和睑结膜所围成的囊状腔隙称结膜囊。

（3）泪器　包括泪腺和泪道。泪腺位于眶上壁前外侧的泪腺窝内，分泌泪液。开口于结膜上穹外侧部。泪道包括泪点、泪小管、泪小囊和鼻泪管。泪点位于上、下睑缘的内侧部，向内通泪小管，泪小管开口于泪囊。泪囊向下移行为鼻泪管，开口于下鼻道外侧壁。

（4）眼球外肌　共7条，即上睑提肌、内直肌、外直肌、上直肌、下直肌、上斜肌和下斜肌。除下斜肌外，其余均起自视神经管内的总腱环，下斜肌起自眶下壁的前内侧部。

3. 眼的血管　动脉主要来源于眼动脉。主要的分支为视网膜中央动脉。中央动脉在视神经盘处分为4支，分别是视网膜鼻侧上小动脉、视网膜颞侧上小动脉、视网膜鼻侧下小动脉和视网膜颞侧下小动脉。静脉主要有眼上静脉和眼下静脉。

【实验考核】

在标本上指出眼球壁及眼球内容物的名称和结构。

第二节　前庭蜗器

学习指导

一、学习目标

1. 掌握　耳的组成、分部及其各部的功能；外耳道的形态结构特点，描述鼓膜的位置及形态结构；骨迷路、膜迷路的组成及相互关系；各感受器的名称、位置及功能；咽鼓管的位置及功能；小儿咽鼓管的特点。

2. 熟悉　鼓室的各壁及毗邻。

二、知识要点

1. 前庭蜗器　又称耳，由外耳、中耳、内耳三部分组成。外耳、中耳收集和传导声波，内耳有听觉和位觉感受器。

分部		位置	结构特点
外耳	耳郭	颅外侧	由皮肤和弹性软骨构成，下部无软骨部分称耳垂
	外耳道	耳郭与鼓膜之间	外 1/3 为软骨部，内 2/3 为骨部，呈"S"形
	鼓膜	外耳道与中耳之间	卵圆形半透明薄膜，中心凹陷称鼓膜脐。上 1/4 为松弛部，下 3/4 为紧张部，活体可见光锥
中耳	鼓室	颞骨岩部内，内耳与鼓膜之间	形态不规则的小腔，鼓室有六个壁，室内有锤骨、砧骨和镫骨连成的听骨链，将声波传至内耳
	咽鼓管	鼻咽与鼓室之间	为一管道，保持鼓膜内外大气压的平衡，小儿短而平直，腔较大，故咽部感染易经此管扩散至鼓室
	乳突小房	颞骨乳突内	许多含气小腔，前部借乳突窦通鼓室
内耳	骨迷路	颞骨岩部	由三个互相垂直的骨半规管和前庭、耳蜗组成，具有保护、传导声波的作用
	膜迷路	骨迷路内	由膜半规管、球囊和椭圆囊、蜗管组成，具有感受位觉和听觉的作用

2. 鼓室的六个壁

（1）上壁　鼓室盖分隔鼓室与颅中窝。

（2）下壁　分隔鼓室与颈内静脉。

（3）前壁　上部有咽鼓管开口。

（4）后壁　上部有乳突窦的开口。

（5）外侧壁　鼓膜。

（6）内侧壁　内耳外侧壁，有前庭窗、蜗窗。

3. 内耳

（1）内耳结构

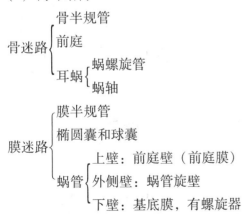

骨迷路 { 骨半规管 / 前庭 / 耳蜗 { 蜗螺旋管 / 蜗轴

膜迷路 { 膜半规管 / 椭圆囊和球囊 / 蜗管 { 上壁：前庭壁（前庭膜） / 外侧壁：蜗管旋壁 / 下壁：基底膜，有螺旋器

（2）内耳感受器

名称		位置
听觉感受器	螺旋器	蜗管下壁的基底膜上
位觉感受器	球囊斑、椭圆囊斑（直线变速运动）；壶腹嵴（旋转变速运动）	球囊、椭圆囊、膜半规管上的膜壶腹

扫码"看一看"

扫码"看一看"

4. 耳蜗　形似蜗牛壳，由一条螺旋形的蜗螺旋管环绕蜗轴而成。

5. 声波的传导途径　声波—耳郭—外耳道—鼓膜—听骨链—前庭窗—外淋巴—内淋巴—基底膜—螺旋器毛细胞兴奋—产生冲动—蜗神经—大脑皮质听觉中枢（颞横回）— 产生听觉

复习思考题

一、名词解释

1. 球囊斑　2. 螺旋器　3. 咽鼓管

二、填空题

1. 耳包括 _____、_____、_____ 三部分。

2. 听小骨有三块，即 _____、_____、_____。

3. 壶腹嵴是 _____ 感受器，能感受 _____ 的刺激。

4. 蜗管横断面呈三角形，外侧壁是 _____，上壁是 _____，下壁是 _____。

5. 鼓膜是椭圆形半透明的薄膜，位于 _____ 和 _____ 之间，其中心略向内陷称 _____。

6. 中耳包括 _____、_____ 和 _____ 等。

三、选择题

【A₁ 型题】

1. 鼓膜的松弛部是指鼓膜的 （　　）
   A. 上 1/4 部　　　　　　B. 下 3/4 部　　　　　　C. 上 3/4 部
   D. 下 1/4 部　　　　　　E. 都不是

2. 下列哪些结构不属于膜迷路 （　　）
   A. 耳蜗　　　　　　　　B. 蜗管　　　　　　　　C. 球囊
   D. 椭圆囊　　　　　　　E. 膜半规管

3. 不属于听小骨的是 （　　）
   A. 泪骨　　　　　　　　B. 锤骨　　　　　　　　C. 砧骨
   D. 镫骨　　　　　　　　E. 以上都是

4. 内耳的听觉感受器是 （　　）
   A. 壶腹嵴　　　　　　　B. 球囊斑　　　　　　　C. 螺旋器
   D. 椭圆囊斑　　　　　　E. 都不是

5. 开口于鼓室前壁的结构是 （　　）
   A. 咽鼓管　　　　　　　B. 乳突窦　　　　　　　C. 内耳门
   D. 前庭窗　　　　　　　E. 蜗管

6. 鼓室的内侧壁是 （　　）
   A. 咽鼓管　　　　　　　B. 乳突窦　　　　　　　C. 内耳门
   D. 前庭窗　　　　　　　E. 迷路壁

7. 人体内最小的骨是 （　　）
   A. 泪骨　　　　　　　　B. 锤骨　　　　　　　　C. 砧骨

D. 镫骨　　　　　　　　　E. 筛骨

8. 下列哪种结构不属于膜迷路（　　　）

    A. 蜗管　　　　　　　　B. 耳蜗　　　　　　　　C. 球囊

    D. 膜半规管　　　　　　E. 椭圆囊

9. 下列哪种结构属于骨迷路（　　　）

    A. 骨半规管　　　　　　B. 蜗管　　　　　　　　C. 球囊

    D. 鼓膜　　　　　　　　E. 椭圆囊

【X 型题】

10. 对咽鼓管的描述正确的是（　　　）

    A. 一端连于鼻咽部　　　B. 在小儿尚未发育　　　C. 是中耳的一部分

    D. 是维持鼓膜内、外压力平衡的通道　　　E. 开口于鼓室前壁

11. 内耳中流动内淋巴液的管道是（　　　）

    A. 球囊　　　　　　　　B. 椭圆囊　　　　　　　C. 蜗管

    D. 骨半规管　　　　　　E. 膜半规管

四、简答题

1. 外耳道发炎时疼痛较重，为什么？

2. 骨迷路和膜迷路各分为哪些结构？

3. 内耳中有哪些感受器？

五、综合题

男 6 岁，主诉耳痛 1 周。1 周前曾在污水坑中游泳，之后患"感冒"；1 周来左耳发闷，继而刺痛，逐渐加重，尤以夜间为剧，累及左半头部，1 天来左耳痛转为搏动性跳痛，半天来左耳流出血水脓性液体，剧痛有所减轻。轻度畏寒、发热。

检查：体温 38.5℃，化验：白细胞总数 11.0×10^9/L，中性粒细胞 90%；耳镜检查：左耳鼓膜弥漫充血、肿胀，向外膨出，正常标志难以识别；于鼓膜松弛部可见 1mm 大小穿孔，该处有脓液涌出。左乳突部无压痛。

1. 简述中耳的位置、形态、分部。

2. 小儿中耳炎的解剖学因素？

3. 中耳炎的解剖学分析？

实验指导

扫码"看一看"

【实验目的】

1. 说出外耳的组成及外耳道的形态。

2. 说出鼓膜的位置及形态。

3. 指出鼓室、咽鼓管的位置。

4. 说出内耳各部的形态。

【实验材料】

耳的解剖标本、模型及挂图；颞骨锯开标本；听小骨标本、模型及挂图；内耳模型及挂图。

【实验内容及方法】

一、教师示教

1. 在耳标本上指出外耳、中耳和内耳的结构。
2. 讲解鼓室的结构。

二、学生分组实践，教师巡回指导

1. 外耳

（1）耳郭　大部分以弹性软骨为支架。耳郭下部向下垂的部分为耳垂，内无软骨。

（2）外耳道　外侧 1/3 部以软骨为基础，内侧 2/3 位于颞骨内。外耳道皮肤含有耵聍腺。

（3）鼓膜　位于外耳道与鼓室之间。呈椭圆半透明薄膜，其中心向内凹陷称鼓膜脐。鼓膜的上 1/4 区为松弛部，呈淡红色，下 3/4 区为紧张部，呈灰白色。鼓膜脐前下方有三角形反光区称光锥。

2. 中耳

（1）鼓室　为颞骨岩部内不规则含气小腔。其上壁为鼓室盖；下壁为颈静脉壁；前壁为颈动脉壁；后壁为乳突壁；外侧壁为鼓膜壁；内侧壁为迷路壁。

（2）听小骨　由外向内排列顺序为锤骨、砧骨和镫骨。听小骨之间以关节相连。

（3）咽鼓管　是连通咽与鼓室的管道。外侧 1/4 为骨部；内侧 3/4 为软骨部。

3. 内耳

（1）骨迷路　分为骨半规管、前庭和耳蜗三部分。

1）骨半规管　为 3 个相互垂直排列的半环形小管。每管有 2 个脚，其中一个膨大称骨壶腹。

2）前庭　为一不规则的椭圆形小腔。前庭外侧壁即鼓室内侧壁，有前庭窗和蜗窗。

3）耳蜗　尖端为蜗顶，朝向前外侧。蜗底对向内耳道底。耳蜗内圆锥形骨性中轴称蜗轴。蜗螺旋管起于前庭，环绕蜗轴两圈半，以盲端终于蜗顶。蜗螺旋板的游离缘伸入蜗螺旋管内。

（2）膜迷路

1）膜半规管　套在同名骨半规管内，壶腹嵴能感受头部旋转变速运动的刺激，产生运动觉。

2）椭圆囊和球囊　位于前庭内，椭圆囊位于后上方，球囊位于前下方，两囊之间借细管连通。囊壁内面各有一囊斑，是位置觉感受器。

3）蜗管　套在蜗螺旋管内。两端均为盲端，一端与球囊相连，另一端达蜗顶。蜗管上壁称前庭膜，下壁称螺旋膜。螺旋膜上面有突向蜗管的隆起称螺旋器，是听觉感受器。蜗螺旋管的外淋巴间隙被蜗管和骨螺旋板分隔为上、下两部，上部称前庭阶，下部称鼓阶。

【实验考核】

在耳标本上指出外耳道、鼓膜、鼓室及内耳的结构名称。

第十章 神经系统

第一节 概述及中枢神经系统

学习指导

一、学习目标

（一）概述

1. 掌握 神经系统的分部。

2. 熟悉 反射和反射弧的概念及神经系统的常用术语。

（二）脊髓

1. 掌握 脊髓的位置、外形，脊髓节段与椎骨的对应关系；脊髓灰质、白质的位置及其分部，灰质前角（柱）、侧角（柱）、后角（柱）主要的细胞组成。

2. 熟悉 脊髓白质各索中主要传导束的名称、位置和功能。

3. 了解 脊髓中央管和脊髓网状结构的位置及脊髓的功能。

（三）脑

1. 掌握 脑干的内部结构特点；小脑的位置和外形；第四脑室的位置和沟通关系；间脑的位置和分部；下丘脑的位置和组成。第三脑室的位置和沟通关系；大脑半球各面的沟、回及分叶；大脑皮质主要功能区的位置和功能；基底核和新、旧纹状体的概念；内囊的位置、分部及纤维束的排列关系。

2. 熟悉 灰质、白质的配布规律；下丘脑主要核团的名称及功能；丘脑的位置、形态和主要核团的名称及腹后核的功能；胼胝体的纤维组成概况。

3. 了解 脑干内白质的组成及各传导束的走行，脊髓丘脑束、薄束、楔束的走行、内侧丘系交叉、内侧丘系的组成，锥体束和锥体、锥体交叉形成的部位，以及脑干内网状结构的位置；脑干的功能；小脑的内部结构及功能；脑神经核的概念及分类、脑神经核的命名，与第3～4对、第5～8对和第9～12对脑神经有关的脑神经核的位置；内、外侧膝状体的位置和功能；边缘叶的组成和功能；大脑半球的内部结构概况，白质的位置和纤维的组成概况，各核的主要位置和功能。

（四）脑和脊髓的被膜、血管及脑脊液循环

1. 掌握 硬脑膜的结构特点，大脑镰、小脑幕的位置；蛛网膜下隙的位置、内容、沟通关系及小脑延髓池、终池和蛛网膜粒的位置；大脑前动脉、大脑中动脉和大脑后动脉的行程和分布范围；脑脊液的产生与循环途径。

2. 熟悉 各硬脑膜窦的位置、名称及沟通关系；脉络丛的形成和功能；大脑中动脉的分支，中央支的特点和分布；大脑动脉环的组成和功能；血-脑屏障的概念与功能。

3. 了解 脑、脊髓被膜的概况，硬膜的分部，硬脊膜的位置，硬膜外隙的位置及其内容；硬脑膜窦与颅外静脉的交通关系；蛛网膜的位置、分部、形态特点；软膜的位置、构造特点和分部；颈内动脉的行程和分支；椎动脉的行程和主要分支的名称，基底动脉的行程和分支分布；大脑静脉的回流概况；脊髓动脉的来源及分布概况和脊髓静脉的回流概况；脑脊液的功能。

（五）传导通路

1. 掌握 本体感觉、浅感觉传导通路的组成、各级神经元胞体所在的部位及其纤维的行程、交叉部位和向大脑皮质的投射；视觉传导通路的组成，视交叉和视束的纤维来源，行程和向大脑皮质的投射；锥体系的组成，行程、纤维交叉概况及交叉的部位和对脑神经运动核、脊髓前角运动神经元的支配概况。

2. 熟悉 传导通路、感觉传导通路、运动传导通路的概念。

3. 了解 上、下运动神经元的概念；锥体外系的组成，纤维联系的概况和功能。

二、知识要点

（一）概述

1. 神经系统的组成

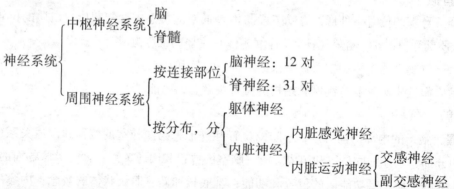

2. 反射和反射弧

反射：神经系统在调节机体的活动中，对来自内、外环境的刺激所做出的反应称反射，是神经系统活动的基本方式。

反射弧：是反射活动的结构基础，主要由感受器、传入神经、中枢、传出神经、效应器组成。

3. 神经系统常用术语

名称	位置	组织结构
灰质	中枢神经系统	主要由神经元的胞体和树突聚集而成，其中位于大脑、小脑皮层的灰质又称大脑皮质和小脑皮质
白质	中枢神经系统	由神经纤维聚集而成
神经核	中枢神经系统	指形态和功能相似的神经元的胞体集聚成的团块
神经节	周围神经系统	指形态和功能相似的神经元的胞体集聚成的团块

续表

名称	位置	组织结构
纤维束	中枢神经系统	起止、行程和功能相似的神经纤维集聚成束
神经	周围神经系统	神经纤维集聚而成的条索状结构
网状结构	中枢神经系统	灰、白质混合而成（神经纤维交织成网，灰质团块散在其中）

扫码"看一看"

（二）脊髓

1. 脊髓的位置、外形和节段

（1）位置　椎管内。

上端：在枕骨大孔处，与脑相连。

下端：在成人平第一腰椎下缘。小儿较低，新生儿平第三腰椎体下缘。

（2）外形　前、后略扁的圆锥形。

两个膨大 { 颈膨大：连有分布到上肢的神经
　　　　　 腰骶膨大：连有分布到下肢的神经

脊髓圆锥：脊髓末端呈圆锥形。下端以无神经组织的终丝附于尾骨上。

六条纵沟（裂深、沟浅） { 前正中裂：1 条
　　　　　　　　　　　　 后正中沟：1 条
　　　　　　　　　　　　 前外侧沟：2 条，连有脊神经前根
　　　　　　　　　　　　 后外侧沟：2 条，连有脊神经后根，后根上有脊神经节

（3）节段

31 个节段 { 颈髓：8 节
　　　　　　 胸髓：12 节
　　　　　　 腰髓：5 节
　　　　　　 骶髓：5 节　（腰、骶、尾神经根围绕终丝形成马尾）
　　　　　　 尾髓：1 节

脊髓节段与椎骨对应关系

脊髓节段	相对应的椎骨
$C_{1\sim4}$	与相同序数的椎骨同高
$C_{5\sim8}$、$T_{1\sim4}$	比同序数椎骨高 1 个椎体
$T_{5\sim8}$	比同序数椎骨高 2 个椎体
$T_{9\sim12}$	比同序数椎骨高 3 个椎体
$L_{1\sim5}$	平对第 10、11、12 胸椎体
$S_{1\sim5}$、C_{01}	平对第 1 腰椎体

2. 脊髓的内部结构　由灰质、白质构成，中央有一纵行的中央管。

（1）灰质　位于中央管周围，呈蝶形（横切面）。

分部	位置	神经元	神经元形成的突起
前角（柱）	灰质前部	运动神经元	轴突参与组成脊神经前根
后角（柱）	灰质后部	联络神经元	轴突：部分组成上行传导束，部分在脊髓不同节段起联络作用 树突：与脊神经后根纤维形成突触

分部	位置	神经元	神经元形成的突起
侧角（柱）	脊髓胸段和上腰段的前、后角之间	交感神经元	轴突随脊神经前根出椎管
骶副交感神经核	脊髓的第 2~4 骶段相当于侧角部位	副交感神经元	

（2）白质　位于灰质周围，分三部分。

分部	位置	纤维束	传导方向	功能
前索	前正中裂与前外侧沟之间	脊髓丘脑束[1]	上行	传导痛、温、触觉
外侧索	前、后外侧沟之间	皮质脊髓束[2]	下行	管理骨骼肌随意运动
后索	后正中沟与后外侧沟之间	薄束、楔束	上行	传导本体感觉、精细触觉

注：（1）（2）均有前束、侧束之分，分别位于前索和外侧索。

3. 脊髓的功能　①传导功能；②反射功能。

（三）脑

1. 脑的位置和分部

脑 {
脑干：下与脊髓相续，上和间脑相连，后方连于小脑
间脑：位于中脑上方，大部分被端脑所掩盖
小脑：位于颅后窝内，脑干的后方
端脑：位于间脑、脑干、小脑的上方
}

2. 脑干

（1）脑干的组成和外形（自上而下）

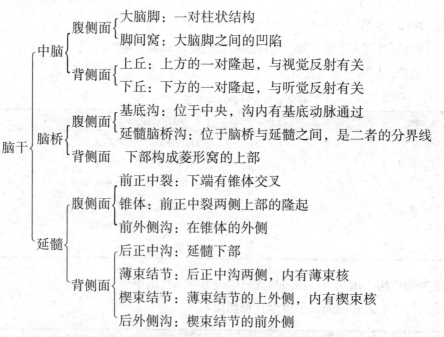

脑干 {
中脑 {
腹侧面 {
大脑脚：一对柱状结构
脚间窝：大脑脚之间的凹陷
}
背侧面 {
上丘：上方的一对隆起，与视觉反射有关
下丘：下方的一对隆起，与听觉反射有关
}
}
脑桥 {
腹侧面 {
基底沟：位于中央，沟内有基底动脉通过
延髓脑桥沟：位于脑桥与延髓之间，是二者的分界线
}
背侧面　下部构成菱形窝的上部
}
延髓 {
腹侧面 {
前正中裂：下端有锥体交叉
锥体：前正中裂两侧上部的隆起
前外侧沟：在锥体的外侧
}
背侧面 {
后正中沟：延髓下部
薄束结节：后正中沟两侧，内有薄束核
楔束结节：薄束结节的上外侧，内有楔束核
后外侧沟：楔束结节的前外侧
}
}
}

（2）脑干与脑神经相连的部位

脑神经共十二对：一嗅二视三动眼，四滑五叉六外展，

　　　　　　　　七面八庭九舌咽，十迷十一副舌下全。

脑神经	与脑相连的部位
第 1 对（嗅神经）	端脑
第 2 对（视神经）	间脑
第 3 对（动眼神经）	脚间窝
第 4 对（滑车神经）	下丘下方
第 5 对（三叉神经）	脑桥前面
第 6、7、8 对（展神经、面神经、前庭蜗神经）	延髓脑桥沟（由内向外）
第 9、10、11 对（舌咽神经、迷走神经、副神经）	延髓后外侧沟（自上而下）
第 12 对（舌下神经）	延髓前外侧沟

（3）脑干的内部结构

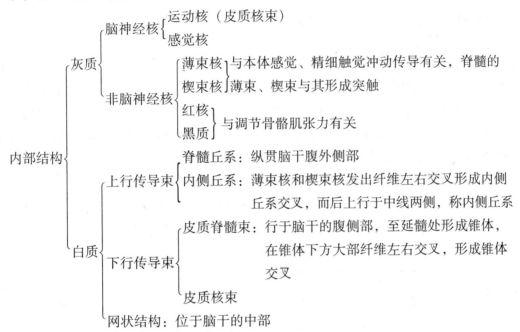

（4）脑干的功能

功能 { 传导功能：许多传导束经过脑干
反射的低级中枢：具有多个反射的低级中枢，在延髓内有"生命中枢"
网状结构：维持大脑皮质的觉醒、引起睡眠、调节肌张力以及内脏活动等

3. 小脑的位置、外形、内部结构和功能

（1）位置　颅后窝内，脑桥和延髓的后上方，大脑的后下方

（2）外形 { 小脑半球：指两侧膨大部
小脑蚓：半球中间缩细部
小脑扁桃体：小脑下面靠近小脑蚓的一对隆起

（3）内部结构 { 灰质 { 小脑皮质：表面的灰质
小脑核：髓体内的数对灰质团块，最大的是齿状核
白质：位于灰质深部，又称小脑髓体

（4）功能 { 维持身体平衡
调节骨骼肌张力
协调骨骼肌运动

4. 间脑的位置、组成和功能

（1）位置　中脑的上方，大部被端脑所掩盖。

（2）组成　主要由背侧丘脑、后丘脑和下丘脑等组成，内部有第三脑室。

组

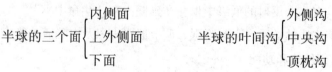

成 ⎰ 背侧丘脑 ⎰ 前核群
　　　　　　内侧核群
　　　　　　外侧核群：是全身各部分躯体感觉的中继核由此发出纤维上行到大脑皮质
　　后丘脑 ⎰ 内侧膝状体：听觉传导的中继核
　　　　　　外侧膝状体：视觉传导的中继核
　　下丘脑 ⎰ 视交叉：前连视神经，交叉后纤维移行为视束
　　　　　　灰结节：视交叉后方的隆起
　　　　　　漏斗：灰结节向下移行为漏斗

（3）功能　背侧丘脑是皮质下高级感觉中枢，来自全身躯体的深、浅感觉，最后都在此中继，再到大脑皮质感觉中枢。另外，丘脑还是一个复杂的分析器，一般认为痛觉在丘脑阶段即开始产生。丘脑受损害时常见的症状是感觉丧失、过敏或伴有激烈的自发疼痛。下丘脑是重要的皮质下内脏活动中枢，其通过广泛的纤维联系，对内脏活动以及内分泌活动等起着重要的调节作用。

5. 第三、四脑室，中脑水管的位置和交通关系

第三脑室（两侧丘脑与下丘脑之间的矢状裂隙）→中脑水管（中脑内）→第四脑室（延髓、脑桥、小脑之间的室腔）→正中孔、外侧孔→蛛网膜下隙。

6. 端脑

（1）端脑的位置　位于中脑、小脑的上方并笼罩了间脑。

（2）外形和分叶

两个半球 ⎰ 大脑纵裂：是两个大脑半球之间的深裂
　　　　　 胼胝体：大脑纵裂底部连接两半球的白质板
　　　　　 大脑横裂：大脑半球后部与小脑之间的横裂

半球的三个面 ⎰ 内侧面　　　　半球的叶间沟 ⎰ 外侧沟
　　　　　　　 上外侧面　　　　　　　　　　　 中央沟
　　　　　　　 下面　　　　　　　　　　　　　 顶枕沟

半球的分叶 ⎰ 额叶：外侧沟上方，中央沟前方
　　　　　　 枕叶：顶枕沟后方
　　　　　　 岛叶：隐于外侧沟深处
　　　　　　 顶叶：外侧沟上方，顶枕沟与中央沟之间
　　　　　　 颞叶：枕叶前方，外侧沟下方

半球的主要沟回 ⎰ 中央前回：额叶
　　　　　　　　 中央后回：顶叶
　　　　　　　　 颞横回：颞叶
　　　　　　　　 边缘叶：大脑半球和间脑交界处的边缘结构
　　　　　　　　 距状沟：枕叶内面

扫码"看一看"

（3）大脑半球的内部结构　表层是灰质称大脑皮质，深部的白质为髓质，在白质的底部，有灰质团块，称基底核，半球内的室腔是侧脑室。

大脑皮质（功能定位）
- 躯体运动区：中央前回和中央旁小叶前部，管理对侧半身骨骼肌运动，身体各部在此区投影关系为一倒立人形（头面部不倒立）
- 躯体感觉区：中央后回和中央旁小叶后部，接受对侧半身感觉冲动，身体各部在此区定位关系为一倒立人形（头面部不倒立）
- 视区：距状沟两侧
- 听区：颞横回
- 语言区
  - 听觉性语言中枢：缘上回
  - 运动性语言中枢：额下回后部
  - 书写中枢：额中回后部
  - 视觉性语言中枢：角回

基底核
- 尾状核
- 豆状核
  - 壳 { 新纹状体
  - 苍白球—旧纹状体
- 杏仁体：属边缘系统（内脏活动中枢）

大脑髓质
- 内囊
  - 位置：位于背侧丘脑、尾状核和豆状核之间
  - 组成：由上行的感觉纤维和下行的运动纤维所组成
  - 分部
    - 前肢：含额桥束
    - 后肢：含皮质脊髓束和丘脑皮质束
    - 膝部：含皮质核束
  - 一侧损伤：出现对侧半身躯体感觉和运动障碍
- 联络纤维：联系同侧大脑半球叶与叶之间或回与回之间的纤维
- 胼胝体：联系两侧大脑半球的主要纤维束

侧脑室：大脑半球内的腔隙，左右各一，借室间孔与第三脑室相通。

（四）脑和脊髓的被膜、血管及脑脊液循环

1. 脑和脊髓的被膜

（1）脑和脊髓被膜的层次、结构特点

	脑的被膜	脊髓的被膜	结构特点
最外层	硬脑膜	硬脊膜	厚而坚韧的结缔组织膜
中间层	脑蛛网膜	脊髓蛛网膜	薄而透明，缺乏血管和神经
最内层	软脑膜	软脊膜	薄而透明，含丰富的血管，分别贴于脑和脊髓的表面并深入其沟裂

（2）硬膜外隙、蛛网膜下隙

	硬膜外隙	蛛网膜下隙
位置	硬脊膜与椎管内面的骨膜之间的腔隙	蛛网膜与软膜之间的空隙
内容	脊神经根通过此腔，还有淋巴管、静脉丛、脂肪	脑脊液

续表

	硬膜外隙	蛛网膜下隙
特点	腔内为负压	蛛网膜下隙在某些部位扩大，称蛛网膜下池，如小脑延髓池、终池
临床意义	硬膜外麻醉就是将药物注入此间隙，以阻断神经根的传导	临床常在终池内抽取脑脊液

2. 脑和脊髓的血管

（1）脊髓的血管

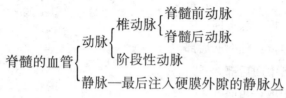

脊髓的血管 { 动脉 { 椎动脉 { 脊髓前动脉 / 脊髓后动脉 } / 阶段性动脉 } / 静脉—最后注入硬膜外隙的静脉丛 }

（2）脑的血管

1）脑的动脉

颈内动脉 { 大脑前动脉：分布于大脑半球的内侧面及上外侧面的上部 / 大脑中动脉：分布于大脑半球上外侧面的大部 }

椎动脉→基底动脉→大脑后动脉：分布于左、右大脑半球的内侧面和下面，沿途分支供应延髓、脑桥和小脑

2）大脑动脉环

位置：位于大脑基底面，视交叉、漏斗和乳头体的周围。

组成：大脑前动脉、颈内动脉和大脑后动脉借交通支互相吻合而成。

意义：保证脑的血液供应。

（3）脑脊液循环

1）产生部位　各脑室脉络丛。

2）循环途径 左右 侧脑室 $\xrightarrow{室间孔}$ 第三脑室 $\xrightarrow{中脑水管}$ 第四脑室 $\xrightarrow[外侧孔]{正中孔}$ 蛛网膜下隙→蛛网膜粒→上矢状窦→颈内静脉

（4）血-脑屏障

血-脑屏障 { 位置：位于中枢神经系统内，毛细血管内的血液与脑组织之间 / 组成 { 毛细血管内皮 / 内皮细胞之间的紧密连接 / 毛细血管的基膜 / 神经胶质细胞形成的胶质膜 } / 功能：有限度地阻止有害物质进入脑组织，维持脑细胞外环境的相对稳定 }

（五）中枢神经传导通路

1. 躯干和四肢的本体感觉（深感觉）及精细触觉传导通路

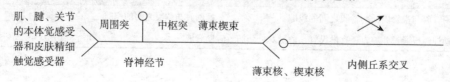

肌、腱、关节的本体觉感受器和皮肤精细触觉感受器　周围突　中枢突　薄束楔束　脊神经节　薄束核、楔束核　内侧丘系交叉

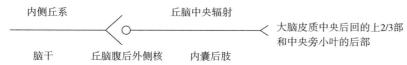

2. 躯干和四肢的痛、温度、触（粗）觉（浅感觉）传通路

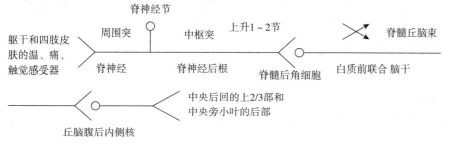

3. 头、面部的痛、温、触（粗）觉传导通路

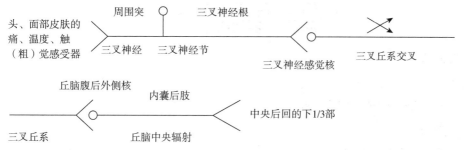

4. 视觉传导通路

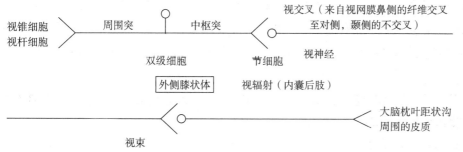

扫码"看一看"

扫码"看一看"

5. 运动传导通路 包括锥体系（束）和锥体外系。锥体系主要管理骨骼肌的随意运动，一般由上、下两级神经元组成。上运动神经元的胞体位于大脑皮质内；下运动神经元的胞体位于脑干或脊髓内。

（1）皮质核束

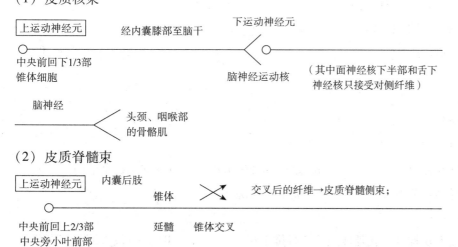

（2）皮质脊髓束

未交叉的纤维→皮质脊髓前束，   下运动神经元   脊神经
    （至脊髓上胸段交叉）
                                                    躯干和四肢的
                                                    骨骼肌
            脊髓前角运动神经元

锥体外系：指锥体系以外的管理骨骼肌运动的纤维束。主要功能是协调肌群运动、维持肌张力、辅助精细运动的完成等。

6. 内囊损伤及脊髓半横断的临床表现

（1）内囊损伤　一侧内囊损伤可出现对侧半身运动障碍，对侧半身感觉障碍，双眼对侧视野偏盲。临床上称三偏综合征。

（2）脊髓半横断　损伤平面以下可出现患侧运动障碍、患侧深感觉障碍、对侧浅感觉障碍。

复习思考题

一、名词解释

1. 网状结构　2. 神经节　3. 反射　4. 内囊　5. 纹状体　6. 神经核　7. 基底核
8. 纤维束　9. 大脑动脉环　10. 灰质

二、填空题

1. 神经系统按所在的部位，可分为_____和_____。

2. 脊髓上端在_____处与延髓相续；下端自_____处向下续终丝。

3. 与中脑相连的脑神经有_____和_____。

4. 第四脑室的沟通关系是，向上经_____与第三脑室相通；向下直接与_____相通；并借_____和_____与蛛网膜下隙相通。

5. 大脑皮质的躯体感觉区包括_____和_____。它接受传导_____的神经纤维，其中司下肢感觉的部位是_____和_____。

6. 大脑皮质的视区位于_____。此区接受传导_____的神经纤维。

7. 视觉语言中枢位于_____；运动语言中枢位于_____；书写中枢位于_____。右利人的上述各中枢位于_____大脑半球。

8. 内囊通常分为三部分：内囊的前肢位于_____和_____之间，内囊的后肢位于_____和_____之间，内囊膝位于_____的汇合处。

9. 供应脑的动脉来源于_____和_____。

10. 基底核包括_____、_____、_____和_____等，其中_____和_____合称纹状体。

三、选择题

【A₁型题】

1. 假单极神经元位于（　　）

　　A. 基底核内　　　　　　B. 副交感神经节内　　　C. 交感神经节内
　　D. 脊神经节内　　　　　E. 无上述情况

2. 脊髓（　　）

　　A. 成人从枕骨大孔延伸到第2腰椎下缘　　　　B. 在胸段大部分有侧角

    C. 有 31 个节段   D. 背侧有一条深的后正中裂

    E. 在新生儿下端平齐第 1 腰椎下缘

3. 成人脊髓下端平齐（　　）

    A. 第 1 骶椎水平   B. 第 2 腰椎下缘水平   C. 第 3 腰椎与第 4 腰椎之间

    D. 第 1 腰椎下缘水平   E. 第 1 骶椎下缘水平

4. 脊髓第 5 颈节段平对（　　）

    A. 第 5 颈椎   B. 第 4 颈椎   C. 第 3 颈椎

    D. 第 6 颈椎   E. 无上述情况

5. 脊髓的副交感神经低级中枢位于（　　）

    A. 全部骶节中   B. 骶 1~3 节中   C. 胸部与上腰部脊髓侧角

    D. 腰 2~4 节中   E. 骶 2~4 节中

6. 脊髓丘脑侧束（　　）

    A. 起始细胞在脊神经节内   B. 主要有不交叉的纤维组成

    C. 终止于丘脑腹后外侧核   D. 位于脊髓小脑前束的外侧

    E. 发纤维至小脑

7. 自中脑脚间窝穿出的脑神经是（　　）

    A. 滑车神经   B. 动眼神经   C. 三叉神经

    D. 面神经   E. 展神经

8. 与动眼神经和滑车神经有关的脑神经核位于（　　）

    A. 中脑内   B. 脑桥内   C. 延髓内

    D. 间脑内   E. 以上都不正确

9. 视交叉属于（　　）

    A. 丘脑   B. 中脑   C. 下丘脑

    D. 端脑   E. 脑桥

10. 视觉语言中枢位于（　　）

    A. 缘上回   B. 角回   C. 颞横回

    D. 距状沟的两侧   E. 额下回的后部

11. 穿过内囊膝的投射纤维主要是（　　）

    A. 丘脑至大脑皮质的感觉纤维   B. 皮质核束

    C. 皮质脊髓束   D. 皮质脊髓前束

    E. 视辐射

12. 与听觉有关的是（　　）

    A. 外侧膝状体   B. 内侧膝状体   C. 松果体

    D. 乳头体   E. 垂体

13. 以分泌加压素为主的神经核是（　　）

    A. 视上核   B. 室旁核   C. 腹后核

    D. 红核   E. 乳头体

14. 第三脑室位于（　　）

    A. 两侧丘脑之间   B. 两侧下丘脑之间   C. 两侧丘脑和下丘脑之间

D. 两侧间脑和大脑之间　　E. 延髓、脑桥和小脑之间

15. 不属于下丘脑的结构是（　　）

  A. 视交叉　　　　　　　　B. 灰结节　　　　　　　C. 漏斗

  D. 乳头体　　　　　　　　E. 外侧膝状体

16. 视觉中枢位于（　　）

  A. 中央后回　　　　　　　B. 中央前回　　　　　　C. 颞横回

  D. 距状沟周围的皮质　　　E. 扣带回

17. 听觉中枢位于（　　）

  A. 缘上回　　　　　　　　B. 角回　　　　　　　　C. 颞横回

  D. 颞上回　　　　　　　　E. 颞中回

18. 脑脊液产生的结构是（　　）

  A. 颈内静脉　　　　　　　B. 颈内动脉　　　　　　C. 脉络丛

  D. 上矢状窦　　　　　　　E. 窦汇

19. 躯干和四肢的深感觉及精细触觉传导路径的第三级神经元位于（　　）

  A. 脊神经节　　　　　　　B. 楔束核　　　　　　　C. 薄束核

  D. 脊髓后角　　　　　　　E. 丘脑腹后外侧核

20. 供应大脑半球上外侧面的动脉主要是（　　）

  A. 大脑前动脉　　　　　　B. 大脑中动脉　　　　　C. 大脑后动脉

  D. 基底动脉　　　　　　　E. 后交通动脉

21. 旧纹状体包括的结构是（　　）

  A. 杏仁体　　　　　　　　B. 内侧膝状体　　　　　C. 豆状核的壳

  D. 苍白球　　　　　　　　E. 尾状核

22. 与面神经有关的副交感神经核是（　　）

  A. 上泌涎核　　　　　　　B. 下泌涎核　　　　　　C. 迷走神经背核

  D. 疑核　　　　　　　　　E. 面神经核

23. 视上核属于（　　）

  A. 端脑　　　　　　　　　B. 丘脑　　　　　　　　C. 下丘脑

  D. 中脑　　　　　　　　　E. 脑桥

24. 一侧瞳孔直接对光反射消失，间接对光反射存在，病变在（　　）

  A. 同侧动眼神经　　　　　B. 对侧动眼神经　　　　C. 同侧视神经

  D. 对侧视神经　　　　　　E. 以上都正确

25. 运动性语言中枢位于（　　）

  A. 左侧大脑半球的角回

  B. 左侧大脑半球的额下回的后部

  C. 左侧大脑半球额中回后部

  D. 左侧大脑半球额上回后部

  E. 以上都不正确

【B₁ 型题】

  A. 颞横回　　　　　　　　B. 角回　　　　　　　　C. 额下回的后部

D. 额中回的后部　　　　　E. 缘上回

26. 损伤后不能理解文字符号 （　　　）

27. 听区的位置 （　　　）

28. 损伤后产生失写症 （　　　）

　　A. 下颈髓和上胸髓　　　B. 上颈髓　　　　　　C. 下胸髓

　　D. 全部腰髓　　　　　　E. 骶髓和尾髓

29. 平第 12 胸椎和第 1 腰椎高度的是 （　　　）

30. 比同序数椎骨高约 3 个椎体的是 （　　　）

31. 平第 10 ~ 12 胸椎高度的是 （　　　）

　　A. 上行纤维束　　　　　B. 下行纤维束　　　　C. 投射纤维

　　D. 联络纤维　　　　　　E. 连合纤维

32. 薄束、楔束是 （　　　）

33. 胼胝体是 （　　　）

34. 皮质脊髓前束是 （　　　）

【X 型题】

35. 脊髓的位置 （　　　）

　　A. 位于椎管内

　　B. 上端在枕骨大孔处与延髓相续

　　C. 下端一般与第 1 腰椎下缘平齐

　　D. 新生儿的脊髓下端可达第 3 腰椎下缘

　　E. 女性脊髓下端达第 2 腰椎下缘

36. 属于下丘脑结构的是 （　　　）

　　A. 外侧膝状体　　　　　B. 视交叉和灰结节　　C. 松果体

　　D. 垂体和乳头体　　　　E. 内侧膝状体

37. 基底核 （　　　）

　　A. 包括豆状核、尾状核和杏仁体

　　B. 又称纹状体

　　C. 是大脑半球内的灰质团块

　　D. 发出的纤维投射至中央后回

　　E. 以上都正确

38. 位于脊髓后索的传导束是 （　　　）

　　A. 薄束　　　　　　　　B. 脊髓丘脑束　　　　C. 红核脊髓束

　　D. 楔束　　　　　　　　E. 前庭脊髓束

39. 参与脑干组成的结构是 （　　　）

　　A. 延髓　　　　　　　　B. 脑桥　　　　　　　C. 小脑

　　D. 第四脑室　　　　　　E. 中脑

40. 与迷走神经有关的核有 （　　　）

　　A. 疑核　　　　　　　　B. 孤束核　　　　　　C. 迷走神经背核

D. 三叉神经脊束核　　　　E. 下泌涎核

41. 孤束核接受下列哪些脑神经的纤维（　　　）

A. 舌下神经　　　　　　B. 面神经　　　　　　C. 迷走神经

D. 三叉神经　　　　　　E. 舌咽神经

42. 属于躯体运动的神经核是（　　　）

A. 动眼神经副核　　　　B. 疑核　　　　　　　C. 舌下神经核

D. 面神经核　　　　　　E. 副神经核

43. 脑的血液供应来自（　　　）

A. 颈内动脉　　　　　　B. 椎动脉　　　　　　C. 颈外动脉

D. 脑膜中动脉　　　　　E. 颞浅动脉

44. 硬脑膜形成的结构有（　　　）

A. 大脑镰　　　　　　　B. 小脑幕　　　　　　C. 上矢状窦

D. 乙状窦　　　　　　　E. 海绵窦

45. 脊髓的动脉来源于（　　　）

A. 颈内动脉　　　　　　B. 脑膜中动脉　　　　C. 腰动脉

D. 肋间后动脉　　　　　E. 椎动脉

46. 延髓内的副交感神经核有（　　　）

A. 孤束核　　　　　　　B. 上泌涎核　　　　　C. 下泌涎核

D. 疑核　　　　　　　　E. 迷走神经背核

47. 与视觉传导有关的结构是（　　　）

A. 视交叉　　　　　　　B. 灰结节　　　　　　C. 内侧膝状体

D. 视束　　　　　　　　E. 外侧膝状体

48. 下丘脑包括（　　　）

A. 视交叉　　　　　　　B. 灰结节　　　　　　C. 漏斗

D. 乳头体　　　　　　　E. 上丘

49. 下列哪些脑神经中有疑核发出的纤维（　　　）

A. 面神经　　　　　　　B. 三叉神经　　　　　C. 迷走神经

D. 舌咽神经　　　　　　E. 舌下神经

50. 只接受对侧皮质核束管理的是（　　　）

A. 面神经核的上部　　　B. 面神经核的下部　　C. 舌下神经核

D. 副神经核　　　　　　E. 动眼神经核

四、问答题

1. 简述第 3~12 对脑神经的名称和连脑部位。

2. 有一患者，右侧肢体瘫痪，右侧感觉障碍，双眼视野右侧半同向性偏盲，其病灶在何处？为什么？

3. 脊髓半离断损伤平面以下有何功能障碍？为什么？

4. 大脑半球分哪几叶？

5. 内囊位于何处？由什么结构组成？内囊分为几部分？各部分有何纤维束通过？

6. 简述脑脊液产生的部位及循环途径。

7. 分析视觉传导路中一侧视神经损伤、视交叉中央部损伤、一侧视交叉外侧部损伤、一侧视束或视觉中枢损伤后出现的视野缺损。

实验指导

扫码"看一看"

【实验目的】

1. 识别脊髓的位置与外形，脊髓灰质、白质的配布和脊髓白质中各主要传导束的位置。
2. 指出脑的分部，脑干的组成、外形及与有关脑神经的连接关系。
3. 指出脑干白质的组成和行进部位，内侧丘系交叉、内侧丘系的组成，锥体束的行径和锥体交叉的组成。
4. 辨认小脑的位置、外形和内部结构。
5. 指出第四脑室的位置和连通关系。
6. 识别间脑的位置和分部，下丘脑的组成和位置。
7. 指出第三脑室的位置和沟通关系。
8. 辨认大脑半球的外形及内部结构。
9. 识别脑和脊髓被膜的配布，硬膜外隙及蛛网膜下隙的位置和内容。
10. 辨认硬脑膜形成的结构。
11. 识别脑和脊髓动脉的行程和分布。
12. 指出大脑动脉环的位置和组成。
13. 指出躯干和四肢的本体感觉和精细触觉传导通路和浅感觉传导通路的组成、各级神经元所在的部位及其纤维的行程、交叉部位及在大脑皮质的投射部位。
14. 寻找辨认视觉传导通路的组成，视交叉、视束的纤维来源、行程及在大脑皮质的投射部位。
15. 指出锥体系的组成、行程、纤维交叉的概况及部位和对脑神经运动核、脊髓前角运动神经元的支配情况。
16. 指出上、下神经元的位置。

【实验材料】

切除椎管后壁的脊髓标本；离体脊髓标本；脊髓横断面模型；脑的正中矢状切面标本；整脑标本及模型；脑干、间脑和小脑标本及模型；大脑及小脑水平切面标本及模型；基底核模型；脑室标本或模型；脑膜标本及蛛网膜标本；脊髓及脑的血管色素灌注标本；本体觉传导通路模型；痛、温、触觉传导通路模型；视觉传导通路模型；运动传导通路模型；传导通路课件和挂图。

【实验内容及方法】

一、示教

（一）脊髓

1. 脊髓的外形 取离体脊髓标本，自上而下观察颈膨大、腰骶膨大、脊髓圆锥及终丝。

辨认表面的六条沟、裂。

2. 脊髓的位置 取切除椎管后壁的脊髓标本，观察脊髓的位置与椎骨的对应关系。

3. 脊神经的走向 自上而下观察各对脊神经根的走向，注意其倾斜度自上而下逐渐增大，腰、骶和尾神经根，在椎管内近乎垂直下行，围绕终丝聚成马尾。

4. 脊髓的内部结构 取颈髓横切面标本，借助于放大镜观察：①脊髓表面的沟裂；②脊髓灰质、白质的配布，脊髓中央管的位置；③在脊髓横切面模型上，识别皮质脊髓前束、皮质脊髓侧束、脊髓丘脑束、薄束和楔束的位置。

（二）脑

1. 脑的概况 取整脑标本和脑的正中矢状切面标本或模型，观察脑的位置、分部以及它们的连接关系。

2. 脑干 取脑干标本和模型进行观察。

（1）腹侧面 自下而上依次观察延髓、脑桥和中脑的结构。

（2）背侧面 自下而上辨认延髓、脑桥和中脑背侧面的结构。

（3）脑干的内部结构 取脑神经核模型和电动脑干模型，参照列表，进行观察。

	连脑部位	纤维成分	起核		终核	
			名称	位置	名称	位置
动眼神经	中脑的脚间窝	躯体运动	动眼神经核	中脑上丘平面		
		内脏运动（副交感）	动眼神经副核	动眼神经核附近		
滑车神经	中脑下丘的下方	躯体运动	滑车神经核	中脑下丘平面		
三叉神经	脑桥腹侧面	躯体感觉			三叉神经感觉核群	延髓脑桥中脑
		躯体运动	三叉神经运动核	脑桥		
展神经	脑桥延髓沟	躯体运动	展神经核	脑桥		
面神经	脑桥延髓沟，展神经的外侧	躯体运动	面神经核	脑桥		
		内脏运动	上泌涎核	脑桥		
		内脏感觉			孤束核	延髓
前庭蜗神经	脑桥延髓沟，面神经的外侧	躯体感觉			前庭神经核、蜗神经核	延髓
舌咽神经	延髓后外侧沟	躯体运动内脏运动内脏感觉	疑核下泌涎核	延髓	孤束核	延髓
迷走神经	延髓后外侧沟，舌咽神经的下方	内脏运动	迷走神经背核	延髓		
		躯体运动	疑核	延髓		
		内脏感觉			孤束核	延髓
副神经	延髓后外侧沟，迷走神经的下方	躯体运动	疑核、副神经核	延髓，脊髓第1~5颈节运动神经元		
舌下神经	延髓前外侧沟	躯体运动	舌下神经核	延髓		

1）通过观察可以看出 脑神经的名称和连脑部位大致相同。

2）观察红核与黑质的位置。

3）观察上、下行纤维束在脑干内的走行部位。

3. 小脑

（1）在标本或模型上观察小脑的外形。

（2）在小脑水平切面标本上，观察小脑的内部结构。

4. 第四脑室　在脑的正中矢状切面标本上，观察第四脑室的位置和形态。

5. 间脑　取间脑、脑干标本或模型，结合脑正中矢状切面标本，观察间脑的位置、形态及分部。

6. 大脑　在整脑标本上观察两侧大脑半球之间的大脑纵裂及裂底的胼胝体，大脑半球和小脑之间的大脑横裂。观察大脑半球的外形、内部结构。

（三）脑和脊髓的被膜、血管

在脊髓和脑标本上观察脊髓的被膜、脑的被膜及其形成的结构。在脑的血管色素灌注标本上寻找辨认脑的血管。

（四）中枢神经传导通路

在挂图、模型上观察、识别、复述以下内容。

1. 感觉和运动传导通路的组成及各级神经元的位置。

2. 各传导通路的交叉部位及与脑和脊髓纤维束的关系。

3. 各传导通路与感受器或效应器的关系。

【实验考核】

按照实验目的要求，以抽查的形式让学生在标本模型上指出脑的主要结构名称，指出脑神经连接脑的部位；叙述浅感觉、深感觉、视觉传导通路的传导路径，指出上、下神经元的位置。

第二节　周围神经系统

学习指导

一、学习目标

（一）脊神经

1. 掌握　脊神经的总数、分部、纤维成分和分支概况；膈神经的行程和分布；臂丛的组成和位置；正中神经、尺神经、桡神经和腋神经的起始、行程及分布；胸神经前支（肋间神经、肋下神经）在胸、腹壁的行程和分布；股神经的行程和分布；坐骨神经的出盆部位、行程和分布，胫神经、腓总神经及其分支的行程和分布。

2. 熟悉　肌皮神经的起始、行程和分布；颈丛的位置和浅出的部位；腰丛的组成和位置，髂腹下与髂腹股沟神经的行程和分布；骶丛的组成和位置；阴部神经的行程、分布及其分支阴茎背神经、肛神经的行程和分布。

3. 了解　颈丛的组成；腰骶干的组成；耳大神经及其他皮支的走行方向和分布；闭孔神经的行程和分布，生殖股神经的分支及其生殖支的分布；臀上神经、臀下神经的位置和分布。

（二）脑神经

1. 掌握 12 对脑神经的名称、纤维成分和分类；嗅神经的功能；动眼神经的纤维成分及其起始；三叉神经的连脑部位、纤维成分及三叉神经节的位置；下颌神经的纤维成分及其分布，下牙槽神经的行程和分布；面神经的纤维成分；面神经内脏感觉和运动纤维的分布；面神经躯体运动纤维分支的走行方向和分布；喉上神经、喉返（下）神经的行程和分布；副神经的分布，舌下神经纤维的起始、行程和分布。

2. 熟悉 视神经的起始、连脑部位和功能；嗅神经各种纤维的分布及其功能；滑车神经的连脑部位、行程和分布；眼神经的分布、眶上神经的行程及分布；展神经的连脑部位、行程和分布；前庭蜗神经的行程、分布和功能；舌咽神经的行程和分布；迷走神经的行程和分布范围；颈心支及迷走神经前干和后干的分支、分布。

3. 了解 嗅神经的起始、行程；动眼神经的行程；上颌神经的行程及其分布范围。

（三）内脏神经

1. 掌握 内脏神经的概念和区分，内脏运动神经的分类；交感神经中枢的部位；交感神经椎旁神经节的位置、交感干的组成和分部；副交感神经的中枢部位；颅副交感神经节前纤维的行程和节后纤维的分布概况；交感神经和副交感神经的主要区别。

2. 熟悉 节前纤维和节后纤维的概念；主要椎前神经节的名称和位置及交通支的概念；交感神经节前纤维和节后纤维的去向；交感神经周围部的组成；脊髓侧柱各部发出的节前纤维交换神经元后，其节后纤维的分布规律。

3. 了解 内脏运动神经形态结构的主要特点及内脏感觉神经元胞体所在的部位；交感干各部神经节的分支和分布；器官旁节和器官内节的概念；睫状神经节的位置；骶部副交感神经的行程和分布；内脏神经丛的概念；心丛、肺丛、腹腔丛、腹主动脉丛及腹下丛的位置、组成；内脏感觉神经的概念、分布概况和传入途径及其生理特点。

二、知识要点

（一）脊神经

脊神经共 31 对，由前根和后根在椎间孔处合成。其中颈神经 8 对，胸神经 12 对，腰神经 5 对，骶神经 5 对，尾神经 1 对。脊神经为混合性神经，含有躯体运动、躯体感觉、内脏运动和内脏感觉四种纤维成分。

1. 颈丛

（1）位置 胸锁乳突肌深面。胸锁乳突肌后缘中点为局麻阻滞点。

（2）组成 第 1~4 颈神经前支。

（3）分支 浅支（皮支）为数小支，分布于颈侧部、头后外侧部、耳部及肩部的皮肤；深支主要为膈神经。其运动纤维支配膈，感觉纤维布于胸膜、心包及膈中央部的腹膜等处。

2. 臂丛

（1）组成 第 5~8 颈神经前支、第 1 胸神经前支的大部分。

（2）位置 锁骨下动脉后方，向外下经锁骨的后方入腋窝，围绕腋动脉排列。

臂丛分支、分布及损伤后果

名称	肌支分布	皮支分布	损伤后果
肌皮神经	臂肌前群	前臂前面外侧的皮肤	肘关节不能屈，皮支分布区感觉障碍
正中神经	除肱桡肌、尺侧腕屈肌、指深屈肌尺侧半以外的前臂肌前群及手肌外侧群	手掌桡侧部及桡侧三个半手指的掌面	前臂屈腕能力减弱，拇指和示指不能屈，拇指不能对掌，鱼际肌萎缩，表现为"猿手"。皮支分布区感觉障碍
尺神经	正中神经分布以外的前臂肌前群	手掌尺侧半、尺侧一个半手指掌面，手背尺侧半、尺侧两个半手指背面	屈腕能力减弱，无名指和小指远节指骨不能屈，拇指不能内收，小鱼际肌萎缩，表现为"爪形手"。皮支分布区感觉障碍
桡神经	臂和前臂肌后群	手背桡侧半、桡侧两个半手指的背面	不能伸腕和伸指，表现"垂腕"状态
腋神经	三角肌	肩关节及肩部皮肤	上肢不能外展，肩部失去圆隆外观，呈现"方形肩"

3. 胸神经的前支　共 12 对，分布于相应肋间的肋间肌、皮肤以及腹肌、胸腹壁的皮肤。第 1~11 对称肋间神经，第 12 对称肋下神经。其分布有明显的节段性，规律如下：第 2 对胸神经平胸骨角；第 4 对胸神经平男性乳头平面；第 6 对胸神经平剑突平面；第 8 对胸神经平肋弓最低点；第 10 对胸神经平脐；第 12 对胸神经平脐与耻骨联合连线的中点平面。

4. 腰丛

（1）组成　第 12 胸神经前支的小部分，第 1~3 腰神经前支，第 4 腰神经前支的一部分。

（2）位置　腰大肌的深面。

扫码"看一看"

腰丛分支及分布

名称	肌支分布	皮支分布
髂腹下神经	腹股沟区的肌肉	腹股沟区皮肤
股神经	股肌前群	大腿前面、小腿内侧及足内侧缘皮肤
闭孔神经	股肌内侧群	股内侧皮肤
生殖股神经	提睾肌（生殖支）	阴囊（或大阴唇）的皮肤（生殖支），股前部的皮肤（股支）

5. 骶丛

（1）组成　腰骶干和全部骶、尾神经前支。

（2）位置　盆腔内，梨状肌的前面。

（3）分支及分布

1）臀上神经—臀中肌、臀小肌。

2）臀下神经—臀大肌、髋关节。

3）阴部神经
- 肛神经—肛门外括约肌、肛周皮肤
- 会阴神经—会阴诸肌
- 阴茎（阴蒂）背神经—阴茎（阴蒂）皮肤

4）坐骨神经
- 胫神经—小腿肌后群和足底诸肌、小腿及足底皮肤
- 腓总神经
  - 腓浅神经：小腿肌外侧群，小腿外侧、足背、趾背（1、2 趾相对缘除外）的皮肤
  - 腓深神经：小腿肌前群，1、2 趾相对缘的皮肤

扫码"看一看"

腓总神经在腓骨头的下方位置表浅，易受损伤，损伤后主要表现为足下垂、内翻，出现"跨阈步态"。

（二）脑神经

1. 脑神经一览表

序号	名称	性质	纤维成分	连脑部位	出入颅部位	分布
I	嗅神经	感觉性	内脏感觉	端脑	筛孔	鼻黏膜嗅区
II	视神经	感觉性	躯体感觉	间脑	视神经管	眼球视网膜
III	动眼神经	混合性	躯体运动 内脏运动	中脑	眶上裂	上、下、内直肌，下斜肌，提上睑肌 瞳孔括约肌，睫状肌
IV	滑车神经	运动性	躯体运动	中脑	眶上裂	上斜肌
V	三叉神经	混合性	躯体感觉 躯体运动	脑桥	眶上裂圆孔 卵圆孔	头面部皮肤，口腔、鼻腔黏膜，咀嚼肌
VI	展神经	运动性	躯体运动	脑桥	眶上裂	外直肌
VII	面神经	混合性	躯体运动 内脏运动 内脏感觉	脑桥	内耳门 茎乳孔	表情肌泪腺、下颌下腺、舌下腺和鼻、 腭黏膜腺舌前2/3味蕾
VIII	前庭蜗神经	感觉性	躯体感觉	脑桥	内耳门	内耳感受器
IX	舌咽神经	混合性	躯体运动 内脏运动 内脏感觉	延髓	颈静脉孔	咽肌 腮腺 舌后1/3黏膜和味蕾
X	迷走神经	混合性	躯体运动 躯体感觉 内脏运动 内脏感觉	延髓	颈静脉孔	咽、喉肌 耳郭背面和外耳道皮肤 咽、喉的黏膜腺体，胸、腹腔脏器等 咽、喉及胸、腹腔脏器（司内脏感觉）
XI	副神经	运动性	躯体运动	延髓	颈静脉孔	胸锁乳突肌、斜方肌
XII	舌下神经	运动性	躯体运动	延髓	舌下神经管	舌肌

扫码"看一看"

2. 三叉神经

分为
- 眼神经→眶上神经：布于眼裂以上区
- 上颌神经→眶下神经：布于眼裂与口裂之间
- 下颌神经→下牙槽神经→颏神经：布于口裂以下及咀嚼肌

3. 面神经
损伤在颅外，只伤及躯体运动纤维，引起同侧面部表情肌瘫痪；损伤在颅内，除伤及躯体运动纤维外，还伤及内脏感觉及内脏运动神经，引起患侧舌前2/3味觉障碍及头面部腮腺以外的腺体分泌障碍。

4. 迷走神经

分支有
- 喉上神经：布于会厌、舌根、喉等处
- 颈心支：布于心肌
- 喉返神经：左侧勾绕主动脉弓，右侧勾绕右锁骨下动脉布于喉

（三）内脏神经

1. 分布和组成

分布：主要分布于内脏、心、血管和腺体

组成
- 内脏运动神经（自主神经或植物神经）
  - 交感神经
  - 副交感神经
- 内脏感觉神经

2. 内脏运动神经与躯体运动神经的比较

	内脏运动神经	躯体运动神经
意识支配	不受意识支配	受意识支配
低级中枢至效应器神经元的数目	两个，节前神经元→节前纤维 节后神经元→节后纤维	只有一个神经元
分布形式	节后纤维多沿血管交织成丛或附于脏器的构成丛，由丛分支到所支配的器官	以神经干的形式分布
支配的器官	平滑肌、心肌、腺体	骨骼肌
纤维成分	交感纤维和副交感纤维	躯体运动纤维

3. 交感神经和副交感神经的比较

	低级中枢部位	周围神经节位置	节前纤维	节后纤维	分布范围
交感神经	脊髓胸1~腰3节的侧角内	脊柱的两旁或脊柱的前方	短	长	分布广泛，一般认为除分布于胸腹腔脏器外，还分布于头颈器官及全身的血管和皮肤
副交感神经	脑干内的副交感核、脊髓第2~4骶节的骶副交感核	位于所支配的器官附近或在其壁内	长	短	不如交感神经广泛，一般认为大部分血管、汗腺、竖毛肌、肾上腺髓质无副交感神经分布

扫码"看一看"

扫码"看一看"

复习思考题

一、名词解释

1. 交感干 2. 臂丛 3. 神经 4. 内脏大神经 5. 腰骶干

二、填空题

1. 脊神经共_____对，出椎间孔后立即分为前、后支，除_____的前支外，其余各神经的前支，分别交织成丛。

2. 臂丛是由_____的前支和_____前支的大部分组成。向外侧进入腋窝后，沿_____排列。其分支布于_____及_____。

3. 肌皮神经的肌支支配_____，皮支分布于_____和_____。

4. 腰丛的主要分支有_____、_____、_____、_____及_____等。

5. 骶丛的主要分支有_____、_____、_____和_____等。

6. 坐骨神经是_____的分支。在_____的下缘出盆腔。在臀大肌的深面下行，经过_____与_____连线的中点。本干分支布于_____及_____。

7. 脑神经共_____对。按各对脑神经所含有的纤维成分可分为_____、_____和_____。

8. 交感神经的低级中枢位于_____。交感神经的周围部包括_____和_____。

9. 膈神经起自_____，其运动纤维支配_____肌。

10. 面部的浅感觉由_____传导，支配咀嚼肌的神经是_____，支配表情肌的神经是_____。

11. 运动眼球的神经有_____、_____和_____。

12. 分布于舌的神经有_____、_____、_____和_____，其中_____神

经支配舌肌。

三、选择题

【A₁ 型题】

1. 臂丛的组成是（　　）

    A. 第 1～4 颈神经的前支

    B. 第 5～8 颈神经的前支

    C. 第 5～8 颈神经的前支和第 1 胸神经前支的全部

    D. 第 5～8 颈神经的前支和第 1 胸神经前支的部分

    E. 以上都不正确

2. 肱骨中段骨折最易遭受损伤的神经是（　　）

    A. 尺神经　　　　　　B. 桡神经　　　　　　C. 正中神经

    D. 肌皮神经　　　　　E. 腋神经

3. 滑车神经支配（　　）

    A. 上直肌　　　　　　B. 下直肌　　　　　　C. 提上睑肌

    D. 上斜肌　　　　　　E. 下斜肌

4. 支配泪腺的神经是（　　）

    A. 上颌神经　　　　　B. 下颌神经　　　　　C. 面神经

    D. 舌咽神经　　　　　E. 舌咽神经的颈动脉窦支

5. 左侧内囊膝部损伤导致（　　）

    A. 左侧半身瘫痪　　　　　　　　　　B. 对侧半身瘫痪

    C. 左侧感觉障碍　　　　　　　　　　D. 两眼视野同侧偏盲

    E. 对侧头面部睑裂以下骨骼肌瘫痪

6. 支配咀嚼肌的神经是（　　）

    A. 上颌神经　　　　　B. 下颌神经　　　　　C. 舌下神经

    D. 舌咽神经　　　　　E. 面神经

7. 支配三角肌的神经是（　　）

    A. 肌皮神经　　　　　B. 桡神经　　　　　　C. 尺神经

    D. 腋神经　　　　　　E. 肩胛下神经

8. 动眼神经受损可引起（　　）

    A. 角膜反射消失　　　B. 瞳孔散大　　　　　C. 眼球不能转向外侧

    D. 眼睑不能闭合　　　E. 以上都对

9. 支配股四头肌的神经是（　　）

    A. 股神经　　　　　　B. 生殖股神经　　　　C. 闭孔神经

    D. 髂腹股沟神经　　　E. 坐骨神经

10. 足下垂内翻的患者，可能损伤的神经是（　　）

    A. 坐骨神经　　　　　B. 胫神经　　　　　　C. 股神经

    D. 腓总神经　　　　　E. 闭孔神经

11. "猿手"是哪一神经损伤后的体征（　　）

    A. 尺神经　　　　　　B. 桡神经　　　　　　C. 正中神经

  D. 腋神经   E. 肌皮神经

12. 三叉神经的下颌神经穿过（ ）

  A. 圆孔   B. 卵圆孔   C. 棘孔

  D. 破裂孔   E. 眶上裂

13. 不含副交感纤维的脑神经是（ ）

  A. 动眼神经   B. 滑车神经   C. 面神经

  D. 舌咽神经   E. 迷走神经

14. 面神经的内脏感觉纤维止于（ ）

  A. 红核   B. 面神经核   C. 孤束核

  D. 上泌涎核   E. 下泌涎核

15. 腕关节不能伸，呈"垂腕"状态，可能损伤的神经是（ ）

  A. 尺神经   B. 腋神经   C. 桡神经

  D. 正中神经   E. 肌皮神经

16. 下列哪些表现是动眼神经损伤所致（ ）

  A. 眼球内斜   B. 不能闭眼

  C. 眼睑下垂   D. 瞳孔缩小

  E. 以上都正确

17. 内脏大神经是（ ）

  A. 交感神经的节前纤维   B. 副交感神经的节前纤维

  C. 迷走神经的分支   D. 内脏感觉神经

  E. 脊神经的分支

18. 与脐平齐的胸神经是（ ）

  A. T_4 B. T_6 C. T_8

  D. T_{10} E. T_{12}

19. 面神经从以下何结构出颅（ ）

  A. 茎乳孔   B. 破裂孔   C. 卵圆孔

  D. 圆孔   E. 棘孔

20. 支配舌肌运动的神经是（ ）

  A. 舌神经   B. 面神经   C. 舌下神经

  D. 舌咽神经   E. 上颌神经

【B₁ 型题】

  A. 桡神经   B. 腋神经   C. 尺神经

  D. 肌皮神经   E. 正中神经

21. 损伤后上肢不能外展（ ）

22. 损伤后呈"垂腕"状态（ ）

23. 损伤后出现"爪形手"（ ）

  A. 圆孔   B. 卵圆孔   C. 茎乳孔

  D. 棘孔   E. 颈静脉孔

24. 迷走神经出颅将通过（ ）

25. 面神经的躯体运动纤维出颅将通过（　　　）

26. 脑膜中动脉入颅将通过（　　　）

27. 副神经出颅将通过（　　　）

【X 型题】

28. 颈静脉孔处骨折可能损伤的结构有（　　　）
    A. 迷走神经　　　　　　B. 颈内静脉　　　　　　C. 舌咽神经
    D. 面神经　　　　　　　E. 副神经

29. 副神经分布于（　　　）
    A. 背阔肌　　　　　　　B. 斜方肌　　　　　　　C. 胸锁乳突肌
    D. 面肌　　　　　　　　E. 竖棘肌

30. 一侧内囊损伤时，出现的症状有（　　　）
    A. 同侧半身瘫痪　　　　　　　　　　　B. 对侧半身瘫痪
    C. 同侧半身感觉障碍　　　　　　　　　D. 对侧半身感觉障碍
    E. 双眼视野对侧同向性偏盲

31. 支配眼球外肌运动的脑神经有（　　　）
    A. 动眼神经　　　　　　B. 面神经　　　　　　　C. 展神经
    D. 眼神经　　　　　　　E. 滑车神经

32. 面神经（　　　）
    A. 支配舌肌　　　　　　B. 为混合性神经　　　　C. 支配表情肌
    D. 支配咀嚼肌　　　　　E. 分布于面部皮肤

四、问答题

1. 根据尺神经、桡神经和腋神经的行程及分布，分析尺神经、桡神经和腋神经最易受损的部位及损伤后运动障碍的主要临床表现。

2. 简述坐骨神经的体表投影，坐骨神经的主要分支及其行程和损伤后的临床表现。

3. 简述视觉传导通路上不同部位受损而引起的视野缺陷：①视交叉中央部；②一侧视神经；③视束。

4. 简述下肢各肌群的神经支配。

5. 分布于舌的神经有哪些？各有何功能？

6. 副交感神经的低级中枢位于何处？副交感神经节有哪些？

五、综合题

30 岁男性患者，主诉口眼歪斜 3 天。3 天前曾遭风寒，右耳感觉不适，刷牙时自右口角漏水，照镜发现右眼不能闭合，口角歪向左侧。吃饭时食物滞留于右侧齿颊之间。

检查：右额纹消失不能皱额蹙眉；右眼裂变大、不能闭合，令其闭眼时 Bell 征阳性；右鼻唇沟变浅，右口角下垂，示齿时口角歪向左侧；鼓腮时漏气；右舌前 2/3 味觉丧失；听觉检查显示听觉过敏；未发现皮肤疱疹，腮腺、乳突等未见异常。

1. 面部表情肌位置、形态和功能如何？

2. 面神经的纤维成分、性质、起源、走行如何？

3. 面瘫的解剖学分析？

扫码"看一看"

实验指导

【实验目的】

1. 识别脊神经的分布概况。

2. 指出颈丛、臂丛、腰丛和骶丛的组成、位置和分支、分布。

3. 识别胸神经前支的行程和分布。

4. 辨认各对脑神经进、出颅腔所经过的孔、裂，行程及其重要分支的行经和分布。

5. 识别交感干的组成、位置及与脊神经的关系。

6. 指出交感干的分部，交感神经节的名称和位置，内脏大、小神经的组成。

7. 识别副交感神经骶部与脊神经的关系及盆腔内脏神经的组成和分布。

【实验材料】

头颈及上肢肌、血管和神经标本；脊神经标本；头部正中矢状切面标本；腹下壁、腰及下肢、血管和神经标本；胸神经标本；眶内结构标本；三叉神经标本和模型；面部浅层结构标本；切除脑的颅底标本；迷走神经和膈神经标本；颈部深层的血管神经标本；自主神经标本。

【实验内容及方法】

（一）脊神经

1. 脊神经分布概况　在脊神经标本上，自上而下计数和观察颈、胸、腰、骶和尾神经的对数，寻找辨认它们穿出椎管的部位及分支。

2. 脊神经丛和胸神经前支

（1）颈丛　取头颈和上肢的肌、血管、神经标本，在胸锁乳突肌后缘的中点，寻找辨认颈丛各皮支及膈神经并观察其行程和分布。

（2）臂丛　取头颈及上肢肌、血管和神经标本，先在锁骨中点的后方寻找辨认臂丛，并观察臂丛的组成及其主要分支、分布。

（3）胸神经前支　取胸神经标本观察：①第1胸神经和第12胸神经前支分别与臂丛和腰丛的关系；②肋间神经和肋下神经的行程及与肋间血管的关系。

（4）腰丛　利用腹下壁、腰及下肢肌、血管和神经标本，先在腰大肌的深面观察腰丛的组成，然后观察其分支分布。

（5）骶丛　取下腹壁、腰及下肢肌、血管和神经标本，在盆腔内，梨状肌的前方，先观察该丛的组成，然后观察其分支、分布。

（二）脑神经

1. 各对脑神经出颅时所穿的孔、裂　取切除脑的颅底标本，自前向后依次观察：①嗅神经穿过筛孔；②视神经穿视神经管入眶；③动眼神经、滑车神经、展神经和三叉神经分支的眼神经及上颌神经，穿过海绵窦后，除上颌神经经圆孔出颅外，其余各脑神经均经眶上裂入眶；④三叉神经的分支下颌神经，经卵圆孔出颅腔；⑤面神经和前庭蜗神经入内耳门；⑥舌咽神经、迷走神经和副神经穿过颈静脉孔至颅外；⑦舌下神经穿舌下神经管出颅腔。

2. 各对脑神经的行程、分支和分布

（1）嗅神经　利用头部正中矢状切面标本，寻找辨认嗅神经。

（2）视神经、动眼神经、滑车神经及展神经　取眶内结构标本，根据视神经连于眼球，其余各神经支配的眼球外肌，逐一辨认。

（3）三叉神经　取三叉神经标本结合模型进行观察：①三叉神经节的位置；②眼神经及其穿过眶上切迹，布于额部皮肤的分支；③下牙槽神经的行程和分布。

（4）面神经　取面部浅层结构标本，观察面神经在面部各分支的走向和分布。

（5）前庭蜗神经　利用挂图、多媒体及内耳模型观察和理解该神经的行程、分支和分布。

（6）舌咽神经　利用颈部深层血管神经标本，在舌骨大角的内侧寻找辨认舌咽神经。

（7）迷走神经　取迷走神经标本，观察其行程、分支和分布。

（三）内脏神经

内脏神经分为内脏运动神经和内脏感觉神经，内脏运动神经又分为交感神经和副交感神经，该实验只观察交感神经和内脏神经丛。

1. 交感神经　在内脏神经标本上观察：①交感干；②交感干的分部及分支；③内脏大神经和内脏小神经。

2. 内脏神经丛　在腹膜后隙内脏神经标本上，逐一观察心丛、肺丛、腹腔丛、主动脉丛和腹下丛。

【实验考核】

按照实验目的的要求，让学生在相应的标本或模型上指出颈丛、臂丛、腰丛、骶丛的位置和主要分支。说出十二对脑神经出、入颅的部位及分布概况。指出交感干的位置。

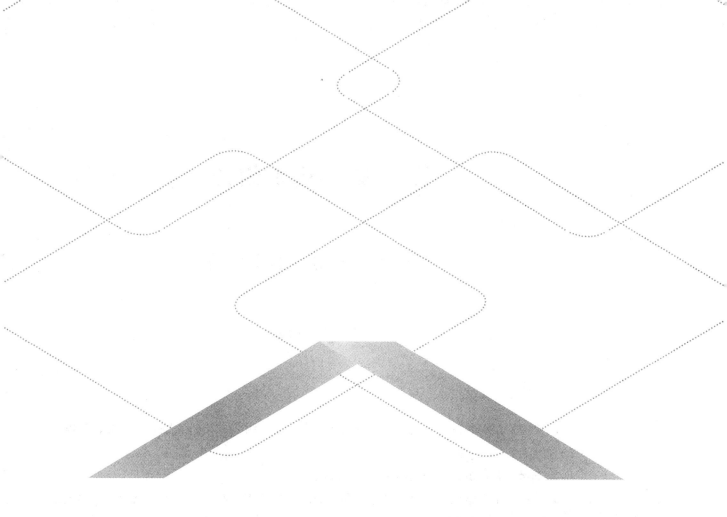

第二篇 组织胚胎学

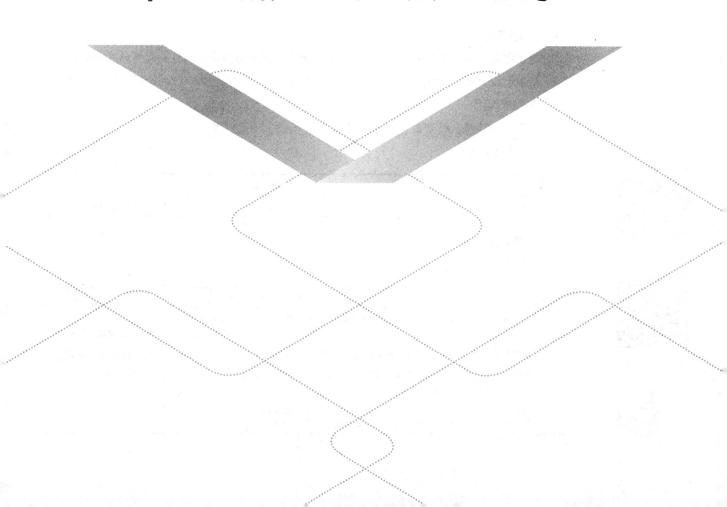

第一章　基本组织

第一节　概述及上皮组织

学习指导

一、学习目标

1. 掌握　组织的概念；人体基本组织的分类；上皮组织的构造、特点和分类；被覆上皮的分类。

2. 熟悉　各类被覆上皮的构造特点；腺的分类。

3. 了解　上皮组织游离面、基底面和侧面的结构特点；腺上皮、腺的概念；各类上皮组织结构与功能关系的比较。

二、知识要点

（一）基本组织

1. 组织定义　形态结构相似和功能相近的细胞群，借细胞间质结合在一起所形成的结构。

2. 基本组织分类　分为四大基本组织：①上皮组织；②结缔组织；③肌组织；④神经组织。

（二）上皮组织

结构特点：细胞多而密集，细胞间质少，有极性，一般无血管。

分类和主要功能：

分类	被覆上皮	腺上皮	感觉上皮
主要功能	保护及吸收	分泌	感受特殊刺激

1. 被覆上皮

（1）分类、结构特点、分布

	分类	结构特点	分布
单层	单层扁平上皮	由一层扁平细胞构成，核扁圆，位于中央	心血管、淋巴管腔面又称—内皮 腹膜、胸膜、心包膜表面又称—间皮
	单层立方上皮	由一层立方形细胞构成，核圆，位于细胞中央	小叶间胆管、肾小管和腺内小导管等
	单层柱状上皮	由一层棱柱状细胞构成，核椭圆，位于细胞的基底部	胃、肠、子宫、胆囊等腔面
	假复层纤毛柱状上皮	由一层形态多样，高矮不一，但基底部都附着在基膜的细胞构成，柱状细胞游离面有纤毛	气管、支气管腔面

扫码"看一看"

扫码"看一看"

续表

分类		结构特点	分布
复层	复层扁平上皮	由多层细胞构成；基底部矮柱状，中间多边形、表面扁平状的细胞	皮肤和口腔、食管、肛门、阴道等黏膜
	变移上皮	细胞的层次、形态随功能不同而发生变化	膀胱、输尿管、肾盂等黏膜

① 皮肤：覆盖于体表，具有保护深层结构，感受刺激，调节体温和排泄、吸收等功能，又分为表皮和真皮。

组织结构		分层
表皮	复层扁平上皮	5 层，即基底层、棘层、颗粒层、透明层、角质层
真皮	致密结缔组织	2 层，即网状层、乳头层

②皮肤的附属结构：毛发、皮脂腺、汗腺、指（趾）甲。

（2）上皮组织的特殊结构　主要反映在不同的三个面。

1）游离面 $\begin{cases}微绒毛：由细胞质和细胞膜向细胞表面伸出的指状突起，细而短，能扩大\\\qquad\qquad吸收面积\\纤毛：较微绒毛粗而长，可向一定方向规律性摆动运走表面物质\end{cases}$

2）侧面　具有四种连接结构：①紧密连接；②中间连接；③桥粒；④缝隙连接。在以上连接中，如果有两种连接同时存在，则称为连接复合体。

3）基底面　上皮基底面贴于基膜并与深部组织相连，是上皮细胞进行物质交换的重要场所。

2. 腺上皮和腺

（1）腺上皮概念　专门执行分泌功能的上皮。

（2）腺的概念　以腺上皮为主要成分构成的器官。

（3）腺的分类 $\begin{cases}外分泌腺：（有导管腺）分泌物经导管排出 \begin{cases}按分泌物性质 \begin{cases}浆液腺\\黏液腺\\混合腺\end{cases}\\按细胞数量 \begin{cases}单细胞腺\\多细胞腺\end{cases}\end{cases}\\内分泌腺：（无导管腺）分泌物直接进入血液或淋巴—统称为激素\end{cases}$

复习思考题

一、名词解释

1. 间皮　2. 内皮　3. 腺　4. 连接复合体　5. 微绒毛　6. 真皮

二、填空题

1. 体表的上皮是_____ ，气管的黏膜上皮是_____。

2. 根据分泌物的性质可将外分泌腺腺泡分为_____、_____和_____。

3. 单层上皮根据细胞形态不同可分为_____、_____、_____和_____四类。

4. 根据分泌物排出的方式，腺可分为_____和_____两大类。

5. 上皮细胞的侧面，电镜下可见到_____、_____、_____、_____四种连接结构。

6. 复层上皮根据细胞形态、排列和分布主要分为_____和_____两种。

7. 根据构成外分泌腺的细胞数量，外分泌腺可分为_____和_____。

8. 脱落的表皮细胞靠_____分裂增生来补充，此层内还含有_____细胞。

9. 汗腺遍布全身皮肤，尤以_____和 _____处最多。

10. 皮肤由_____和_____组成，借皮下组织与深部组织相连。

11. 皮肤的附属器包括_____、_____、_____和_____。

三、选择题

【A₁型题】

1. 上皮组织主要结构特点是（　　）

　　A. 细胞多，细胞间质少

　　B. 有丰富的毛细血管

　　C. 分为单层上皮和复层上皮

　　D. 分为单层上皮、腺上皮和感觉上皮

　　E. 分为复层上皮、腺上皮和感觉上皮

2. 变移上皮属于（　　）

　　A. 单层上皮　　　　　　　　　　　　B. 假复层纤毛柱状上皮

　　C. 复层上皮　　　　　　　　　　　　D. 腺上皮

　　E. 间皮

3. 内皮是（　　）

　　A. 单层立方上皮　　　B. 单层柱状上皮　　　C. 单层扁平上皮

　　D. 变移上皮　　　　　E. 复层扁平上皮

4. 假复层纤毛柱状上皮分布于（　　）

　　A. 食管　　　　　　　B. 气管　　　　　　　C. 胃

　　D. 皮肤　　　　　　　E. 小肠

5. 膀胱内表面的上皮是（　　）

　　A. 单层柱状上皮　　　B. 变移上皮　　　　　C. 复层扁平上皮

　　D. 单层立方上皮　　　E. 假复层扁平上皮

6. 属于皮肤附属器的为（　　）

　　A. 皮下组织　　　　　B. 皮脂腺　　　　　　C. 皮下脂肪

　　D. 游离神经末梢　　　E. 真皮

7. 表皮的干细胞位于（　　）

　　A. 角质层　　　　　　B. 透明层　　　　　　C. 颗粒层

　　D. 棘层　　　　　　　E. 都不是

8. 构成表皮的主要细胞是（　　）

　　A. 黑素细胞　　　　　　　　　　　　B. 梅克尔细胞

　　C. 朗格汉斯细胞　　　　　　　　　　D. 角质形成细胞

　　E. 非角质形成细胞

9. 下列基底层细胞的描述中哪项错误（　　）

A. 为一层矮柱状细胞　　　　　　　　　B. 胞质内有角蛋白丝

C. 胞质内有板层颗粒　　　　　　　　　D. 胞质内有黑素颗粒

E. 有增殖分裂能力

10. 有关皮肤的描述哪项错误（　　　）

A. 由表皮和真皮组成

B. 真皮分为乳头层和网织层

C. 网织层含粗大的胶原纤维束

D. 皮肤附属器由真皮衍生而来

E. 皮肤借皮肤下组织与深部组织相连

11. 有关黑素细胞的描述哪项错误（　　　）

A. 胞体多位于棘层　　　　　　　　　　B. 有多个突起

C. 与角质形成细胞之间无桥粒连接　　　D. 胞质内有黑素体

E. 将黑素颗粒转移至角质形成细胞内

12. 有关朗格汉斯细胞的描述哪项错误（　　　）

A. 来源于单核细胞　　　　　　　　　　B. 主要分布于基底层

C. 胞质内有伯贝克颗粒　　　　　　　　D. 是抗原呈递细胞

E. 在排斥移植的异体组织中起重要作用

13. 有关皮肤功能的描述哪项错误（　　　）

A. 感受外界刺激　　　B. 保护作用　　　C. 调节体温

D. 分泌角蛋白　　　　E. 排泄某些代谢产物

14. 毛发的生长点是（　　　）

A. 毛球　　　　　　　B. 毛根　　　　　C. 毛囊

D. 毛乳头　　　　　　E. 都不是

【B₁型题】

A. 间皮　　　　　　　B. 内皮　　　　　C. 变移上皮

D. 角化复层扁平上皮　E. 非角化复层扁平上皮

15. 血管内膜的上皮是（　　　）

16. 腹膜的上皮是（　　　）

17. 食管的上皮是（　　　）

18. 皮肤的上皮是（　　　）

【X 型题】

19. 复层扁平上皮分布于（　　　）

A. 小肠内表面　　　　B. 食管内表面　　C. 胃内表面

D. 皮肤表层　　　　　E. 膀胱内表面

20. 微绒毛和纤毛的区别是（　　　）

A. 前者短后者长　　　　　　　　　　　B. 前者细后者粗

C. 微绒毛能增加吸收面积　　　　　　　D. 纤毛不能运动

E. 微绒毛能够自主摆动

21. 上皮组织按分布和功能可分为（　　　）

  A. 感觉上皮   B. 腺上皮   C. 复层扁平上皮

  D. 被覆上皮   E. 单层上皮

四、简答题

1. 简述上皮的结构特点。

2. 简述皮肤的结构。

实 验 指 导

扫码"看一看"

【实验目的】

1. 观察各类被覆上皮的结构特点。

2. 鉴别微绒毛和纤毛。

3. 辨认杯状细胞。

【实验材料】

间皮铺片；甲状腺切片；空、回肠切片；气管切片；食管切片；手掌皮肤切片；膀胱壁切片；各种上皮的组织学模型；显微镜、显微投影仪、课件、擦镜纸。

【实验内容及方法】

一、教师示教

1. 教师利用显微投影仪或课件进行各种上皮的投影示教。

2. 利用手掌皮肤和口腔黏膜，对比角化和非角化复层扁平上皮的肉眼观察特点。

3. 利用模型显示各类上皮的立体结构。

4. 教师讲解从肉眼观察、低倍镜观察到高倍镜观察的步骤和方法。

二、学生自行观察，教师巡回指导

1. 单层扁平上皮（腹膜铺片　硝酸银染色）

（1）肉眼观察　可见橘黄色的片状结构，隐约可见黯淡不规则的线迹。

（2）低倍镜观察　可见扁平细胞呈不规则状，核卵圆形位于中央。选细胞较清晰部位，移至视野中央，换高倍镜观察。

（3）高倍镜观察　可见细胞质比较均匀，细胞膜呈锯齿状，边缘和相邻细胞紧密相嵌，几乎无间质成分。各细胞间无凸凹现象，但是在单层扁平细胞的纵切面上，可见单层扁平细胞呈梭形，有细胞核的部分厚，两侧较薄。

2. 单层柱状上皮（空、回肠切片　HE 染色）

（1）肉眼观察　可见小肠壁的一侧，呈凹凸不平的状态，染色深蓝，此处为肠腔的黏膜上皮层。

（2）低倍镜观察　黏膜面有大量的指状突起，突起的周边为排列整齐的单层柱状上皮。选择细胞较整齐部位，移至视野中央，换高倍镜观察。

（3）高倍镜观察　上皮细胞呈高柱状，排列紧密。细胞质染成粉红色。细胞核为深蓝色呈椭圆形，靠近细胞的基底部。细胞基底的下方有一条粉红色的细线为基膜，和深层结构相连。上皮的游离缘有淡粉色的微绒毛。

3. 单层立方上皮（甲状腺切片　HE 染色）

（1）肉眼观察　切片染成深红色，可见一些大小不等的小泡状结构，为甲状腺滤泡。

（2）低倍镜观察　镜下布满了由立方上皮围成的环状结构，中央为嗜酸性的分泌物。取一处清晰的泡壁细胞移至视野中央，换高倍镜观察。

（3）高倍镜观察　细胞膜边界清晰，长宽相等近似正方形，核圆形位于细胞的中央。细胞基底部的外界为结缔组织，游离缘面向滤泡腔的方向。

4. 假复层纤毛柱状上皮（气管切片　HE 染色）

（1）肉眼观察　在环形切片上，内缘染成蓝色的部分为气管上皮。

（2）低倍镜观察　可见上皮细胞高矮不均，但是游离缘和基底面较整齐。选择结构较完整部位，移至视野中央，换高倍镜观察。

（3）高倍镜观察　可见假复层纤毛柱状上皮中的细胞错杂拥挤，细胞边界不清。细胞核不在同一平面，细胞群体内散在夹杂着大小不等呈高脚杯状的杯状细胞。上皮的基膜较厚，染成粉红色。柱状细胞的游离面有排列整齐的丝状纤毛结构。

5. 复层扁平上皮（食管和皮肤切片　HE 染色）

（1）肉眼观察　切片染成蓝色的部分是复层扁平上皮。其中皮肤的表皮深面为真皮和皮下组织。

（2）低倍镜观察　复层扁平上皮细胞层次较多，整体较厚，细胞排列紧密。其中皮肤的表皮由复层扁平上皮构成，浅层染成红色，无细胞核，深层细胞核密集，染色较深。真皮由致密结缔组织构成，与表皮相接触的部分为乳头层，乳头层的深面为网状层，二者之间无明显分界线。取细胞界限比较清晰的部位，换高倍镜观察。

（3）高倍镜观察　食管的表皮细胞为扁平状，细胞核为扁圆形；中层细胞为多边形，细胞核为圆形，细胞界限清晰。基底层细胞单层立方或矮柱状，细胞核为椭圆形，染成蓝色。在皮肤的上皮表面，有多层扁平状细胞，无细胞核，胞质中充满了粉红色的角质蛋白，此层为角质层。此类上皮即角化复层扁平上皮。真皮的乳头层纤维束较细，细胞成分多。网状层的胶原纤维束较粗，细胞成分较少，含有小血管和汗腺导管等结构。

【实验考核】

1. 结合高倍镜观察、绘制小肠上皮的结构图，并注明柱状细胞的细胞核、微绒毛，杯状细胞和上皮的基膜。

2. 根据实验目的要求，进行课堂投影切片测试，让学生抽签回答相关问题，指出要求回答结构的所在部位和形态特点。

3. 在放大镜下观察活体口腔黏膜上皮、掌心部位上皮、前臂皮肤上皮，并比较其差异。

4. 在放大镜下观察动物新鲜标本上的心血管内皮、气管黏膜、腹膜、食管黏膜、胃肠黏膜、膀胱黏膜，并比较其差异。

5. 根据各类上皮的分布特点，分析其细胞形态结构和功能的关系。

第二节　结缔组织

学习指导

一、学习目标

1. 掌握　各种固有结缔组织的结构特点；疏松结缔组织各种细胞的形态特点和功能；软骨组织的结构特点和分类；血液的组成；血细胞的正常值和各种血细胞的形态特点。

2. 熟悉　结缔组织的结构特点和分类；骨组织的结构特点；各种纤维的形态和功能特点。

3. 了解　血清的概念。

二、知识要点

1. 结缔组织的结构特点及分类

（1）结构特点　①细胞少，排列稀疏，无极性；②细胞间质丰富（基质和纤维）；③分布广泛。

（2）分类

类型	种类	结构特点
固有结缔组织	疏松结缔组织	①细胞种类多；②纤维少、排列稀疏
	致密结缔组织	①细胞和基质成分少，纤维成分多；②纤维集聚成束紧密排布
	脂肪组织	由大量的脂肪细胞聚集而成
	网状组织	由网状细胞和网状纤维构成网架
液体状	血液	血细胞悬浮于血浆中
固体状	软骨组织	基质呈凝胶状，细胞包埋于软骨陷凹内
	骨组织	胶原纤维与基质构成骨板，细胞存在于骨板之间的空隙内，细胞突起伸入骨小管，彼此连接

2. 疏松结缔组织细胞的形态特点和功能

细胞	形态特点			功能
	胞体	细胞核	细胞质	
成纤维细胞	扁平星形、梭形	椭圆形位于细胞中央	弱嗜碱性	合成基质和纤维
脂肪细胞	圆形、卵圆形	核呈扁圆形，位于细胞一侧	内含有脂滴	贮存脂肪
巨噬细胞	圆形或有突起、不规则形	核圆而小	内含有许多溶酶体和异物	吞噬异物，参与免疫反应
浆细胞	圆形或卵圆形	核大而圆、染色质呈轮辐状，位于细胞一侧	嗜碱性	合成免疫球蛋白（抗体）
肥大细胞	圆形	核小位于细胞中央	内含有粗大颗粒	抗凝血、参与过敏反应

扫码"看一看"

3. 疏松结缔组织中的纤维

（1）胶原纤维 新鲜时呈白色，又叫白纤维。韧性大，抗拉力强。

（2）弹性纤维 新鲜时呈黄色，又叫黄纤维。有弹性。

（3）网状纤维 纤维短，互相交织呈网状，疏松结缔组织中含量少。

4. 三种软骨的结构特点及分布

名称	纤维结构特点	分布
透明软骨	间质内含散在的胶原原纤维	喉、气管、肋软骨、关节面
弹性软骨	大量弹性纤维，并交织成网	耳郭、会厌
纤维软骨	大量平行或交错排列的胶原纤维束	椎间盘、耻骨联合、关节

扫码"看一看"

5. 血液

（1）血液组成及血细胞的正常值

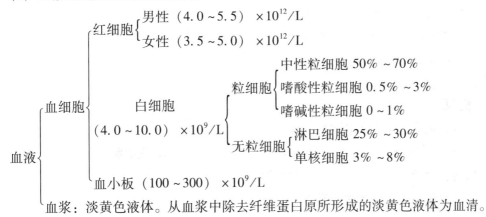

红细胞 男性 $(4.0 \sim 5.5) \times 10^{12}/L$
女性 $(3.5 \sim 5.0) \times 10^{12}/L$

白细胞 $(4.0 \sim 10.0) \times 10^9/L$
粒细胞 中性粒细胞 $50\% \sim 70\%$
嗜酸性粒细胞 $0.5\% \sim 3\%$
嗜碱性粒细胞 $0 \sim 1\%$
无粒细胞 淋巴细胞 $25\% \sim 30\%$
单核细胞 $3\% \sim 8\%$

血细胞

血小板 $(100 \sim 300) \times 10^9/L$

血液

血浆：淡黄色液体。从血浆中除去纤维蛋白原所形成的淡黄色液体为血清。

（2）各类血细胞形态结构及功能

1）红细胞 双面微凹的圆盘状，直径约 $7.5\mu m$，成熟的细胞没有细胞核，胞质内含大量血红蛋白（男 $120 \sim 150 \ g/L$；女 $110 \sim 140 \ g/L$），主要功能是携带 O_2 和 CO_2。

2）白细胞

①粒细胞：包括中性粒细胞、嗜酸性粒细胞和嗜碱性粒细胞三种。

中性粒细胞：球形，直径 $10 \sim 12\mu m$，细胞核杆状或分 $2 \sim 5$ 叶，细胞质内颗粒细小、均匀，染成淡紫红色，主要功能是吞噬异物。

扫码"看一看"

嗜酸性粒细胞：球形，直径 $10 \sim 15\mu m$，细胞核分 2 叶，细胞质内颗粒粗大均匀，染成橘红色，主要功能是吞噬抗原抗体复合物，杀灭寄生虫。

嗜碱性粒细胞：球形，直径 $10 \sim 12\mu m$，细胞核呈 S 形或不规则形，细胞质内颗粒大小不等，分布不均，染成紫蓝色，主要功能是抗凝血、参与过敏反应。

②无粒细胞：包括淋巴细胞、单核细胞两种。

淋巴细胞：圆形或椭圆形，直径 $6 \sim 16\mu m$，细胞核呈圆形，染成深蓝色，主要功能是参与免疫反应。

单核细胞：圆形或卵圆形，直径 $6 \sim 16\mu m$，细胞核呈肾形、蹄铁形或不规则形，细胞质多，染成浅灰蓝色，主要功能是吞噬和参与免疫反应。

3）血小板 呈多突的星形，直径 $2 \sim 4\mu m$，主要功能是止血、凝血。

复习思考题

一、名词解释

1. 骨单位　2. 血清　3. 基质

二、填空题

1. 结缔组织的细胞间质含有_____和_____两种成分。

2. 疏松结缔组织广泛分布于_____之间，_____之间以及_____之间，具有_____、_____、_____和_____等功能。

3. 根据软骨基质内含的纤维不同，可分为_____、_____及_____三种。

4. 骨组织由_____和_____构成。

5. 疏松结缔组织中的纤维有_____、_____和_____三种。

6. 血液由_____和_____组成。

7. 血红蛋白的正常值，每升血男性为_____，女性为_____。

8. 无粒白细胞包括_____和_____。

三、选择题

【A₁型题】

1. 核内染色质呈轮辐状的细胞是（　　）

　　A. 成纤维细胞　　　　　B. 巨噬细胞　　　　　C. 浆细胞

　　D. 肥大细胞　　　　　E. 白细胞

2. 结缔组织中含量最多的纤维是（　　）

　　A. 胶原纤维　　　　　B. 黄纤维　　　　　C. 网状纤维

　　D. 弹性纤维　　　　　E. 以上都不是

3. 在急性炎症时增多的细胞是（　　）

　　A. 单核细胞　　　　　B. 淋巴细胞　　　　　C. 嗜酸性粒细胞

　　D. 中性粒细胞　　　　　E. 红细胞

4. 在止血、凝血过程中起重要作用的是（　　）

　　A. 红细胞　　　　　B. 巨噬细胞　　　　　C. 白细胞

　　D. 血小板　　　　　E. 淋巴细胞

5. 关于成纤维细胞的特点，哪项是错误的（　　）

　　A. 细胞扁平，多突起

　　B. 细胞核较大，着色浅，核仁明显

　　C. 细胞质内高尔基复合体发达

　　D. 细胞质内有丰富的滑面内质网

　　E. 能合成纤维和基质

6. 肥大细胞的胞质内充满了（　　）

　　A. 嗜酸性颗粒　　　　　B. 嗜碱性颗粒　　　　　C. 异物颗粒

　　D. 嗜银性颗粒　　　　　E. 嗜铬性颗粒

7. 结构和功能相似的两种细胞是（   ）

    A. 嗜酸性粒细胞和嗜碱性粒细胞

    B. 中性粒细胞和浆细胞

    C. 嗜碱性粒细胞和中性粒细胞

    D. 浆细胞和巨噬细胞

    E. 嗜碱性粒细胞和肥大细胞

8. 合成免疫球蛋白的细胞是（   ）

    A. 嗜酸性粒细胞   B. 嗜碱性粒细胞   C. 成纤维细胞

    D. 浆细胞   E. 巨噬细胞

9. 红细胞的平均寿命约（   ）

    A. 1 周   B. 2 周   C. 30 天

    D. 120 天   E. 150 天

10. 患过敏性疾病或寄生虫病时，血液中（   ）

    A. 中性粒细胞增多   B. 嗜酸性粒细胞增多   C. 嗜碱性粒细胞增多

    D. 单核细胞增多   E. 淋巴细胞增多

【B₁ 型题】

    A. 单核细胞   B. B 淋巴细胞   C. 巨核细胞

    D. 中性粒细胞   E. 以上都不是

11. 肥大细胞来自

12. 巨噬细胞来自

13. 脓细胞来自

14. 浆细胞来自

15. 血小板来自

【X 型题】

16. 固有结缔组织包括（   ）

    A. 疏松结缔组织   B. 致密结缔组织   C. 网状组织

    D. 脂肪组织   E. 骨组织

17. 含有肝素、组胺、慢反应物质的细胞是（   ）

    A. 巨噬细胞   B. 肥大细胞   C. 浆细胞

    D. 嗜酸性粒细胞   E. 嗜碱性粒细胞

18. 成熟红细胞（   ）

    A. 双面凹圆盘状   B. 无核   C. 细胞核呈圆形

    D. 含大量的血红蛋白   E. 直径约为 7.5 μm

19. 具有吞噬功能的细胞是（   ）

    A. 中性粒细胞   B. 巨噬细胞   C. 嗜酸性粒细胞

    D. 单核细胞   E. 淋巴细胞

四、简答题

1. 试述结缔组织的结构特点及分类。

2. 写出各种血细胞的正常值。

扫码"看一看"

实验指导

【实验目的】

1. 辨认疏松结缔组织的结构。
2. 说出软骨组织的一般结构特点。
3. 说出骨组织的一般结构特点。
4. 辨认各种血细胞的形态。

【实验材料】

显微镜、擦镜纸及显微投影仪；疏松结缔组织铺片；致密结缔组织切片；脾切片；透明软骨切片；弹性软骨切片；人血涂片；动物新鲜器官组织。

【实验内容及方法】

一、教师示教

1. 教师讲解结缔组织各种切片在新鲜动物器官标本上的取材范围和结构。
2. 教师在显微投影仪上示教结缔组织各类切片的组织结构及特点。

二、学生分组进行镜下观察，教师巡回指导

1. 疏松结缔组织铺片（活体注射胎盘蓝的家兔皮下疏松结缔组织　HE 染色）

（1）肉眼观察　标本染成淡紫红色，纤维互相交织成网状，选择标本较薄的部位进行低倍镜观察。

（2）低倍镜观察　染成淡红色的成束纤维为胶原纤维；染成暗红色、单根而弯曲的纤维为弹性纤维。在纤维之间散布着许多细胞。

（3）高倍镜观察

1）成纤维细胞　细胞体积较大，有突起，细胞质着色很浅，呈浅淡红色，甚至不能辨别，细胞核圆形或卵圆形，呈蓝色。

2）巨噬细胞　细胞有突起呈不规则形。细胞质染色较深，胞质内含有吞噬的胎盘蓝颗粒，呈深蓝色，细胞核较小，呈圆形或卵圆形，染色较深。

3）胶原纤维　染成淡红色，由许多平行排列的纤维组成。

4）弹性纤维　染成暗红色，较细，不成束，有分支，互相交织成网。

2. 透明软骨（气管横切　HE 染色）

（1）肉眼观察　结合标本观察，切片中内部呈蓝紫色的为透明软骨基质，而周围呈浅红色的结构为透明软骨膜。

（2）低倍镜观察　软骨组织周围呈淡红色的部分为软骨膜，在蓝紫色的透明软骨内可有许多透亮的软骨陷窝。

（3）高倍镜观察　软骨基质呈淡紫蓝色，软骨细胞大小不等，在软骨的周边部，软骨

细胞比较小，呈扁椭圆形。靠近软骨的中央部，软骨细胞比较大，呈椭圆形或圆形，常有2~4个成群存在，核为圆形。软骨膜由致密结缔组织构成，与周围的结缔组织无明显分界。

3. 血液涂片（瑞氏染色）

（1）低倍镜观察　在视野内看到许多染成红色的无核细胞，为红细胞，在红细胞之间散布的有核细胞为白细胞，不规则的小块状物为血小板。

（2）高倍镜观察

1）红细胞　在切片上呈圆形，无核，染成淡红色，细胞的边缘部着色较深，中央部着色较浅。

2）中性粒细胞　该细胞略大，在胞质内有细小的、分布均匀的、染成淡紫红色的颗粒，细胞核染成蓝紫色，有2~5个分叶，各核叶之间可见细丝相连。

3）嗜酸性粒细胞　细胞质内有粗大而分布均匀的新鲜红色颗粒，细胞核为两叶，着紫蓝色。

4）嗜碱性粒细胞　细胞质内有大小不等，分布不均匀的紫蓝色颗粒，细胞核呈"S"形，着色较浅，此种细胞数量极少。

5）淋巴细胞　细胞质较少，染成天蓝色，细胞核为圆形或卵圆形，一侧常有凹陷，染成深紫蓝色。

6）单核细胞　在血细胞中其体积最大，细胞质较多，染成浅灰蓝色，细胞核着蓝色，较淋巴细胞的核着色浅，核呈肾形或卵圆形，偏于细胞的一侧。

7）血小板　为不规则的蓝紫色小体，常在红细胞之间聚集成群。

【实验考核】

1. 在高倍镜下绘疏松结缔组织图，注明成纤维细胞、巨噬细胞、胶原纤维和弹性纤维。
2. 在高倍镜下绘制各类血细胞图，并注明它们的名称。

第三节　肌组织

学习指导

一、学习目标

1. 掌握　肌组织的结构特点和分类；平滑肌、骨骼肌和心肌的一般形态结构特点；肌节、肌浆网、横小管、三联体、二联体和闰盘的概念。

2. 了解　三种肌组织的差异。

二、知识要点

1. 肌组织的结构特点和分类

特点：①由细长呈纤维状的肌细胞构成。肌细胞又称肌纤维，肌纤维的细胞膜又称肌膜，细胞质称肌浆。②肌浆内含有大量的肌原纤维和肌浆网。

扫码"看一看"

扫码"看一看"

分类：骨骼肌、心肌、平滑肌。

（1）平滑肌的形态结构特点　纤维呈长梭形，核呈卵圆形，位于细胞中央。

（2）骨骼肌的形态结构特点

1）一般结构特点　①肌纤维呈细长圆柱状；②肌纤维有明暗相间的横纹；③核呈扁椭圆形，位于肌膜内面，数量多；④肌浆内含有大量肌原纤维。

2）超微结构特点

①肌原纤维：由粗肌丝和细肌丝有规律的排列组合而成。仅有细肌丝处透光度高，为明带，其中央为 Z 线，两侧细肌丝固定其上；粗肌丝排布的区域透光性差，为暗带，其中央有 H 带，H 带中央有 M 线。

②肌节：相邻两条 Z 线之间的一段肌原纤维，是肌原纤维结构和功能的基本单位。等于 1/2 明带 +1 个暗带 +1/2 明带，由粗、细肌丝构成。

③横小管：明暗带交界处，由肌膜陷入肌纤维所形成的小管状结构。它是兴奋传入肌纤维的通道。

④肌质网：在两横小管之间一些纵行互相分支吻合成网状的小管。它具有贮存 Ca^{2+} 和调节肌浆内 Ca^{2+} 浓度的功能。肌质网近横小管附近处膨大的结构为终池。横小管及其两侧的终池合称三联体。

（3）心肌的形态结构特点　①纤维呈短圆柱状有分支、横纹，但横纹不如骨骼肌明显；②核 1～2 个呈卵圆形，位于细胞中央；③有闰盘，即相邻心肌纤维之间的连接，染色较深，呈带状，使相邻心肌纤维在功能上成为一个整体。

2. 平滑肌、骨骼肌、心肌的比较

	平滑肌	骨骼肌	心肌
分布	内脏、血管壁	附于骨骼	心
形状	长梭形	细长圆柱状	短柱状分支成网
细胞核	1个，长椭圆形位于细胞中央	多，扁椭圆形位于肌膜深面	1～2个，卵圆形位于细胞中央
横纹	无	有，明显	有，较明显
闰盘	无	无	有
肌浆网及横小管	无	发达，形成三联体	不发达，形成二联体
神经支配	不随意肌	随意肌	不随意肌

复习思考题

一、名词解释

1. 肌节　2. 肌质网　3. 闰盘　4. 三联体

二、填空题

1. 肌组织主要由_____构成，它的细胞膜称_____，细胞质称_____。

2. 根据结构和功能，肌组织分为_____、_____和_____三种。

3. 电镜下闰盘处有_____连接和_____连接。

4. 肌收缩时，_____肌丝向_____方向滑动，这时_____带变_____，肌节缩短。

5. 肌节由_____和_____构成。

三、选择题

【A₁型题】

1. 下列属于细胞的是（　　　）

　　A. 胶原纤维　　　　　　B. 弹性纤维　　　　　C. 网状纤维

　　D. 肌纤维　　　　　　　E. 以上都不是

2. 兴奋传入肌纤维的通道是（　　　）

　　A. 横桥　　　　　　　　B. 横小管　　　　　　C. 肌浆网

　　D. 三联体　　　　　　　E. 细胞核

3. 肌节是指（　　　）

　　A. 两条 M 线之间的部分

　　B. 两条 Z 线之间的部分

　　C. 1 个明带 + 1 个暗带

　　D. 1/2 暗带 + 1/2 个明带 + 1/2 暗带

　　E. Z 线和 M 线的部分

4. 骨骼肌纤维的肌膜向肌浆内凹陷形成

　　A. 终池　　　　　　　　B. 粗面内质网　　　　C. 横小管

　　D. 纵小管　　　　　　　E. 肌浆网

5. 骨骼肌纤维的 Z 线位于肌原纤维的

　　A. 暗带内　　　　　　　B. 明带内　　　　　　C. H 带内

　　D. 暗带和明带之间　　　E. 暗带和 H 带之间

6. 骨骼肌纤维内储存钙离子的结构是

　　A. 肌浆　　　　　　　　B. 肌质网　　　　　　C. 横小管

　　D. 肌钙蛋白　　　　　　E. 肌球蛋白

7. 关于骨骼肌纤维的光镜结构哪项错误

　　A. 为长圆柱形的细胞　　　　　　　　B. 有多个细胞核

　　C. 细胞核位于肌纤维中央　　　　　　D. 肌原纤维平行排列

　　E. 肌原纤维有横纹

8. 心肌纤维通过哪种结构互相连接

　　A. 肌丝　　　　　　　　B. 闰盘　　　　　　　C. 横小管

　　D. 肌浆网　　　　　　　E. 二联体

9. 心肌纤维的闰盘位于

　　A. Z 线水平　　　　　　B. M 线水平　　　　　C. H 带两侧

　　D. M 线两侧　　　　　　E. 都不是

【B₁型题】

　　A. 肌膜　　　　　　　　B. 粗面内质网　　　　C. 滑面内质网

　　D. 肌原纤维　　　　　　E. 特殊细胞连接

10. 肌纤维内的肌质网即

11. 肌丝构成

12. 形成横小管的是

13. 形成终池的是

14. 闰盘是

【X 型题】

15. 有横纹结构的是（　　）

    A. 心肌　　　　　　　　B. 平滑肌　　　　　　　C. 骨骼肌

    D. 肌丝　　　　　　　　E. 横小管

16. 平滑肌主要分布于（　　）

    A. 内脏　　　　　　　　B. 血管壁　　　　　　　C. 腺体

    D. 心脏　　　　　　　　E. 骨骼

17. 在光镜下不能见到的结构有（　　）

    A. 横纹　　　　　　　　B. 横小管　　　　　　　C. 肌浆网

    D. 闰盘　　　　　　　　E. 三联体

四、问答题

列表比较三种肌组织的差别。

实验指导

扫码"看一看"

【实验目的】

辨认各种肌组织的一般结构。

【实验材料】

显微镜、擦镜纸及显微投影仪；平滑肌切片；心肌切片；骨骼肌切片；动物新鲜肌肉、小肠和心。

【实验内容及方法】

一、教师示教

1. 结合动物新鲜小肠、心和肌肉，讲解平滑肌、心肌和骨骼肌的结构特点及制作切片的取材范围。

2. 教师在投影仪上讲解平滑肌、心肌和骨骼肌的结构特点。

二、学生分组进行镜下观察，教师巡回指导

1. 平滑肌切片（小肠　HE 染色）

（1）肉眼观察　结合新鲜动物小肠标本对照切片进行观察，在切片中染色最红的部分为平滑肌。

（2）低倍镜下观察 平滑肌肌层较厚，肌纤维排列成内、外两层。外层为许多大、小不等的圆形结构，是平滑肌的横切面。内层为许多长梭形结构，是平滑肌纤维的纵切面，两层之间有少量疏松结缔组织。

（3）高倍镜下观察 平滑肌纤维的纵切面呈长梭形，染成红色，细胞核为杆状或椭圆形，位于肌纤维的中央，染成紫蓝色。

平滑肌纤维的横切面呈圆形，大小不等，其中切面较大的在中央部有圆形的细胞核，细胞核的周围有红色的肌浆，而切面较小的只含有肌浆，这是由于肌纤维成层镶嵌排列，不能都切在肌纤维中央部的缘故。

2. 心肌切片（心室壁切片 HE 染色）

（1）肉眼观察 结合切开的心壁进行观察。

（2）低倍镜下观察 可见心肌纤维各种不同的切面，其纵切面呈带状，具有分支；横切面呈不规则的圆形，在肌纤维之间，有少量疏松结缔组织和血管。

（3）高倍镜下观察 可见到心肌纤维的分支彼此吻合成网状，核为圆形，位于肌纤维的中央。在肌纤维中，染色较深的细线为闰盘。在肌纤维内有染成红色的暗带和淡红色的明带，两者相间排列，形成心肌纤维的横纹。

3. 骨骼肌切片（HE 染色）

（1）肉眼观察 在切片中染色红色的长方形结构为骨骼肌的纵切面。

（2）低倍镜下观察 骨骼肌纤维呈细长的圆柱状，有明暗相间的横纹，细胞核呈扁圆形，染成紫蓝色。细胞核位于肌膜深面，数量较多。肌纤维之间有少量结缔组织。

（3）高倍镜下观察 肌纤维内有许多纵行的条索状结构，即肌原纤维。在视野内的光线较暗时，观察肌原纤维及其明暗带、肌纤维细胞核的位置和形态。

【实验考核】

1. 在高倍镜下绘平滑肌切面图，并注明肌膜、肌浆及细胞核。
2. 在高倍镜下绘骨骼肌纵切面图，并注明明带、暗带及细胞核。

第四节 神经组织

学习指导

一、学习目标

1. 掌握 神经元的形态、结构并说出其分类；突触的概念和结构。

2. 熟悉 神经组织的组成和功能；神经末梢的概念，说出其分类。

3. 了解 各类神经胶质细胞的功能；神经纤维的概念；比较两种神经纤维的结构差异。

二、知识要点

神经组织 { 神经细胞（神经元）：能接受刺激，传导冲动
神经胶质细胞：具有支持、保护等功能

扫码"看一看"

1. 神经元

（1）神经元的形态结构

形态		结构	
		细胞核	细胞质
细胞体	多种多样，大、小不一，圆形、索形或星形等	大而圆，位于细胞中央，核仁明显	多种细胞器，以及尼氏体、神经原纤维
突起 树突	多个，呈树枝状		有尼氏体和神经原纤维
轴突	只有一个，长、短不一		无尼氏体

（2）神经元的分类

按形态分 { 多极神经元 / 双极神经元 / 假单极神经元

按功能分 { 感觉神经元（传入神经元）/ 运动神经元（传出神经元）/ 中间神经元（联络神经元）

按神经元释放神经递质的性质分 { 胆碱能神经元 / 肾上腺素能神经元 / 肽能神经元 / 氨基酸能神经元

2. 突触

（1）定义　突触是指神经元与神经元之间或神经元与效应细胞之间传递信息的部位。

（2）分部　电镜下突触可分为三部分，即突出前成分、突触间隙和突触后成分。

3. 神经胶质细胞

部位	种类	功能
中枢神经系统	星形胶质细胞	在物质交换中起媒介作用
	少突胶质细胞	在中枢神经系统中形成神经纤维的髓鞘
	小胶质细胞	吞噬功能
周围神经系统	神经膜细胞（施万细胞）	在周围神经系统中形成神经纤维的髓鞘和神经膜

4. 神经纤维

（1）定义　由神经元的长突起及其周围的神经胶质细胞构成。

（2）分类　分为两类。

分类 { 有髓神经纤维：由神经元的长突起外包髓鞘及施万细胞构成。髓鞘呈藕节状，节与节之间的间断处无髓鞘称郎飞结 / 无髓神经纤维：由轴索和包裹在外面的神经膜细胞构成，神经膜细胞不形成髓鞘

5. 神经末梢

（1）定义　神经末梢是周围神经纤维在其他组织或器官内的终末部分。

```
　　　　　　　　　　　　 游离神经末梢：感受痛觉、温度觉
　　　　　　 感觉神经末梢　　　　　　　　　 触觉小体：感受触觉
　　　　　　　　　　　　 有被囊的神经末梢　 环层小体：感受压觉、震动觉
（2）分类　　　　　　　　　　　　　　　　 肌梭：感受肌纤维的伸缩，调节肌张力
　　　　　　　　　　　　 运动终板（神经肌突触）：结构似突触
　　　　　　 运动神经末梢　
　　　　　　　　　　　　 内脏运动神经末梢
```

复习思考题

一、名词解释

1. 突触　2. 神经纤维　3. 神经末梢

二、填空题

1. 神经组织由_____和_____构成。

2. 神经元的形态不一，都包括_____和_____两部分。神经元的功能是_____和_____。

3. 神经细胞体内的特殊结构有_____和_____。

4. 神经元根据其形态可分为_____、_____和_____。根据功能可分为_____、_____和_____。根据神经元释放神经递质的性质分为_____、_____、_____和_____。

5. 化学突触由_____、_____和_____构成。其中能释放神经递质的是_____，具有接受神经递质的受体的结构是_____。

6. 神经纤维，根据结构可分为_____和_____。

三、选择题

【A₁型题】

1. 具有吞噬功能的细胞是（　　　）

　　A. 少突胶质细胞　　　　　　　　　　B. 星形胶质细胞

　　C. 小胶质细胞　　　　　　　　　　　D. 施万细胞

　　E. 多极神经元

2. 多极神经元有（　　　）

　　A. 一个周围突，多个中枢突　　　　　B. 两个轴突，一个树突

　　C. 多个树突，一个轴突　　　　　　　D. 一个树突，多个轴突

　　E. 两个轴突

3. 属于运动神经末梢的是（　　　）

　　A. 触觉小体　　　　　　　　　　　　B. 环层小体

　　C. 运动终板　　　　　　　　　　　　D. 肌梭

　　E. 游离的神经末梢

4. 有关嗜染质的叙述，哪项不正确（　　　）

　　A. 嗜染质又称尼氏体

　　B. 是神经细胞内的嗜碱性物质

C. 为嗜酸性物质

D. 由粗面内质网和游离的核糖体组成

E. 可合成蛋白质和神经递质

【B₁型题】

A. 神经纤维 　　　　　　　　B. 嗜染质

C. 神经膜 　　　　　　　　　D. 神经原纤维

E. 细胞膜

5. 以神经元的突起为主要结构的是（　　　）

6. 构成神经元胞体骨架的是（　　　）

7. 髓鞘的外层结构是（　　　）

A. 参与血-脑屏障的形成 　　　B. 形成中枢神经系内的髓鞘

C. 可以传导冲动 　　　　　　D. 有吞噬功能

E. 与神经元代谢物质的转运有关

8. 少突胶质细胞（　　　）

9. 星形胶质细胞（　　　）

10. 小胶质细胞（　　　）

【X型题】

11. 突触（　　　）

A. 是神经元之间的细胞连接点

B. 有细胞质的连接

C. 具有多种类型

D. 感受器和效应器都属于突触

E. 不能传导冲动

12. 神经胶质细胞（　　　）

A. 细胞为带有突起的细胞 　　　B. 突起不分树突和轴突

C. 细胞核呈空泡状 　　　　　　D. 细胞质内有尼氏体

E. 有支持、保护和营养功能

四、问答题

简述神经元的结构特点和分类。

实验指导

扫码"看一看"

【实验目的】

1. 通过观察组织切片，识别神经元的结构特点。

2. 辨认有髓神经纤维的结构特点。

【实验材料】

脊髓切片、坐骨神经切片、指皮切片、肋间肌压片。

【实验内容及方法】

一、多极神经元（脊髓横切片　HE 染色）

1. **肉眼观察**　切片呈扁圆形，中部染色较深，为脊髓的灰质。

2. **低倍镜观察**　灰质中央的圆形空腔，为脊髓的中央管，管壁衬有单层的室管膜细胞，属神经胶质细胞，中央管两侧的灰质，其较宽阔的一端是前角，前角内体形较大，染色较深的多角形细胞，即为多极神经元。选择一个典型的多极神经元，移至视野中央，换高倍镜观察。

3. **高倍镜观察**　多极神经元的细胞体不规则，可见数个突起的根部，但不易区分树突或轴突。细胞质染成红色，在细胞质内的蓝色斑块状物质为嗜染质。细胞核位于细胞体的中央，大而圆，着色浅淡，内有核仁。在高倍镜下绘一个多极神经元，并注明细胞体、细胞核及突起。

二、有髓神经纤维（神经的纵切片　HE 染色）

1. **低倍镜观察**　在神经内有许多平行的纵切有髓神经纤维。选一段完整而清晰的神经纤维，移至视野中央，换高倍镜观察。

2. **高倍镜观察**　神经纤维的中央有一条紫红色的轴突，其两侧的髓鞘呈网状或透亮的空隙，是由髓鞘内的脂质被二甲苯溶解所致。在髓鞘的两侧，有染成深红色的神经膜。神经纤维的狭窄处，为神经纤维节（郎飞结），两个节之间的一段神经纤维称为节间体。

三、触觉小体（指皮切片　HE 染色）

1. **低倍镜观察**　在指皮表浅位置染色较深的部位是由复层扁平上皮构成的表皮，其深部为染色较浅的真皮，二者之间交界处为染成红色呈波浪状的基膜，其中突入基膜凹陷内的真皮为乳头层。

2. **高倍镜下观察**　在真皮乳头内可见椭圆形小体，即触觉小体。在触觉小体中，许多扁平细胞横行排列，扁平细胞间可见盘绕为丝状的神经纤维分支。在真皮网状层内可见较大的卵圆形或球形小体，即环层小体。小体的被囊是由数十层呈同心圆排列的扁平细胞组成，中央为染色较深的圆柱体，有一根神经纤维进入其中。

四、运动终板（肋间肌压片　氯化金染色）（示教）

高倍镜下观察：骨骼肌纤维呈紫红色，神经纤维呈紫黑色，神经纤维分支的末端膨大，形成鸭爪状结构，附着在骨骼肌纤维的表面，共同构成运动终板。

【实验考核】

按照实验目的要求，在脊髓切片上找出多极神经元及横切的有髓神经纤维并绘图标明其结构。

第二章　循环系统

学习指导

一、学习目标

1. 掌握　血管壁的层次结构；各类动脉血管的结构特点。

2. 熟悉　毛细血管的分类及特点；心壁的构造及心传导系的组成。

3. 了解　静脉及淋巴管的结构特点。

二、知识要点

（一）血管壁的一般结构

从内向外依次为内膜、中膜和外膜三层。

动脉管壁的微细结构
- 内膜
  - 内皮：是衬贴在血管腔面的单层扁平上皮
  - 内皮下层：内含少量胶原纤维、弹性纤维
  - 内弹性膜：由弹性蛋白构成，呈均质膜状
- 中膜　由结缔组织和平滑肌构成
- 外膜　由疏松结缔组织构成，内含弹性纤维和胶原纤维

（二）血管各段的结构特点

1. 动脉　根据其管径大小，可分为大动脉、中动脉、小动脉和微动脉四级。

（1）大动脉　管壁结构特点是：①内弹性膜与中膜相连，无外弹性膜，三层结构分界不清；②中膜最厚，由 40 ~ 70 层弹性膜构成，故大动脉称弹性动脉；③外膜很薄，主要由结缔组织构成，内有血管、淋巴管和神经。

（2）中等动脉　管壁的结构特点是：①内弹性膜与外弹性膜均明显，故三层分界清楚；②中膜较厚，由 10 ~ 40 层环行排列的平滑肌组成，故中等动脉称肌性动脉；③外膜厚度与中膜相近，内有血管、淋巴管和神经。

（3）小动脉与微动脉

1）小动脉　结构与中等动脉相似，小动脉中膜由 3 ~ 9 层平滑肌组成，属肌性动脉。管壁平滑肌收缩时，管径变小，增加血流阻力，故又称外周阻力血管。

2）微动脉　管壁中膜仅有 1 ~ 2 层平滑肌。

2. 毛细血管　毛细血管数量最多，分布最广，并互相吻合成网，管径最细，管壁最薄，血流缓慢，通透性高，是血液与周围组织进行物质交换的部位。

（1）毛细血管的一般结构　毛细血管管径一般为 7 ~ 9 μm，允许红细胞成单行通过。管壁主要由一层内皮细胞、基膜和薄层结缔组织构成。

扫码"看一看"

扫码"看一看"

（2）毛细血管的分类 根据内皮细胞结构的不同，毛细血管可分为三类。

1）连续毛细血管 内皮细胞之间有紧密连接，基膜完整，胞质中有许多吞饮小泡，物质交换通过吞饮小泡来完成。

2）有孔毛细血管 内皮细胞不含核的部分较薄，有许多贯穿胞质的窗孔，胞质中吞饮小泡很少，内皮外有连续的基膜。物质交换通过窗孔完成。

3）血窦 腔大壁薄，形状不规则；内皮细胞间隙大，有的内皮细胞有窗孔；基膜不完整或缺如。物质交换通过窗孔和细胞间隙完成。

3. **静脉** 静脉可分大静脉、中静脉、小静脉和微静脉四级。与相应动脉相比，有如下区别：①静脉的管壁薄，管腔大而不规则，弹性较小；②静脉管壁也分内膜、中膜和外膜三层，以外膜最厚；③静脉管腔内有瓣膜，瓣膜是由内膜向管腔内突出形成的，可防止血液逆流。

（三）心

1. **心壁的结构特点** 心壁由三层膜组成，从内向外依次是心内膜、心肌层和心外膜。

（1）心内膜 由内向外依次为内皮、内皮下层和心内膜下层。其中心内膜下层内含有心的传导系。

（2）心肌层 主要由心肌纤维构成，大致可分为内纵、中环与外斜三层。心房肌和心室肌互不相连，分别附着在房室口的纤维环上。

（3）心外膜 即浆膜心包的脏层，由间皮和薄层结缔组织组成。

2. **心脏的传导系统** 心脏的传导系统由特殊心肌纤维组成，共分三种：①起搏细胞，主要分布于窦房结，是心肌兴奋的起搏点；②移行细胞，主要存在于窦房结和房室结的周边及房室束，起传导冲动的作用；③浦肯野纤维，广泛分布于心内膜下层，能够快速将冲动传导至普通心肌纤维。

扫码"看一看"

复习思考题

一、名词解释

1. 连续毛细血管 2. 有孔毛细血管 3. PP 细胞

二、填空题

1. 毛细血管的管壁由_____、_____和_____构成。

2. 血窦又称_____，主要分布于_____、_____和_____等处；管腔形状_____，内皮细胞之间有较大_____，内皮细胞外覆有_____，物质交换主要通过_____进行。

3. 心传导系包括三种细胞，即_____、_____和_____三种。

三、选择题

【A$_1$型题】

1. 属于肌性动脉的是（　　）

    A. 升主动脉　　　　B. 空肠动脉　　　　C. 主动脉弓

    D. 微动脉　　　　　E. 肺动脉

2. 属于弹性动脉的是（　　　）

    A. 微动脉　　　　　　　B. 中动脉　　　　　　C. 股动脉

    D. 主动脉　　　　　　　E. 肾动脉

3. 有孔毛细血管的孔位于（　　　）

    A. 内皮细胞间隙　　　　B. 内皮细胞不含核部分　C. 基膜上

    D. 内皮细胞核　　　　　E. 内皮细胞游离面

4. 中动脉中膜的主要成分是（　　　）

    A. 胶原纤维　　　　　　B. 平滑肌纤维　　　　C. 弹性纤维

    D. 网状纤维　　　　　　E. 骨骼肌纤维

5. 中膜与外膜大致相等的是（　　　）

    A. 大动脉　　　　　　　B. 大静脉　　　　　　C. 中动脉

    D. 中静脉　　　　　　　E. 心壁

【B₁型题】

    A. 起搏细胞　　　　　　B. 移行细胞　　　　　C. 束细胞

    D. 心瓣膜　　　　　　　E. 闰盘

6. 分布于窦房结，具起搏作用的是（　　　）

7. 存在于窦房结和房室结的周边及房室束，起传导冲动的作用的是（　　　）

8. 广泛分布于心内膜下层，能够快速将冲动传导至普通心肌纤维的是（　　　）

【X 型题】

9. 毛细血管的分类包括（　　　）

    A. 连续毛细血管　　　　B. 有孔毛细血管　　　C. 血窦

    D. 中央静脉　　　　　　E. 以上都对

10. 连续性毛细血管位于（　　　）

    A. 中枢神经系统　　　　B. 胃黏膜　　　　　　C. 肌组织

    D. 肝　　　　　　　　　E. 脾

四、问答题

1. 试述中等动脉的管壁结构特点。

2. 简述大动脉结构特点。

3. 简述心壁的组织结构特点。

实验指导

扫码"看一看"

【实验目的】

1. 辨别大、中、小动脉的结构特点。

2. 辨认心壁的层次结构特点。

3. 指出毛细血管的构成结构。

4. 辨认静脉和淋巴管的结构特征。

【实验材料】

中等动静脉横切面、大动脉横切面、心壁切片。

【实验方法及内容】

一、教师示教

教师在显微镜投影仪上讲解中等动静脉、大动脉、心、淋巴管的镜下结构特点。

二、学生自主观察，教师巡回指导

（一）中等动静脉（HE 染色）

1. **肉眼观察** 动脉壁厚、腔小而圆；静脉壁较薄、腔大而不规则。

2. **低倍镜观察** 中等动静脉的管壁皆可分内、中、外三层。内弹性膜为一层均匀粉红色结构，呈波浪状，具有折光性；中膜厚，由 10～20 层环行平滑肌及少量结缔组织构成；外膜与中膜等厚，外弹性膜不明显，外膜内有营养血管及神经等。中等静脉无内弹性膜，中膜有三、四层排列疏松的平滑肌；外膜比中膜厚，内有营养血管及神经。

3. **高倍镜观察** 最内层为内皮细胞，可见内皮细胞核凸向管腔面。

（二）大动脉（HE 染色）

1. **肉眼观察** 大动脉管壁厚，腔大而规整。

2. **低倍镜观察** 大动脉内膜明显，中膜最厚，含有大量弹性膜，有40～70层，内、外弹性膜不明显。

3. **高倍镜观察** 内皮细胞核凸向管腔，内皮下层较厚；中膜含有数十层具有折光性、平行排列的弹性纤维膜，弹性膜之间有少量平滑肌和结缔组织；外膜为结缔组织，含有营养血管。

（三）大动脉（示弹性纤维）

显示弹性纤维，与 HE 染色的比较。

（四）心壁

示闰盘（示教）。

【实验考核】

1. 以中等动脉的结构为基础，联系功能比较各类动脉、静脉及淋巴管的结构。

2. 试述心壁的结构。

第三章 免疫系统

学习指导

一、学习目标

1. 掌握 免疫细胞的组成及功能特点；淋巴组织的结构；淋巴结、脾的微细结构及功能。

2. 熟悉 单核吞噬系统。

3. 了解 胸腺、扁桃体的微细结构。

二、知识要点

免疫系统是指机体内执行免疫功能的所有组织结构，包括免疫细胞、淋巴组织和免疫器官。免疫系统通过识别和清除自我或非自我性抗原物质（如病原生物、异体细胞、自体衰老损伤的细胞、自体变异的细胞等），完成机体的免疫保护、免疫监视和免疫自稳。

1. 免疫细胞 分布在全身各器官、组织、血液与淋巴中，包括淋巴细胞、浆细胞、巨噬细胞和抗原提呈细胞等。

（1）**淋巴细胞** 是构成免疫系统的主要细胞群体，一个成年人体内约有 10^{12} 个淋巴细胞。淋巴细胞经血液和淋巴流经全身，将免疫系统连成一个整体。全身的淋巴细胞以多种形式，直接或间接地抑制和杀伤病原生物或肿瘤细胞，保护机体。根据淋巴细胞的发生来源、细胞膜表面标记、寿命长短及功能不同，可将淋巴细胞分为 T 细胞、B 细胞和 NK 细胞。

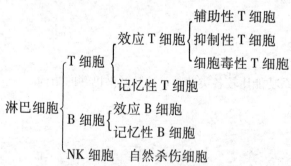

（2）**抗原提呈细胞** 是指能捕获和处理抗原，并将抗原肽提呈给 T 细胞，使后者活化、增殖，从而引发免疫反应的一类免疫细胞。这类细胞是免疫应答起始阶段的重要辅佐细胞，主要有树突状细胞和巨噬细胞。

（3）**巨噬细胞与单核 – 吞噬细胞系统** 血液中的单核细胞穿出血管壁后，在组织器官内可分化为巨噬细胞。在机体内，单核细胞和巨噬细胞构成单核 – 吞噬细胞系统。该系统包括血液中的单核细胞、结缔组织的巨噬细胞、骨组织的破骨细胞、神经组织的小胶质细胞、肝的 Kupffer 细胞、肺的尘细胞、表皮的朗格汉斯细胞和淋巴组织的交错突细胞等。单核 - 吞噬细胞系统具有捕捉、加工、传递抗原和分泌多种生物活性物质等功能，在免疫应答中起重要的辅助作用。

2. **淋巴组织**　又称免疫组织，是一种以网状组织为支架的特殊组织。网眼中除含大量淋巴细胞外，还有浆细胞和巨噬细胞。淋巴组织除分布在免疫器官外，还广泛分布在与体外相通的消化、呼吸、泌尿、生殖道的黏膜，构成抵御外来病菌、异物入侵机体的第一道防线。淋巴组织依其形态可分为弥散淋巴组织、淋巴小结和淋巴索三种。

$$
淋巴组织
\begin{cases}
弥散淋巴组织 & 主要成分 T 淋巴细胞 \\
淋巴小结 & 主要成分 B 淋巴细胞 \\
淋巴索 & 主要成分 B 淋巴细胞
\end{cases}
$$

3. **淋巴器官**　以淋巴组织为主要成分构成的器官，称免疫器官。免疫器官依功能和结构不同，分中枢免疫器官和周围免疫器官两类。

（1）中枢淋巴器官　中枢淋巴器官是淋巴细胞发生、分化和成熟的部位，并源源不断地向周围淋巴器官与淋巴组织输送成熟的淋巴细胞。它包括胸腺、骨髓，是造血干细胞增殖、分化成 T 细胞或 B 细胞的场所。

（2）周围淋巴器官　是成熟淋巴细胞的定居地，也是免疫应答的场所。包括淋巴结、脾脏及扁桃体。

1）淋巴结　淋巴结呈卵圆形，大小不等，直径介于 1 ~ 25mm 之间。淋巴结一侧凹陷形成淋巴结门，有 1 ~ 2 条输出淋巴管穿出。淋巴结凸侧有数条输入淋巴管经被膜进入其内。淋巴结常聚集成群，沿淋巴管排列并与淋巴管相通连。淋巴结是滤过淋巴液的器官，也是机体最重要的免疫器官。

扫码"看一看"

$$
淋巴结
\begin{cases}
皮质
\begin{cases}
淋巴小结：以 B 淋巴细胞为主，中央为生发中心 \\
副皮质区：以 T 淋巴细胞为主，内有许多高内皮的毛细血管后微静脉 \\
皮质淋巴窦：接输入淋巴
\end{cases} \\
髓质
\begin{cases}
淋巴索：以 B 淋巴细胞为主 \\
髓质淋巴窦：连输出淋巴
\end{cases}
\end{cases}
$$

2）淋巴液的流动　淋巴液→输入淋巴管→被膜下淋巴窦→小梁周围淋巴窦→髓质淋巴窦→输出淋巴管。功能是滤过淋巴液、参与免疫反应。

3）脾　脾由表面的被膜和深面的间质与实质构成。脾的被膜为致密结缔组织，内含弹性纤维和少量平滑肌。被膜结缔组织深入脾实质内，可形成许多分支的小梁。小梁互相连接成网，构成脾的支架。由于脾被膜具有很大伸缩性，故肝硬化时，脾出现瘀血肿大，严重时可导致巨脾。脾内大量小梁连同血管、神经构成脾的间质。脾实质由含大量血细胞的淋巴组织构成，新鲜时大部分呈暗红色，称红髓。红髓中散布着许多 1 ~ 2mm 大小的灰白色小结节，称白髓。白髓和红髓交界处的狭窄区域称边缘区。

$$
脾
\begin{cases}
白髓
\begin{cases}
动脉周围淋巴鞘：主要由 T 淋巴细胞组成，含巨噬细胞 \\
脾小结：主要由 B 淋巴细胞组成；有生发中心，可含巨噬细胞
\end{cases} \\
红髓
\begin{cases}
脾窦：巨噬细胞附于窦壁，其伪足可伸入内皮间隙 \\
脾索：主要由 B 淋巴细胞组成，另有血细胞、巨噬细胞和浆细胞
\end{cases} \\
边缘区：主要由 T 淋巴细胞和 B 淋巴细胞组成
\end{cases}
$$

脾具有滤过血液、造血、储存血液和免疫功能。

复习思考题

一、名词解释

1. 淋巴小结　2. 血－胸腺屏障　3. 动脉周围淋巴鞘　4. 白髓

二、填空题

1. 淋巴细胞可分为_____、_____和_____。

2. 淋巴组织依其形态可分_____、_____和_____三种。

3. 淋巴索以_____为主构成。

4. 弥散淋巴组织由胸腺迁移来的_____构成，又称_____。

5. 淋巴结的髓质由_____和_____组成。

6. 红髓由_____和_____构成。

7. 脾索主要由_____构成。

8. 中枢淋巴器官包括_____和_____。

9. 淋巴结的表面覆有结缔组织形成的_____，结缔组织伸入淋巴结内形成_____。

10. 胸腺的实质主要由_____和_____构成。

三、选择题

【A₁型题】

1. 淋巴结皮质结构不包括（　　）

    A. 淋巴小结　　　　　　B. 副皮质区　　　　　C. 毛细血管后微静脉

    D. 皮质淋巴窦　　　　　E. 被膜

2. 淋巴结中的T淋巴细胞主要分布于（　　）

    A. 淋巴小结　　　　　　B. 副皮质区　　　　　C. 髓索

    D. 淋巴窦　　　　　　　E. 生发中心

3. 脾的胸腺依赖区是（　　）

    A. 脾小结　　　　　　　B. 脾索　　　　　　　C. 白髓

    D. 动脉周围淋巴鞘　　　E. 边缘区

4. 关于边缘区，错误的是（　　）

    A. 位于红髓白髓交界处

    B. 含有T细胞、B细胞、巨噬细胞、红细胞

    C. 是淋巴细胞进入脾的通道

    D. 是识别捕捉抗原、引起免疫反应的重要部位

    E. 属于脾的白髓

5. 脾的红髓是指（　　）

    A. 脾窦和脾小体　　　　　　　　　　　　B. 脾索和动脉周围淋巴鞘

    C. 脾索和脾窦　　　　　　　　　　　　　D. 脾小体和边缘区

    E. 脾窦和边缘区

6. 抗原刺激后，增大形成淋巴小结的是（　　）

  A. 浅层皮质   B. 副皮质区   C. 浅层皮质和副皮质区

  D. 髓索   E. 淋巴窦

7. 胸腺的特征性结构是（   ）

  A. 淋巴小结   B. 胸腺小体   C. 白髓

  D. 动脉周围淋巴鞘   E. 小梁

8. 血 – 胸腺屏障的组成不包括（   ）

  A. 毛细血管内皮和基膜   B. 胸腺细胞之间的紧密连接

  C. 血管周隙   D. 连接的上皮基膜

  E. 上皮细胞突起

【B_1 型题】

  A. 内皮细胞   B. T 淋巴细胞   C. B 淋巴细胞

  D. 巨噬细胞   E. 浆细胞

9. 构成淋巴小结中央区的是（   ）

10. 构成深层皮质的是（   ）

11. 构成淋巴窦壁的是（   ）

【X 型题】

12. 周围淋巴器官包括（   ）

  A. 胸腺   B. 骨髓   C. 淋巴结

  D. 脾   E. 扁桃体

13. 脾的功能是（   ）

  A. 产生淋巴细胞   B. 贮存血液   C. 过滤血液

  D. 参与免疫反应   E. 吸收

14. 单核 – 吞噬细胞系统包括（   ）

  A. 破骨细胞   B. 中性粒细胞   C. 尘细胞

  D. 小胶质细胞   E. 巨噬细胞

四、问答题

1. 简述淋巴结中淋巴液的流动及功能。

2. 简述淋巴结髓质的结构特点。

3. 简述脾的微细结构及功能。

实验指导

【实验目的】

1. 识别胸腺的微细结构。

2. 辨认淋巴结的皮质和髓质的微细结构。

3. 辨认脾的白髓、边缘区和红髓的微细结构。

4. 辨认扁桃体的微细结构。

扫码"看一看"

【实验材料】

光学显微镜、胸腺切片、淋巴结切片、脾切片、腭扁桃体切片。

【实验内容及方法】

一、教师示教

教师在显微镜投影仪上讲解胸腺、淋巴结、脾和扁桃体的镜下结构特点。

二、学生自行观察，教师巡回指导

（一）胸腺（HE 染色）

1. 肉眼观察 标本染成紫蓝色，可见大小不等的深染结构，此即胸腺小叶。

2. 低倍镜观察

（1）被膜 位于表面，由薄层结缔组织构成。被膜伸入实质形成间隔，把胸腺实质分成许多分界不明显的胸腺小叶。

（2）皮质 位于小叶周边，染色深，淋巴细胞较多，排列密集。

（3）髓质 位于小叶中央，相互连接成片，染色浅，淋巴细胞少，上皮性网状细胞多，可见胸腺小体。

3. 高倍镜观察 胸腺小体由数层至数十层同心圆排列的、扁平的细胞构成，大小不等，外层细胞较幼稚，细胞核明显，中央的细胞变性，细胞核消失。

（二）淋巴结（HE 染色）

1. 肉眼观察 切片的外形呈蚕豆状，凹陷一侧为淋巴结门，周缘着色较深的为皮质，靠门侧染色较浅的为髓质。

2. 低倍镜观察

（1）被膜 位于表面，由薄层致密结缔组织构成，被膜伸入实质形成小梁，镜下可见小梁的片断，染成浅红色。

（2）皮质 位于淋巴结的周边，可分为淋巴小结、副皮质区和皮质淋巴窦三部分。

1）淋巴小结 呈圆形或椭圆形，小结中央染色浅部分为生发中心，由 B 淋巴细胞组成。

2）副皮质区 位于浅层皮质与髓质之间，为一片弥散淋巴组织，由 T 淋巴细胞组成。

3）皮质淋巴窦 位于被膜下和小梁周围。

（3）髓质 位于淋巴结的中央部，由髓索和髓窦组成。

1）髓索 B 淋巴组织排列成条索状并相互连接成网。

2）髓窦 位于髓索和小梁之间的间隙，内有淋巴液流动。

3. 高倍镜观察

（1）淋巴小结 小结的周边以小淋巴细胞为主，排列紧密，着色深，中央以大淋巴细胞为主，着色较淡，称生发中心。有的小结内可见明区、暗区和小结帽。

（2）弥散淋巴组织 细胞排列分散，体积较大，着色深。

（3）皮质淋巴窦 窦壁的内皮细胞很薄，窦腔内有由一些星形的网状细胞形成支架，其内有巨噬细胞。

（三）脾（HE 染色）

1. **肉眼观察**　标本染色不均匀，散在呈深紫蓝色小点状结构的是白髓，疏松的紫红色部分为红髓。

2. **低倍镜观察**

（1）被膜　较厚，由致密结缔组织构成，被膜伸入实质形成小梁，小梁内可见平滑肌和血管的断面。

（2）白髓　呈深紫蓝色，包括动脉周围淋巴鞘和淋巴小结两部分。

（3）边缘区　位于白髓和红髓交界处，淋巴细胞分布稀疏。

（4）红髓　位于被膜下、小梁周围、边缘区外侧和白髓之间，由脾索和脾窦组成。

3. **高倍镜观察**

（1）动脉周围淋巴鞘　位于中央动脉周围，主要由 T 细胞和一些巨噬细胞组成。

（2）淋巴小结　结构与淋巴结内的淋巴小结相同，可见浅染的生发中心，主要由密集的 B 细胞构成。

（3）脾索　为富含血细胞的条索状结构，相互连接成网，条索内可见网状细胞、淋巴细胞、巨噬细胞和各种血细胞。

（4）脾窦　形态不规则，相互连接成网，窦壁由长梭形或杆状的内皮细胞围成，在横切面上，可见细胞核呈圆形，并向窦腔内突出。

（四）腭扁桃体（HE 染色）示教

【实验考核】

1. **绘图**　高倍镜下绘制淋巴结皮质和髓质各一部分，标出：①被膜；②小梁；③淋巴小结及生发中心；④副皮质区；⑤被膜下淋巴窦；⑥小梁周围淋巴窦；⑦髓索；⑧髓窦。

2. **思考题**

（1）描述淋巴结和脾在结构上的异同点。

（2）说出 T 淋巴细胞和 B 淋巴细胞各形成哪些结构？

第四章　内分泌系统

学习指导

一、学习目标

1. 掌握　内分泌系统的组成；甲状腺的微细结构特点；甲状旁腺的微细结构特点；肾上腺的微细结构特点；腺垂体的细胞组成。

2. 熟悉　垂体的分部和结构特点；分泌物的名称和功能；甲状旁腺分泌物的名称和功能；肾上腺分泌物的名称和功能；腺垂体分泌物的名称和功能。

3. 了解　激素的概念；垂体门脉系统的构成和意义。

二、知识要点

1. 内分泌系统的组成

内分泌系统 $\begin{cases} \text{内分泌器官：垂体、甲状腺、甲状旁腺、肾上腺、松果体} \\ \text{内分泌组织：胰岛、睾丸间质细胞、卵泡、黄体} \\ \text{散在分布的内分泌细胞：如 APUD 系统的细胞} \end{cases}$

2. 内分泌系统的功能　内分泌细胞的分泌物称激素。激素进入血液循环作用于靶细胞，调节人体的新陈代谢、生长发育和生殖功能等。

（1）甲状腺结构和功能

结构 $\begin{cases} \text{被膜：位于表面由结缔组织构成} \\ \text{内部结构} \begin{cases} \text{间质：滤泡间的少量纤维结缔组织，富含血窦，另含少量泡旁细胞分泌降钙素，可降低血钙} \\ \text{实质（甲状腺滤泡）} \begin{cases} \text{滤泡腔：含碘化甲状腺球蛋白的胶质} \\ \text{滤泡壁：单层立方上皮合成分泌甲状腺激素} \end{cases} \end{cases} \end{cases}$

甲状腺激素的功能：可促进物质代谢和机体的生长发育，提高神经系统的兴奋性。甲状腺功能减低，在小儿引起呆小症，在成人则发生黏液性水肿；功能过强则发生甲状腺功能亢进。

（2）甲状旁腺

腺细胞 $\begin{cases} \text{嗜酸性细胞：数量少，个体大，功能不明} \\ \text{主细胞：胞体小，数量多，分泌甲状旁腺素，使血钙升高} \end{cases}$

（3）**肾上腺**　表面包有一层结缔组织被膜，实质由周围的皮质和中央的髓质两部分构成。

扫码"看一看"

扫码"看一看"

扫码"看一看"

分部		结构特点	分泌的激素	功能
皮质	球状带	低柱状细胞，排列成环状或半环状	盐皮质激素（醛固酮）	调节体内钠、钾和水的平衡
	束状带	多边形细胞，排列成索状	糖皮质激素	调节糖和蛋白质等的代谢
	网状带	多边形细胞，细胞索排列成网状	雄激素及少量雌激素	促进生殖器官发育，维持第二性征
髓质		由髓质（嗜铬）细胞构成	肾上腺素、去甲肾上腺素	使心跳加快、加强，使小动脉收缩，血压升高

（4）垂体　可分为腺垂体和神经垂体两部分。

1）腺垂体　主要由腺细胞构成，细胞排列成团和索状。细胞可分三类。

细胞	分泌的激素	功能
嗜酸性细胞	促生长素	促进骨的生长，幼年分泌过多引起巨人症，分泌过少引起侏儒症
	催乳激素	促进乳腺发育及乳汁分泌
嗜碱性细胞	促甲状腺激素	促进甲状腺分泌甲状腺素
	促性腺激素	促进生殖细胞的发育及性激素分泌
	促肾上腺皮质激素	促进肾上腺皮质分泌糖皮质激素
嫌色细胞		无分泌功能

2）神经垂体　无分泌功能，只是储存和释放下丘脑视上核和室旁核分泌的血管加压素和催产素。

3）垂体门脉系统　垂体微静脉及其两端的毛细血管网共同构成的脉管结构；上端的初级毛细血管网接受下丘脑部分核团分泌的释放激素和释放抑制激素经垂体微静脉送到下端垂体远侧部的次级毛细血管网，从而调节远侧部各种细胞的活动。

复习思考题

一、名词解释

1. 激素　2. 赫令体　3. 垂体门脉系统

二、填空题

1. 内分泌系统是由_____、_____和_____组成。

2. 甲状腺滤泡上皮分泌_____，它的功能是促进机体的_____和_____，提高_____。

3. 肾上腺皮质可分为三个带，由表向里依次为_____、_____和_____。

4. 腺垂体的细胞可分为_____、_____和_____三类。

5. 腺垂体的嗜碱性细胞分为_____、_____和_____。

三、选择题

【A₁型题】

1. 以下哪一项不是腺垂体细胞分泌的激素（　　　）

    A. FSH　　　　　　　　　B. TSH　　　　　　　　　C. GH

    D. ADH　　　　　　　　　E. LH

2. 下列哪种激素不是肾上腺皮质细胞分泌的（　　　）

A. 皮质醇   B. 醛固酮   C. 雄激素

D. 肾素   E. 雌激素

3. 有关甲状腺激素的合成不正确的是（　　）

 A. 滤泡上皮细胞从血液中摄取氨基酸

 B. 在粗面内质网和高尔基复合体合成和加工

 C. 活化碘在滤泡腔与甲状腺球蛋白结合

 D. 碘化甲状腺球蛋白即为甲状腺素

 E. 甲状腺功能减退在成人可导致黏液性水肿

4. 不属于内分泌腺的是（　　）

 A. 甲状腺   B. 胰腺   C. 垂体

 D. 肾上腺   E. 甲状旁腺

5. 下列哪个腺激素分泌不足时，可引起血钙下降（　　）

 A. 松果体   B. 甲状腺   C. 肾上腺

 D. 垂体   E. 甲状旁腺

6. 关于甲状腺滤泡的描述以下哪项是错误的（　　）

 A. 由单层立方的滤泡上皮细胞围成

 B. 滤泡可因功能状态不同而有形态差异

 C. 滤泡内含甲状腺素

 D. 滤泡上皮细胞内有发达的粗面内质网和较多的线粒体

 E. 滤泡上皮基底面有完整的基膜

7. 腺垂体嗜碱性细胞可分泌（　　）

 A. 促甲状腺激素、促肾上腺皮质激素、黄体生成素

 B. 促甲状腺激素、催乳激素、卵泡刺激素

 C. 促甲状腺激素、促肾上腺皮质激素、促性腺激素

 D. 催乳激素、抗利尿激素、生长激素

 E. 促甲状腺激素、催产素、卵泡刺激素

8. 分泌抗利尿激素和催产素的是（　　）

 A. 垂体细胞   B. 嗜碱性细胞   C. 嫌色细胞

 D. 下丘脑视上核、室旁核的内分泌细胞

 E. 下丘脑弓状核的神经细胞

9. 垂体门微静脉经过什么结构进入远侧部（　　）

 A. 正中隆起   B. 漏斗柄   C. 结节部

 D. 中间部   E. 神经部

10. 与滤泡旁细胞分泌物无关的是（　　）

 A. 降低血钙   B. 抑制肾小管吸收钙   C. 增强破骨细胞的活动

 D. 抑制胃肠吸收钙   E. 使钙盐沉积于类骨质

【B₁型题】

 A. 呆小症   B. 肢端肥大症   C. 侏儒症

 D. 巨人症   E. 尿崩症

11. 幼年生长激素分泌过少 （　　）

12. 幼年生长激素分泌过多 （　　）

13. 抗利尿激素分泌减少 （　　）

14. 幼年甲状腺素分泌过少 （　　）

15. 成年生长激素分泌过多 （　　）

【X 型题】

16. 下列具有内分泌功能的是 （　　）

　　A. 胰岛　　　　　　　　B. 睾丸间质细胞　　　　C. 卵泡细胞

　　D. 潘氏细胞　　　　　　E. 壁细胞

17. 肾上腺髓质细胞分泌 （　　）

　　A. 肾上腺素　　　　　　B. 去甲肾上腺素　　　　C. 雄激素

　　D. 糖皮质激素　　　　　E. 盐皮质激素

18. 神经垂体内储存的激素有 （　　）

　　A. 催产素　　　　　　　B. 催乳素　　　　　　　C. 促生长素

　　D. 加压素　　　　　　　E. 促甲状腺素

四、简答题

1. 简述甲状腺的结构和功能。

2. 简述肾上腺的结构和功能。

实验指导

扫码"看一看"

【实验目的】

1. 辨认甲状腺的微细结构。

2. 辨认甲状旁腺的两种细胞。

3. 辨认肾上腺皮质的层次结构，指出髓质结构的构造特点。

4. 辨认腺垂体的各种细胞。

【实验材料】

显微镜、擦镜纸及显微投影仪；甲状腺切片、肾上腺切片、垂体切片。

【实验内容及方法】

一、教师示教

教师在显微投影仪上讲解甲状腺、肾上腺及垂体的镜下微细结构特点。

二、学生自行观察，教师巡回辅导

1. 甲状腺切片（HE 染色）

（1）低倍镜观察　可见许多大小不等的甲状腺滤泡的断面，滤泡腔内有染成深红色的胶状物质。滤泡之间为甲状腺的间质。

（2）高倍镜观察 滤泡壁由单层上皮构成，大部分为立方形细胞。在甲状腺间质内滤泡壁上，注意辨认泡旁细胞。泡旁细胞较甲状腺滤泡上皮细胞稍大，呈卵圆形，胞浆染色浅。

2. 肾上腺切片（HE 染色）

（1）肉眼观察 外周局部染成深红色为皮质，中央部染成紫蓝色为髓质。

（2）低倍镜观察 表面为结缔组织构成的被膜，染成红色。其外面附有大量脂肪组织和疏松结缔组织，被膜深面为皮质，由浅入深，依次寻找辨认球状带、束状带和网状带。皮质的深面为髓质，内有较大的静脉。

（3）高倍镜观察

1）球状带 此带较窄，位于皮质浅层。细胞体积较小，呈低柱状或多边形，排列成团，胞质染成紫蓝色，核大呈圆形，位于细胞中央。

2）束状带 此带占皮质的大部分。细胞排列成束状，细胞体积较大，形状不规则，染色较浅。由于胞质内的脂滴在制片时已被溶解，故胞质呈海绵状。

3）网状带 此带也较窄。细胞呈索状排列。各束连接成网状。细胞呈多边形，细胞质染色较红，核圆形。

4）髓质 主要由髓质细胞构成，细胞呈多边形，胞浆染成紫蓝色。核圆形，位于细胞的中央。髓质细胞排列成索状、团状或连成网状，细胞团之间有血窦。

3. 脑垂体（Mallory 染色）

（1）肉眼观察 紫红色部分相当于前叶和中间部，浅蓝色部分为后叶。

（2）低倍镜观察 可见一窄裂隙的一侧为深紫红色的中间部；另一侧为前叶，其内细胞呈团块或索状排列。

（3）高倍镜观察

前叶：细胞排列成索状或团块状，其间有结缔组织和血窦，细胞染色成紫红色。

1）嗜酸性粒细胞 圆形或多边形，边界清楚，胞质内含有橘红色或红色颗粒，核圆或卵圆形。

2）嗜碱性粒细胞 体积较大，圆形或卵圆形，边界清楚，胞质有蓝色或紫红色颗粒，核圆形或卵圆形。

3）嫌色细胞 数目多，体积小，多成群排列，细胞界限不清，胞质染色浅，无颗粒。

神经部：主要由无髓神经纤维和神经胶质构成，还可见染成蓝灰色的赫令体，大小不等，呈一致性团块，它是由神经内分泌颗粒聚集而成的结构。

【实验考核】

1. 在高倍镜下绘甲状腺图并注明甲状腺滤泡上皮、泡旁细胞。

2. 在投影仪上考核肾上腺皮质各层的结构特点并说出功能。

3. 在投影仪上考核垂体结构并说出腺细胞的功能。

第五章 消化系统

学习指导

第一节 消化管

一、学习目标

1. 掌握 消化管壁的一般结构；胃、小肠的微细结构特点。

2. 了解 口腔、食管的微细结构特点；大肠的微细结构特点。

二、知识要点

1. **消化管壁的一般结构** 除口腔外，消化管壁均分四层，由内向外依次为黏膜、黏膜下层、肌层和外膜。

（1）黏膜

黏膜层 $\begin{cases} 上皮：口腔、咽、肛管下部为复层扁平上皮；其余部分为单层柱状上皮 \\ 固有层：为纤维结缔组织，内含腺、血管、神经、淋巴管、淋巴组织等 \\ 黏膜肌层：由 1～2 层平滑肌构成 \end{cases}$

扫码"看一看"

（2）黏膜下层 由疏松结缔组织构成，含有较大的血管、淋巴管和神经。

（3）肌层 口腔、咽、食管上 1/3 段和肛门外括约肌由骨骼肌构成，其余均为平滑肌。

（4）外膜 咽、食管、直肠下段等处为纤维膜，其余为浆膜。

2. **口腔**

（1）一般结构 口腔内表面被覆黏膜，黏膜大部分由非角化的复层扁平上皮和固有层组成。固有层为致密结缔组织，内含小唾液腺。

（2）舌 黏膜由复层扁平上皮和固有层组成。舌背有菌状乳头、轮廓乳头、丝状乳头等。菌状乳头、轮廓乳头感受味觉，丝状乳头感受触觉。

（3）牙 牙的组织结构分为釉质、牙本质和牙骨质。

3. **食管壁微细结构特点**

（1）黏膜上皮 为复层扁平上皮。

（2）黏膜下层 为疏松结缔组织，含有食管腺。

（3）肌层 上段为骨骼肌，中段由骨骼肌和平滑肌混合构成，下段为平滑肌。

4. **胃壁微细结构特点**

（1）黏膜 平滑而柔软。黏膜表面有许多针孔状小窝，叫胃小凹，是胃腺的开口。黏膜上皮为单层柱状上皮，固有层内有许多管状的胃腺。

胃腺 { 贲门腺：位于贲门部，分泌黏液和溶菌酶

幽门腺：位于幽门部，分泌黏液和溶菌酶

胃底腺：位于胃底、胃体 }

胃底腺 { 主细胞：亦称胃酶细胞，分泌胃蛋白酶原

壁细胞：亦称盐酸细胞，分泌盐酸和内因子

颈黏液细胞：分泌黏液保护胃黏膜

内分泌细胞：分泌激素调节邻接细胞的功能 }

（2）肌层　平滑肌，较厚，分内斜、中环、外纵三层。在幽门处环形肌增厚，形成幽门括约肌，收缩时可关闭幽门。

5. 小肠微细结构特点

（1）扩大小肠表面积的结构

{ 皱襞：除十二指肠起始段和回肠末端外均布有环状或半环状皱襞

绒毛：黏膜上皮和固有层突向肠腔的指状突起，中央有中央乳糜管和毛细血管

微绒毛：黏膜柱状上皮游离面有大量微绒毛排列成刷状缘 }

（2）肠腺　固有层内的管状腺，分泌多种消化酶，底部有帕内特细胞，分泌溶菌酶。十二指肠黏膜下层有十二指肠腺，分泌碱性物质，可保护十二指肠黏膜免受胃酸腐蚀。

（3）淋巴组织　布于小肠固有层内，其中回肠下段淋巴组织最多，聚集形成集合淋巴滤泡。

6. 大肠微细结构特点

（1）结肠黏膜可见半环形皱襞，无绒毛。有大量肠腺，杯状细胞数量多，分泌大量黏液，有润滑粪便以利排出的作用。固有层内含淋巴组织，参与局部免疫功能。结肠肌层的外纵肌纤维局部增厚形成三条结肠带。

（2）阑尾的管壁结构类似结肠，但肠腺短而稀，杯状细胞也减少。固有层有丰富的弥散淋巴组织和淋巴小结，并可侵入黏膜下层，致使黏膜肌层不完整。

扫码"看一看"

复习思考题

一、名词解释

1. 皱襞　2. 胃-黏膜屏障　3. 中央乳糜管　4. 微皱褶细胞

二、填空

1. 消化管壁一般由内向外分为＿＿＿＿、＿＿＿＿、＿＿＿＿和＿＿＿＿四层。

2. 主细胞又称＿＿＿＿，数量较多，胞质嗜＿＿＿＿，可分泌＿＿＿＿。婴儿的主细胞还分泌＿＿＿＿，使乳汁凝固。

3. 壁细胞分泌＿＿＿＿和＿＿＿＿，其作用分别是＿＿＿＿和＿＿＿＿。

4. 扩大小肠吸收面积的结构包括＿＿＿＿、＿＿＿＿、＿＿＿＿。

5. 小肠绒毛由＿＿＿＿和＿＿＿＿向肠腔突出而成。

6. 小肠腺的细胞包括＿＿＿＿、＿＿＿＿、＿＿＿＿、＿＿＿＿和＿＿＿＿。

7. 胃底腺分布于＿＿＿＿和＿＿＿＿的固有层内。

8. 牙的组织结构分为_____、_____和_____。

三、选择题

【A₁型题】

1. 下列描述与壁细胞无关的是（　　　）
    A. 分泌内因子　　　　　　B. 细胞质嗜酸性　　　C. 细胞内有丰富的粗面内质网
    D. 丰富的线粒体　　　　　E. 微泡管系统

2. 小肠腺特有的细胞是（　　　）
    A. 柱状细胞　　　　　　　B. 杯状细胞　　　　　C. 内分泌细胞
    D. 未分化细胞　　　　　　E. 帕内特细胞

3. 十二指肠腺开口于（　　　）
    A. 小肠腺底部　　　　　　B. 肠上皮细胞之间　　C. 绒毛之间
    D. 肠隐窝　　　　　　　　E. 肌层

4. 关于大肠的叙述下列哪项错误（　　　）
    A. 黏膜无绒毛　　　　　　B. 杯状细胞数量多　　C. 黏膜向肠腔突起
    D. 肠腺长而密　　　　　　E. 黏膜上皮是单层柱状上皮

5. 复层扁平上皮与单层柱状上皮交界处位于（　　　）
    A. 口腔与咽之间　　　　　B. 食管与胃贲门之间　C. 胃与十二指肠之间
    D. 空肠与回肠之间　　　　E. 回肠与盲肠之间

6. 下列哪些不是胃黏膜上皮的结构特点（　　　）
    A. 单层柱状上皮　　　　　B. 主要由表面黏液组成　C. 含有少量杯状细胞
    D. 细胞间有紧密连结　　　E. 黏膜表面有许多胃小凹

7. 食管的特点正确的是（　　　）
    A. 无黏膜肌层　　　　　　　　　B. 有杯状细胞
    C. 肌层均为平滑肌　　　　　　　D. 黏膜表面为复层扁平上皮
    E. 管壁由三层结构组成

8. 关于阑尾的微细结构特点，错误的是（　　　）
    A. 肠腺短而少　　　　　　B. 无绒毛　　　　　　C. 管腔小而不规则
    D. 有大量淋巴小结　　　　E. 有大量绒毛

9. 消化道黏膜中不含有内分泌细胞的是（　　　）
    A. 胃　　　　　　　　　　B. 大肠　　　　　　　C. 食管
    D. 十二指肠　　　　　　　E. 空肠

10. 小肠黏膜皱襞最明显的部位是（　　　）
    A. 十二指肠　　　　　　　B. 空肠　　　　　　　C. 回肠
    D. 空肠和回肠交界处　　　E. 十二指肠远端和空肠近端

11. 胃上皮不含有（　　　）
    A. 壁细胞　　　　　　　　B. 主细胞　　　　　　C. 杯状细胞
    D. 颈黏液细胞　　　　　　E. 内分泌细胞

【B₁型题】
    A. 壁细胞　　　　　　　　B. 主细胞　　　　　　C. 帕内特细胞

    D. 杯状细胞   E. 颈黏液细胞

12. 分泌胃蛋白酶原（　　　）

13. 分泌内因子（　　　）

14. 分泌溶菌酶（　　　）

15. 分泌含高浓度碳酸氢根的黏液是（　　　）

【X型题】

16. 孤立淋巴小结多集中在（　　　）

    A. 胃   B. 食管   C. 空肠

    D. 回肠   E. 十二指肠

17. 胃底腺和小肠腺共有的细胞是（　　　）

    A. 杯状细胞   B. 内分泌细胞   C. 吸收细胞

    D. 干细胞   E. 壁细胞

四、问答题

试述小肠各段形态结构的特点。

第二节　消化腺

一、学习目标

1. 掌握　唾液腺的微细结构；胰腺的微细结构，胰岛的细胞组成及功能；肝的微细结构。

2. 熟悉　肝的血液循环途径；泡心细胞的形态特征；胆汁的产生及排泄途径。

二、知识要点

1. 唾液腺的微细结构　唾液腺属于复管状腺。腺表面包以薄层结缔组织被膜，被膜的结缔组织随同血管、淋巴管和神经伸入腺内，构成间质，将腺分隔为许多小叶，腺实质由腺泡和导管组成。

（1）腺泡　由单层立方或锥体形腺细胞围成。腺细胞有浆液性、黏液性和混合性三种。

（2）导管

1）闰管　上皮为单层立方上皮或单层扁平上皮。

2）纹状管　又称分泌管，上皮为单层高柱状上皮。

3）排泄管　上皮为单层柱状→假复层柱状→复层扁平上皮，与口腔上皮延续。

2. 胰腺的微细结构　胰分为外分泌部和内分泌部，外分泌部分泌胰液，参与消化功能。内分泌部又称胰岛。有A、B、D和PP四种细胞，A细胞分泌胰高血糖素，使血糖升高；B细胞数量最多，分泌胰岛素，使血糖降低；D细胞分泌生长抑制素，调节A、B细胞的分泌活动；PP细胞分泌胰多肽，有抑制胃肠运动，减弱胆囊收缩，增强胆总管括约肌收缩等作用。

3. 肝的微细构造　肝表面被覆一层结缔组织被膜，于肝门处入肝，将肝实质分隔成许多棱柱状的肝小叶。

扫码"看一看"

（1）肝小叶 { 中央静脉：位于肝小叶中轴
肝细胞：以中央静脉为中心，向四周呈放射状排列，形成板状结构
胆小管：肝细胞之间的间隙，由肝细胞膜构成
肝血窦：肝板之间的间隙，内有肝巨噬细胞
窦周隙：肝血窦内皮细胞与肝细胞之间的间隙，内有贮脂细胞 }

（2）肝门管区 { 小叶间动脉：肝固有动脉的分支
小叶间静脉：门静脉的属支
小叶间胆管：胆小管出肝板后汇集而成 }

（3）胆汁的排泄途径　肝细胞分泌的胆汁经胆小管从肝小叶的中央流向周边，出肝小叶进入小叶间胆管，继而向肝门方向汇集，形成肝左、右管出肝，汇合成肝总管，再与胆囊管汇合形成胆总管，开口于十二指肠大乳头。

复习思考题

一、名词解释

1. 泡心细胞　2. 肝门管区　3. 窦周隙　4. Kupffer cell

二、填空题

1. 胰腺由_____和_____两部分组成。

2. 人的胰岛主要由_____、_____、_____和_____四种细胞组成，其中_____分泌高血糖素；_____分泌胰岛素，后者的作用是_____。

3. 肝细胞内的_____参与合成多种血浆蛋白质，_____参与胆汁合成。

4. 肝小叶中央有沿其长轴走行的是_____和其连同的肝内管道是_____。

5. 每个肝细胞周围有三种类型的功能面，即_____、_____和_____。

6. 胰腺外分泌细胞能分泌多种_____。

三、选择题

【A₁型题】

1. 下列哪项不属于肝小叶（　　　）

    A. 肝细胞　　　　　　B. 肝血窦　　　　　　　C. 中央静脉

    D. 肝管　　　　　　　E. 胆小管

2. 和胆小管无关的选项是（　　　）

    A. 是相邻肝细胞之间局部凹陷相互扣合形成的细管

    B. 在肝板内连成网

    C. 肝细胞形成微绒毛突入管腔

    D. 管壁由单层扁平上皮构成

    E. 周围的相邻肝细胞膜形成紧密连接，防止胆汁外溢

3. 哪些腺的组织结构可见到半月（　　　）

    A. 胰腺和腮腺　　　　B. 胰腺和下颌下腺　　　C. 胰腺和舌下腺

    D. 舌下腺和下颌下腺　E. 肠腺

4. 分泌黏液的腺体是（　　　）

A. 腮腺   B. 汗腺   C. 舌下腺

D. 胰腺   E. 肝

5. 肝细胞和血浆在何处进行物质交换（   ）

A. 肝血窦   B. 窦周隙   C. 中央静脉

D. 肝细胞之间   E. 胆小管

6. 下列哪项不属于肝细胞的特征（   ）

A. 呈多面体形   B. 胞质嗜酸性

C. 核大而圆，居细胞中央   D. 有三种类型的功能面

E. 细胞表面均有发达的微绒毛

7. 分泌胆汁的结构是（   ）

A. 胆小管   B. 胆囊   C. 肝细胞

D. 小叶间胆管   E. 肝巨噬细胞

8. 胰腺腺泡细胞属于（   ）

A. 浆液性细胞   B. 黏液性细胞   C. 混合性细胞

D. 内分泌细胞   E. 免疫细胞

9. 中毒或肝炎时，常先引起肝细胞变性坏死的是（   ）

A. 中央带   B. 中间带   C. 周围带

D. 肝门管区   E. 以上都不是

10. 关于肝巨噬细胞的叙述错误的是（   ）

A. 体积较大，形状不规则   B. 位于肝血窦腔内

C. 由单核细胞分化而来   D. 可参与免疫应答

E. 无吞噬功能

【B₁型题】

A. 胆小管   B. 肝血窦   C. Kupffer cell

D. 贮脂细胞   E. 小叶间静脉

11. 位于肝血窦内（   ）

12. 位于相邻的肝板之间（   ）

13. 位于窦周隙内（   ）

14. 相邻肝细胞膜局部凹陷而成（   ）

【X型题】

15. 和肝细胞有关的是（   ）

A. 肝细胞内糖原受胰岛素和胰高血糖素的调节

B. 胞质内含嗜碱性团块

C. 肝细胞之间有紧密连接、桥粒和缝隙连接

D. 胞质呈嗜酸性

E. 胞质内有大量粗面内质网

16. 肝细胞内的滑面内质网和下列哪些功能有关（   ）

A. 合成血浆蛋白   B. 合成胆汁   C. 合成脂蛋白

D. 激素调节   E. 合成酶类

四、问答题

1. 简述黄疸形成的原因。
2. 试述肝小叶的结构与功能的关系。

实验指导

扫码"看一看"

【实验目的】

1. 识别消化管的层次结构。
2. 辨认消化管各段的微细结构特点。
3. 辨认肝小叶和门管区的微细结构。
4. 辨认胰的外分泌部和内分泌部的微细结构。

【实验材料】

消化管各段的动物新鲜标本；动物肝和胰的新鲜标本；食管横切切片；胃底切片；空肠或回肠切片；胰切片；肝脏切片；消化系统的组织学挂图；显微镜、擦镜纸和显微投影仪。

【实验内容及方法】

一、教师示教

1. 教师示教器官标本的取材部位和此部位的肉眼观察特点。
2. 教师利用显微投影仪显示切片的结构，并指出各结构的名称、细胞组成和微细结构特点。

二、学生分组自行观察，教师巡回指导

1. 食管切片（HE 染色）

（1）**肉眼观察** 结合食管标本分析切片的层次：①黏膜部分为紫蓝色；②黏膜下层为浅红色；③肌层为红色；④外膜不规则难以分清。

（2）**低倍镜下观察**

①黏膜：上皮为非角化复层扁平上皮；固有层为固有结缔组织，内含血管；黏膜肌层呈横断的纵行平滑肌。

②黏膜下层：为疏松结缔组织，含食管腺和较大的血管。个别部位可见腺的导管穿过黏膜肌层和固有层。

③肌层：为内环、外纵的两层肌，根据镜下肌纤维的性质判断该断面部位。

④外膜：由固有结缔组织构成的纤维膜。

2. 胃底切片（HE 染色）

（1）**肉眼观察** 结合胃大体标本进行观察。在胃底切片上，表面粗糙并染成蓝紫色的部分为黏膜，深部为黏膜下层和肌层，外膜不明显。

（2）低倍镜观察

①黏膜层：上皮为单层柱状上皮，染色浅淡，细胞界限清晰，核呈卵圆形，位于细胞的基底部；固有层结缔组织少，含大量不同断面的胃底腺；肌层较薄，由内环、外纵两层平滑肌组成。

②黏膜下层：为疏松结缔组织，染色较浅，内含神经和较大的小血管。

③肌层：三层平滑肌不易分清，整体较厚。

④外膜：为浆膜结构，内层是一很薄的纤维结缔组织，外有间皮覆盖。

（3）高倍镜观察　选择一个完整的胃底腺纵切面辨认三种细胞。

①颈黏液细胞：位于腺颈部，细胞呈柱状或烧瓶状，核扁圆，位于细胞基部，胞质内有黏原颗粒。

②主细胞：位于腺的体和底部。细胞核圆形，靠近细胞基部。胞质嗜碱性，顶部充满酶原颗粒。

③壁细胞：在腺的颈部和体部较多，细胞较大，呈圆形或锥体形。细胞核圆形，位于细胞中央，胞质嗜酸性。

3. 回肠或空肠切片（HE 染色）

（1）肉眼观察　结合肠标本观察切片，染淡紫红色的部分是黏膜，向外依次为黏膜下层、肌层和外膜。

（2）低倍镜观察

①黏膜：可见许多肠绒毛，上皮的单层柱状上皮游离面带有纹状缘，柱状细胞间夹有许多杯状细胞；固有层为疏松结缔组织，有突入肠绒毛中轴的部分和肠绒毛下部的部分，在此可见有弥散的淋巴组织和孤立淋巴小结，在回肠可见有集合淋巴小结。肠腺呈不同的断面，上皮有柱状细胞、杯状细胞和锥体状的帕内特细胞。

②黏膜下层：为疏松结缔组织，含有神经和小血管。

③肌层：为排列整齐的内环、外纵的平滑肌。

④外膜：为浆膜。

（3）高倍镜观察　主要观察肠绒毛，中央较大的管腔为中央乳糜管，周围为含有毛细血管和平滑肌的固有层结构，绒毛边缘是肠上皮结构。

4. 胰（HE 染色）

（1）肉眼观察　染色较深部分为外分泌部，散在的染色较浅的部分为胰岛。

（2）低倍镜观察　胰的外分泌部以腺泡为主，其间的结缔组织内含有导管和血管。

①腺泡：腺细胞着红色，核蓝色呈圆形。

②胰岛：为染色较淡的细胞团。

（3）高倍镜观察

①腺泡：由单层锥体状细胞构成，细胞顶部染色较淡，底部染色较深。细胞核位于基底部。泡心细胞为扁平或立方细胞并向外延伸，连于闰管，续于结缔组织中的导管。

②胰岛：细胞染色浅，细胞大小不等，大的较少，主要是 A 细胞；小的较多，主要是 B 细胞，其他细胞不易分辨。

5. 肝切片（HE 染色）

（1）低倍镜下观察　可见被结缔组织分隔成的多边形的肝小叶，小叶中央部位有单个不规则腔隙，即中央静脉。中央静脉周围有呈放射状排列的肝细胞索。肝板的断面之间的腔隙为肝血窦。在相邻肝小叶之间的结缔组织内有 3 种不同结构的区域，即肝门管区。

（2）高倍镜下观察

1）肝小叶

①肝板：是肝细胞排列而成的板状结构，肝细胞体积较大，呈多边形，中央有 1~2 个核，核圆形位于细胞中央，核仁明显。

②肝血窦：肝板之间的不规则腔隙。窦壁内皮细胞紧贴肝细胞，染色较深呈断续状，贴内皮细胞处偶可见星状的巨噬细胞。

③中央静脉：和周围多个肝血窦相通的中央不规则腔隙，腔内可见红细胞。

2）肝门管区

①小叶间静脉：管腔大，不规则，壁薄，腔内有的含血细胞。

②小叶间动脉：管腔小，壁厚，含少量平滑肌，染成红色。

③小叶间胆管：管腔小，内面染成紫蓝色，由单层立方上皮构成。

【实验考核】

1. 布置学生绘制胃底腺高倍镜下简图，绘制小肠绒毛和肝小叶及门管区高倍镜下简图。

2. 教师可直接检查学生绘图，并指定学生间进行绘图作业互换评定。

第六章　呼吸系统

学习指导

一、学习目标

1. 掌握　呼吸系统的组成；气管和支气管的微细结构；肺的微细结构。

2. 熟悉　呼吸道的一般微细结构；肺泡壁的细胞组成；肺小叶和血－气屏障的概念。

3. 了解　鼻黏膜的结构特点。

二、知识要点

1. 呼吸系统

组成 { 呼吸道：鼻、咽、喉、气管和支气管等（传导气体）

呼吸器官：肺（交换气体）

2. 呼吸道的一般结构

呼吸道 {

黏膜 { 上皮：大部分是假复层纤毛柱状上皮

固有层：致密结缔组织

黏膜下层：疏松结缔组织，含血管、淋巴管、神经和混合腺

外膜：疏松结缔组织，含骨或软骨

3. 鼻黏膜的结构特点

黏膜分部 {

前庭部：上皮为非角化的复层扁平上皮；固有层为致密结缔组织，含毛囊、汗腺和皮脂腺

呼吸部：上皮为假复层纤毛柱状上皮，杯状细胞较多；固有层有混合腺及丰富的静脉丛

嗅部：上皮为假复层柱状上皮，由嗅细胞、支持细胞和基细胞组成，无杯状细胞

4. 气管和支气管的微细结构

管壁层次 {

黏膜 { 上皮：假复层纤毛柱状上皮，杯状细胞较多

固有层：为结缔组织

黏膜下层：有丰富的混合腺和血管

外膜：由结缔组织和"C"形软骨环构成，软骨缺口处有平滑肌和致密结缔组织

5. 肺的微细结构　肺分为实质和间质两部分。

（1）实质

①导气部：包括肺叶支气管、肺段支气管、小支气管、细支气管及终末细支气管，是传导气体的通道。

②呼吸部：包括呼吸性细支气管、肺泡管、肺泡囊和肺泡，是气体交换的部位。

肺泡上皮 $\begin{cases} \text{Ⅰ型细胞：数量多，扁平状，构成气体交换的场所。} \\ \text{Ⅱ型细胞：立方状，分泌磷脂类物质，降低肺泡回缩力，防止肺泡塌陷。} \end{cases}$

（2）间质　肺内结缔组织，含血管、淋巴管和神经。

①肺小叶：由每条细支气管连同它的各级分支和所属的肺泡共同构成。

②肺泡隔：相邻肺泡之间的薄层结缔组织，内含丰富的毛细血管网、弹性纤维、巨噬细胞等。

③气-血屏障：毛细血管与肺泡上皮紧密相贴构成一薄层隔壁，称气-血屏障。由肺泡上皮及其基膜、毛细血管内皮及其基膜四层构成，是气体交换的部位。

扫码"看一看"

复习思考题

一、名词解释

1. 肺小叶　2. 气-血屏障　3. 肺泡隔

二、填空题

1. 肺实质部分，根据功能不同分为_____部和_____部。

2. 肺泡间质中含有丰富的_____和大量的_____。

3. 肺的导气部包括_____、_____、_____、_____和_____。

4. 肺泡上皮主要有两种细胞构成：一种叫_____；另一种叫_____，它能分泌_____。

5. 气管与主支气管管壁可分为_____、_____和_____三层，黏膜上皮为_____。

6. 呼吸性细支气管是_____的分支，管壁上出现少量的_____，有_____功能。

7. 肺巨噬细胞由_____演变而来，具有活跃的_____。

三、选择题

【A₁型题】

1. 喉炎时，易引起水肿的是（　　）

　A. 喉室黏膜　　　　　　　B. 喉前庭的黏膜　　　　C. 声门下腔黏膜

　D. 喉中间腔黏膜　　　　　E. 气管黏膜

2. 上鼻甲表面及鼻中隔上部的黏膜称为（　　）

　A. 味觉区　　　　　　　　B. 呼吸区　　　　　　　C. 嗅区

　D. 易出血区　　　　　　　E. 以上答案都不对

3. 肺的呼吸部包括（　　）

　A. 呼吸性细支气管、肺泡管、肺泡囊和肺泡

　B. 肺泡管、细支气管

　C. 终末细支气管、肺泡管、肺泡

　D. 细支气管、呼吸性细支气管、肺泡

E. 小支气管、细支气管、终末细支气管

4. 肺的微细结构可分两大部分，即（　　　）

  A. 导气部和呼吸部   B. 皮质和髓质

  C. 间质和实质   D. 肺大叶和肺小叶

  E. 支气管和肺泡

5. 有关肺泡的错误选项是（　　　）

  A. 是肺进行气体交换的部位

  B. 肺泡上皮由Ⅰ型和Ⅱ型肺泡细胞构成

  C. Ⅱ型肺泡细胞分泌表面活性物质

  D. Ⅱ型肺泡细胞与血管内皮构成气－血屏障

  E. Ⅰ型肺泡细胞与血管内皮构成气－血屏障

6. 有关肺泡隔的错误选项是（　　　）

  A. 是相邻肺泡之间的薄层结缔组织

  B. 其内有丰富的有孔毛细血管

  C. 有丰富的弹性纤维

  D. 弹性纤维有回缩肺泡的作用

  E. 肺泡隔内的肺巨噬细胞是构成机体防御系统的重要成分之一

7. 肺泡管的主要特征（　　　）

  A. 管腔大而规则

  B. 管壁上有少量肺泡开口

  C. 自身的管壁结构很少，仅与相邻肺泡开口之间有结节状膨大

  D. 膨大内部有少量软骨组织

  E. 膨大内部不含平滑肌

8. 和肺巨噬细胞无关的是（　　　）

  A. 只存在于肺泡隔   B. 属于单核－吞噬细胞系统

  C. 吞噬较多尘粒后称为尘细胞   D. 有的游走入肺泡腔

  E. 有的从肺泡腔经呼吸道随黏液被咳出

9. 哪些部位管壁中的平滑肌收缩或舒张可调节进入肺小叶的气流量（　　　）

  A. 叶支气管和段支气管   B. 段支气管和细支气管

  C. 小支气管和细支气管   D. 细支气管和终末细支气管

  E. 小支气管和终末细支气管

【B₁型题】

  A. 呼吸性细支气管   B. 肺泡   C. 肺泡管

  D. 终末细支气管   E. 肺泡囊

10. 管壁上无肺泡开口（　　　）

11. 管壁上出现少量肺泡（　　　）

12. 肺导气部的终末部分（　　　）

13. 若干肺泡的共同开口处（　　　）

14. 相邻肺泡开口之间有结节状膨大（　　　）

【X 型题】

15. 气管壁层次包括 （　　）

   A. 黏膜　　　　　　　　B. 黏膜下层　　　　　C. 肌层

   D. 外膜　　　　　　　　E. 外膜下层

16. 肺泡隔内含有的是 （　　）

   A. 弹性纤维　　　　　　B. 毛细血管网　　　　C. 胶原纤维

   D. 巨噬细胞　　　　　　E. 网状纤维

四、问答题

1. 简述呼吸道的一般结构。

2. 试述肺导气部管壁结构的变化规律。

3. 简述肺实质呼吸部的组成。

4. 试述肺泡的结构及其与气体交换的关系。

实验指导

扫码"看一看"

【实验目的】

1. 识别并说出气管的微细结构。

2. 识别并说出肺的微细结构。

【实验材料】

显微镜、显微镜投影仪；气管横切片、肺切片。

【实验内容及方法】

一、教师示教

教师在显微镜投影仪上讲解气管和肺的基本结构及光镜下微细结构特点。

二、学生自行观察，教师巡回指导

1. 气管横切片（HE 染色）

（1）肉眼观察　切片标本呈环形，在管壁中部可见浅蓝色的透明软骨。

（2）低倍镜观察　由内向外依次为黏膜层、黏膜下层和具有软骨的外膜。

（3）高倍镜观察

1）黏膜层　靠近管腔内表面的为假复层纤毛柱状上皮，染成淡紫红色，游离面的纤毛清晰，上皮内夹有空泡状的杯状细胞。上皮的外面为固有层，染成粉红色。

2）黏膜下层　位于黏膜外周。与固有层无明显界限，在黏膜下层内，可见许多腺体和血管的断面。

3）外膜　为淡蓝色透明软骨和结缔组织，软骨的缺口处有横行平滑肌束和结缔组织。

2. 肺切片（HE 染色）

（1）肉眼观察 结构疏松，呈蜂窝状，其中较大的腔隙为血管和支气管的断面。

（2）低倍镜观察 可见许多染色浅淡、大小不等、形态不规则的泡状结构，即肺泡的断面。肺泡与肺泡之间的薄层结缔组织为肺泡隔。肺泡之间还可以找到各级支气管的断面。

（3）高倍镜观察

1）细支气管 管壁无软骨，终末细支气管的上皮为单层柱状上皮，一般有纤毛，外周有环形的平滑肌。

2）呼吸性细支气管 管壁不完整，连有少量肺泡。上皮为单层立方上皮，外周有少量平滑肌和结缔组织。

3）肺泡管 呈不规则的弯曲状，连有许多肺泡，相邻肺泡开口处之间的粉红色结节状膨大，即肺泡管管壁内的平滑肌和结缔组织。

4）肺泡 管壁薄，上皮的边缘不清晰。

5）肺泡隔 位于肺泡之间，其内可见许多毛细血管的断面和外形大而不规则的巨噬细胞，细胞质内含有黑色颗粒者为尘细胞。

6）肺泡囊 肺泡囊连于肺泡管的末端，是几个肺泡共同开口的腔隙。

【实验考核】

1. 要求全体学生结合高倍镜观察并绘制肺实质的部分结构图，注明呼吸性细支气管、肺泡管、肺泡囊及肺泡等结构。

2. 根据实验目的要求，进行课堂投影切片测试，让学生抽签回答相关问题，并指出内在结构的特征。

第七章　泌尿系统

学习指导

一、学习目标

1. 掌握　肾单位的结构特点；滤过膜、球旁细胞、致密斑的概念；肾血液循环的特点。

2. 熟悉　肾的剖面结构（见泌尿系统解剖学部分）；肾单位的功能；肾实质的组成；泌尿小管的组成；膀胱壁的层次结构特点。

二、知识要点

肾的剖面结构（见泌尿系统解剖学部分）

1. 肾实质 { 泌尿小管　是构成实质的主要成分
　　　　　　 { 肾间质　填充在泌尿小管之间的少量纤维结缔组织

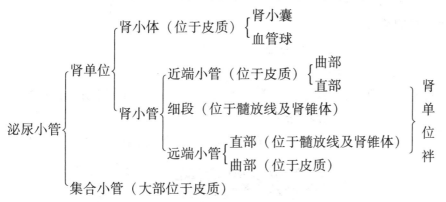

扫码"看一看"

（1）**肾单位**　由肾小体和肾小管组成，是肾的结构和功能单位。每肾约有 100 万个肾单位，主要位于肾皮质和肾柱内。

1）**肾小体**　呈球形，每个肾小体有两极，有血管出入的一端为血管极，连结近端小管曲部的为尿极。肾小体主要由血管球和肾小囊构成。

血管球：由较粗的入球小动脉进入肾小囊分出 4~5 支有孔毛细血管蜷曲成团状，然后再汇成一支较细的出球小动脉出肾小囊的血管极。

肾小囊：为泌尿小管起始部膨大凹陷形成的双层囊。血管球被包绕其中，贴在血管球表面上的为脏层，脏层上皮细胞有许多突起，称足细胞；足细胞的突起间有较薄的裂孔膜。外层壁层细胞为单层扁平上皮。脏、壁两层之间为肾小囊腔。

滤过膜：肾小球毛细血管内的血液通过毛细血管的有孔内皮、基膜和足细胞裂孔膜过滤进入肾小囊腔形成原尿，这三层结构称滤过膜或滤过屏障。

2）**肾小管**　由单层上皮围成，分近端小管、细段、远端小管。

肾小管各段	上皮特点	管径	功能特点
近端小管	呈锥体形或大立方形，细胞游离缘有刷状缘	粗	完成吸收和排 K^+ 的重要场所，90% 的原尿由此重吸收
细段	单层扁平上皮含核部分凸向管腔	细	利于水和钠的通透
远端小管	上皮立方状细胞游离缘无刷状缘	较粗	离子交换的重要部位，促进吸收钠离子

3）集合小管　单层立方上皮逐渐增高为单层柱状上皮，具有重吸收水、钠离子和排钾离子的功能，受醛固酮和抗利尿激素调节。

4）球旁复合体
- 球旁细胞：由入球小动脉入肾小体处的血管平滑肌纤维转化而成的立方状细胞，可分泌肾素
- 致密斑：由远端小管靠近血管极一侧的上皮转化而成的排列紧密的柱状细胞，为钠离子感受器
- 球外系膜细胞（又称极垫细胞）：是填充于肾小体血管极三角区的细胞团，具有传递信息的作用，并调节肾素的分泌

（2）肾的血液循环特点

1）肾内血流量大，每分钟约有 1200 ml 血液流经肾。

2）二次形成毛细血管网，血管球起滤过作用；球后毛细血管网分布于肾小管，起营养及运输重吸收物质的作用。

3）入球小动脉较出球小动脉粗，形成较高的球内压利于血液的滤过。

4）髓质内直小血管袢与髓袢伴行，有利于髓袢及集合小管对原尿的重吸收。

2. 膀胱壁的微细结构

由内到外分为三层
- 黏膜
  - 上皮为变移上皮
  - 固有层为纤维结缔组织
- 肌层：为内纵、中环、外纵三层平滑肌，中层在尿道内口处增厚为括约肌
- 外膜：大多为疏松结缔组织，仅在膀胱顶部为浆膜

复习思考题

一、名词解释

1. 肾单位　2. 滤过膜　3. 球旁细胞　4. 致密斑

二、填空题

1. 滤过膜从内到外有＿＿＿＿＿＿、＿＿＿＿＿＿、＿＿＿＿＿＿三层结构。

2. 肾小管有＿＿＿＿＿＿、＿＿＿＿＿＿和＿＿＿＿＿＿三部分构成。

3. 肾的实质结构成分是＿＿＿＿＿＿；间质结构成分主要是＿＿＿＿＿＿。

4. 血管球是＿＿＿＿＿＿和＿＿＿＿＿＿之间的毛细血管，其内皮的结构特点是＿＿＿＿＿＿。

三、选择题

【A₁型题】

1. 肾单位不包括（　　　）

　A. 近端小管　　　　　　　　B. 细段　　　　　　　　C. 集合小管

D. 远端小管　　　　　　E. 肾小囊

2. 肾小体的结构成分有（　　　）

   A. 致密斑　　　　　　B. 裂孔膜　　　　　　C. 锥体细胞

   D. 立方上皮　　　　　E. 极垫细胞

3. 分泌肾素的主要结构是（　　　）

   A. 球旁细胞　　　　　B. 极垫细胞　　　　　C. 致密斑

   D. 足细胞　　　　　　E. 肾小囊壁层细胞

4. 近端小管的结构特点是（　　　）

   A. 管径粗，为锥体状细胞上皮，游离面有刷状缘

   B. 管腔较大，为立方上皮，游离面无刷状缘

   C. 管径较小，为立方上皮，游离面无刷状缘

   D. 管腔较大，为单层扁平上皮，游离面有刷状缘

   E. 管腔较小，为柱状上皮，游离面有刷状缘

【B₁型题】

   A. 肾小体　　　　　　B. 近端小管　　　　　C. 远端小管

   D. 髓袢　　　　　　　E. 集合管

5. 过滤血液形成原尿的起始部位是（　　　）

6. 减缓尿液流速的重要结构是（　　　）

7. 原尿的主要重吸收部位在（　　　）

   A. 游离面有较多刷状缘的细胞

   B. 由立方状细胞转化成的密集型矮柱状细胞

   C. 由平滑肌细胞转化生成的分泌型细胞

   D. 含有裂孔膜的细胞

   E. 含有较多窗口样结构的细胞

8. 肾小囊的足细胞（　　　）

9. 血管球附近的球旁细胞（　　　）

10. 近端小管的锥体状细胞（　　　）

【X 型题】

11. 组成肾小体的有（　　　）

   A. 血管球　　　　　　B. 近端小管　　　　　C. 远端小管

   D. 细段　　　　　　　E. 肾小囊

12. 有利于原尿重吸收的因素有（　　　）

   A. 肾小管长　　　　　　　　　　　　B. 肾小管弯曲

   C. 血管球内的毛细血管内压较高　　　D. 次级毛细血管的存在

   E. 细段结构的存在

13. 肾对血液的滤过能力大是因为（　　　）

   A. 肾小管长　　　　　　　　　　　　B. 肾单位数量多

   C. 血管球内的毛细血管内压较高　　　D. 肾小管弯曲

   E. 细段结构的存在

四、问答题

1. 简述尿液形成过程中途经的肾内结构名称。
2. 简述光镜下集合小管和细段，远端小管和近端小管共同出现区域的主要鉴别特点。
3. 简述肾血液循环的特点。

实验指导

扫码"看一看"

【实验目的】

1. 指出肾的冠状切面实质内容的可见结构。
2. 辨认肾皮质和肾髓质的结构。
3. 辨认肾单位的组成和结构特点。
4. 说出肾小体的结构并辨别肾小管各段的结构特点。
5. 说出球旁复合体并指出各个部分的结构特点。
6. 说出膀胱的层次结构特点。

【实验材料】

肾切片（HE染色）；膀胱壁切片（HE染色）；显微镜、显微投影仪、课件、擦镜纸。

【实验内容及方法】

一、教师示教

1. 教师利用课件或显微镜在投影仪上示教肾和膀胱的微细结构。
2. 教师示教从肉眼观察、低倍镜观察到高倍镜观察的步骤和方法。

二、学生自行进行观察，教师利用投影仪跟踪辅导

1. 肾切片（HE染色）

（1）肉眼观察　在切片上，肾皮质为染色较深的部分，染色较浅的部分为肾髓质。

（2）低倍镜观察

1）被膜　即纤维囊，位于肾皮质表面，由纤维结缔组织组成，染色为浅红色。

2）肾皮质　位于被膜深面，可见散在的圆形红染的肾小体和呈大小不等腔状断面的近端小管曲部和远端小管。

3）肾髓质　位于皮质的深面，可见较粗大的集合小管和较细小的肾小管细段的密集存在。

（3）高倍镜观察

1）肾小体　位于皮质内，由肾小体和肾小囊构成。血管球染成红色，为一团盘曲呈球状的毛细血管，肾小囊的脏层足细胞与其紧贴，不易分清，肾小囊的壁层为单层扁平上皮，它与血管球之间的腔隙为肾小囊腔。

2）近端小管曲部和远端小管曲部　位于皮质内，外形多为不规则的圆腔结构，管壁都

为单层立方上皮。近端小管曲部的管壁较厚，管腔较小，上皮细胞个体较大，界线不清晰。细胞质呈红色，细胞核圆，细胞排列较稀疏。上皮细胞腔内的游离面可见染成红色的刷状缘。远端小管曲部上皮细胞较小，排列紧密，界线较清晰，细胞数目较多。

3）致密斑　位于肾小体血管极附近，远端小管曲部在靠近肾小体一侧的管壁上皮细胞变得窄而高，排列紧密，细胞核也较密集。

4）球旁细胞　是入球小动脉入肾小体处的管壁平滑肌纤维转化而成，细胞呈立方状，较大而圆，胞质略呈嗜碱性，内含颗粒，是肾素的基础物质。

5）细段　大部分存在于髓质内，管腔小、管壁薄，由单层扁平上皮构成，胞质呈淡红色，细胞含核部分突入管腔。

6）集合小管　大部分位于髓质内，管腔较大，管壁上皮在皮质的为立方状至乳头处逐渐移形为高柱状。

7）肾间质　在泌尿小管间，看到少量结缔组织，内有较多的毛细血管。

2. **膀胱切片（HE 染色）**

（1）肉眼观察　可见染色较蓝的长条状组织为黏膜上皮结构，其余的为染色较红的宽带状结构，依次为黏膜层、肌层和外膜，肌层最厚。

（2）低倍镜观察

1）黏膜层　由变移上皮和固有层构成。

2）肌层　主要结构为平滑肌，大致可分为内纵、中环和外纵三层。

3）外膜　为纤维结缔组织膜，仅在膀胱顶部为浆膜。

【实验考核】

1. 结合高倍镜观察绘制肾小体的结构模式图，并注明肾小囊壁层、肾血管球、肾小囊腔、球旁细胞、致密斑等结构。

2. 根据实验目的的要求，进行课堂投影切片测试，让学生抽签回答相关问题，指出要求回答结构的所在部位和形态特点。

3. 启发学生提出有关肾疾病的问题，教师引导学生讨论并给予相应的解剖学及组织学分析。

第八章　生殖系统

学习指导

一、学习目标

1. 掌握　睾丸的微细结构；卵巢的微细结构；子宫的微细结构；子宫内膜的周期性变化和卵巢内分泌的关系；月经周期的概念。

2. 熟悉　生殖系统的组成和功能。

3. 了解　男性排精管道的微细结构；男性前列腺的微细结构；乳房的微细结构。

二、知识要点

1. 睾丸的微细结构

$$
睾丸\begin{cases}
白膜：包于睾丸表面的致密结缔组织膜，深入睾丸实质内将其分成若干小叶\\
睾丸小叶\begin{cases}
精曲小管（生精上皮）\begin{cases}
生精细胞：产生精子\\
支持细胞：对生精细胞起支持营养作用
\end{cases}\\
睾丸间质：含间质细胞，分泌雄激素，促进生殖器官发育和精子的\\
\qquad\qquad 形成，激发并维持第二性征
\end{cases}
\end{cases}
$$

$$
生殖细胞发育\begin{cases}
精原细胞\\
初级精母细胞\\
次级精母细胞（23 条染色体）\\
精子细胞——转化为精子
\end{cases}
$$

2. 男性排精管道的微细结构　睾丸外的排精管道具有三层结构，即黏膜、肌层和外膜。但是附睾结构特殊，分层并不明显，黏膜仅有上皮细胞与基膜组成，只有输精管具有典型的三层结构。

3. 前列腺的微细结构

（1）腺泡上皮形态多样，可以是单层立方、单层柱状或假复层柱状。

（2）腺泡形状不一，腺腔很不规则。

（3）间质较多，除结缔组织外，富含弹性纤维和平滑肌。

（4）腺泡内常见凝固体。

4. 卵巢

$$
（1）卵巢的微细结构\begin{cases}
上皮：卵巢表面被覆有单层扁平上皮\\
白膜：上皮深面的薄层致密结缔组织\\
实质\begin{cases}
皮质：含不同发育阶段的卵泡\\
髓质：由疏松结缔组织构成
\end{cases}
\end{cases}
$$

扫码"看一看"

扫码"看一看"

（2）卵泡的发育、排卵，黄体的形成和退化

1）原始卵泡 { 初级卵母细胞：一个，位于中央，个大
卵泡细胞：包于卵母细胞周围的一层扁平细胞

2）生长卵泡 { 初级卵母细胞：无特殊变化
卵泡细胞，大量增殖形成 { 卵泡腔：内含卵泡细胞的分泌物卵泡液
卵丘：颗粒细胞挤压到卵泡腔的一侧
透明带：初级卵母细胞周围的嗜酸性膜
放射冠：由透明带周围卵泡细胞构成，呈放射状
卵泡壁：围绕在卵泡腔周围的卵泡细胞
卵泡膜：卵泡周围的结缔组织增厚形成

3）成熟卵泡：卵泡发育的最后阶段，体积明显增大，突出于卵巢表面。排卵前初级卵母细胞完成第一次成熟分裂变为次级卵母细胞。

排卵：成熟卵泡中的卵细胞、透明带、放射冠随卵泡液一起脱离卵巢的过程。

黄体的形成和退化：排卵后，残留于卵巢内的卵泡壁塌陷，卵泡膜和血管也随之陷入，发育成一个大而富含血管的细胞团，称黄体，能分泌孕酮及雌激素。黄体退化后被结缔组织代替，形成白体。

黄体分类 { 月经黄体：卵未受精，仅存在 14 天左右
妊娠黄体：卵受精，可维持 6 个月

5. 子宫的微细结构

子宫层次 { 内膜 { 上皮：单层柱状上皮
固有层：固有结缔组织，内含大量的子宫腺和特有的螺旋动脉
肌层：平滑肌，较厚
外膜：浆膜

子宫内膜的功能分层 { 功能层：位于浅部，青春期在女性激素的作用下发生周期性脱落
基底层：内膜深层，具有较强的增生和修复功能

6. 子宫内膜的周期性变化和卵巢内分泌的关系　自青春期开始到绝经期止，子宫内膜随着卵巢内卵泡的生长发育、成熟、排卵和黄体形成与退化等过程发生周期性变化，表现为每 28 天左右一次内膜脱落出血，这种周期性变化称月经周期。

周期	时间	卵巢	激素水平	子宫内膜
月经期	第 1~4 天	黄体退化成白体	雌激素孕酮水平下降	螺旋动脉持续痉挛收缩，功能层缺血坏死脱落出血—月经
增生期	第 5~14 天	卵泡发育成熟排卵	雌激素水平上升	基底层细胞快速增生修补，子宫内膜逐渐增厚
分泌期	第 15~28 天	黄体形成	雌激素孕酮水平上升	螺旋动脉充血，子宫腺分泌，子宫内膜继续增厚出现生理性水肿

复习思考题

一、名词解释

1. 排卵　2. 黄体　3. 月经周期

二、填空题

1. 生精细胞包括_____、_____、_____、_____和_____五种成分。

2. 青春期不同发育阶段的卵泡包括_____、_____和_____三类。

3. 精曲管的上皮主要由_____和_____两类细胞组成。

4. 月经周期分为三期，分别是_____、_____和_____。

三、选择题

【A₁型题】

1. 关于精子尾部的描述哪项是错误的（   ）

　　A. 是精子的运动装置

　　B. 可分为颈段、中段、主段和末段

　　C. 线粒体为精子运动提供能量

　　D. 中段最长

　　E. 核糖体为精子提供能量

2. 关于原始卵泡的描述哪项是错误的（   ）

　　A. 位于皮质浅层

　　B. 由卵原细胞和周围一层扁平的卵泡细胞构成

　　C. 由初级卵母细胞和周围一层扁平的卵泡细胞构成

　　D. 数量多，体积小

　　E. 数量固定

3. 构成生精上皮的细胞是（   ）

　　A. 支持细胞与间质细胞　　　　　　　　　B. 支持细胞与生精细胞

　　C. 间质细胞与生精细胞　　　　　　　　　D. 支持细胞和精原细胞

　　E. 以上都不是

4. 生精小管的切面中最不容易见到的生精细胞是（   ）

　　A. 精原细胞　　　　　B. 初级精母细胞　　　　　C. 次级精母细胞

　　D. 精子细胞　　　　　E. 精子

5. 关于卵巢的描述哪项是错误的（   ）

　　A. 表面为单层立方或扁平的表面上皮

　　B. 皮质与髓质界限明显

　　C. 卵巢门处的结缔组织含少量门细胞，分泌雄激素

　　D. 绝经期后停止排卵

　　E. 双侧交替排卵

6. 子宫内膜的上皮为（   ）

　　A. 单层立方上皮，含分泌细胞

　　B. 单层柱状上皮，以分泌细胞为主

　　C. 单层柱状上皮，以纤毛细胞为主

　　D. 单层柱状上皮，不含纤毛细胞

　　E. 复层扁平上皮

7. 关于排卵以下选项错误的是（   ）

A. 一般发生在月经周期的第 12～16 天

B. 排卵时，次级卵母细胞连同放射冠、透明带、颗粒层和卵泡液一起排出

C. 一般是左、右卵巢交替排卵

D. 一般每次排一个卵

E. 只排出次级卵母细胞

8. 黄体说法正确的是（　　）

A. 排卵后由白体形成黄体 　　　　　　　B. 月经黄体可维持 6 个月

C. 分泌孕酮和少量雌激素 　　　　　　　D. 妊娠黄体仅存 2 周

E. 为外分泌细胞团

【B₁ 型题】

A. 初级精母细胞　　　　B. 次级精母细胞　　　　C. 精子细胞

D. 精子　　　　　　　　E. 精原细胞

9. 最幼稚的生精细胞是（　　）

10. 存在时间最短的生精细胞是（　　）

11. 可快速运动的是（　　）

12. 位于管腔表面，不在分裂的是（　　）

【X 型题】

13. 在生精细胞中，染色体核型为 46，XY 的是（　　）

A. 精原细胞　　　　　　B. 初级精母细胞　　　　C. 次级精母细胞

D. 精子细胞　　　　　　E. 精子

14. 睾丸间质细胞的功能有（　　）

A. 促进男性生殖器官的生长、发育 　　　B. 促进精子的形成

C. 促进和维持男性的第二性征 　　　　　D. 促进精子的排出

E. 维持正常的性功能

四、问答题

1. 简述卵泡的发育过程。

2. 简述子宫内膜的周期性变化和卵巢内分泌的对应关系。

实　验　指　导

实验一　男性生殖系统

【实验目的】

1. 辨认睾丸的结构。

2. 辨认附睾、前列腺、输精管的结构。

【实验材料】

睾丸切片；显微镜，显微投影仪、课件、擦镜纸。

扫码"看一看"

【实验内容及方法】

（一）教师示教

1. 教师利用课件或显微投影仪示教睾丸的微细结构。

2. 教师示教从肉眼、低倍镜和高倍镜观察的步骤。

（二）学生自主进行观察，教师利用投影仪跟踪辅导

1. 睾丸切片（HE 染色）

（1）低倍镜观察　睾丸外有间皮，内为白膜，结缔组织深入实质，可见许多睾丸小叶。视野中布满生精小管断面，小管之间为睾丸间质。

（2）高倍镜观察

1）间皮　在最外缘可见其细胞核。

2）间皮下　为一层致密的结缔组织形成的白膜，内有许多血管。

3）生精小管内的细胞层次结构

支持细胞：构成生精小管管壁的大部分结构，为锥体形，轮廓不清，细胞核为三角形或卵圆形，近基底部。不同发育阶段的生精细胞镶嵌于支持细胞。

生精细胞：①精原细胞：靠近基膜，体积小，为圆形或立方形，核着色深。②初级精母细胞：位于精原细胞内侧，细胞较大，为圆形或多边形，细胞往往处在分裂时期。③次级精母细胞：因存在时间短暂不易找到。④精子细胞：靠近腔面，细胞小而圆，核为圆形，含有较深的染色质。

精子：在管腔内，有尾部的蝌蚪状结构。

4）睾丸间质：位于生精小管之间的结缔组织，内有一种圆形或多边形的细胞，体积较大，多为集合成群的间质细胞。

【实验考核】

1. 要求全体学生结合高倍镜观察绘制睾丸切片结构模式图。并注明白膜、支持细胞、精原细胞、初级精母细胞、精子细胞、精子等结构。

2. 根据实验目的要求，进行课堂切片投影测试，让学生抽签回答相关问题，并指出内在结构的所在部位及形态特征。

实验二　女性生殖系统

【实验目的】

1. 辨认卵巢的结构。

2. 辨认子宫壁的结构。

3. 辨认输卵管的结构。

【实验材料】

卵巢切片、子宫切片、输卵管切片；显微镜，显微投影仪、课件、擦镜纸。

扫码"看一看"

【实验内容及方法】

（一）教师示教

1. 教师取新鲜动物的卵巢、输卵管和子宫标本，做切面，演示其实质结构和切片的取材范围。

2. 教师利用课件或显微投影仪示教卵巢、输卵管和子宫的微细结构。

3. 教师布置从肉眼、低倍镜、高倍镜观察的步骤。

（二）学生自己进行观察，教师利用投影仪跟踪辅导

1. 卵巢切片（HE 染色）

（1）**肉眼观察** 标本染成红色。切片上有大小不一的空泡状结构，外周部位为卵巢皮质，范围小且无空泡状结构的中央部分为卵巢髓质。

（2）**低倍镜观察** 卵巢表面包有一层上皮，与腹膜间皮相移行，称表面上皮。其年幼时呈单层立方状，随年龄增加逐渐变为扁平。上皮下有一层致密结缔组织，新鲜时呈白色，称白膜。卵巢分皮质和髓质，皮质较厚，位于外周，由大量卵泡和结缔组织构成。髓质范围较小，位于中央，由结缔组织、神经和血管组成。

1）**原始卵泡** 位于卵巢皮质浅层，体积小，数量多，是相对静止的卵泡。由一个初级卵母细胞及周围单层扁平的卵泡细胞组成。初级卵母细胞体积较大，圆形，胞质嗜酸性。核大而圆，染色质细而疏，着色浅，核仁大而明显。卵泡细胞体积较小，核扁圆形，染色较深，卵泡细胞具有支持和营养卵母细胞的作用。卵细胞与周围结缔组织间有一薄层基膜。

2）**初级卵泡** 卵泡开始生长到出现卵泡腔之前称为初级卵泡，亦称为早期生长卵泡。初级卵泡的主要形态特点包括：卵泡细胞的生长，由单层扁平变为单层立方或柱状，增殖为多层，此时的卵泡细胞称为颗粒细胞；初级卵母细胞体积增大，但仍然处于第一次成熟分裂前期；在卵母细胞表面和卵泡细胞之间出现一层较厚的均匀的嗜酸性膜，即透明带。它是初级卵母细胞和卵泡细胞共同分泌的物质。初级卵母细胞周围的结缔组织逐渐分化成卵泡膜，但与周围的结缔组织无明显分界。

3）**次级卵泡** 卵泡体积比初级卵泡大。主要结构：卵泡腔的形成，颗粒细胞之间逐渐出现一些腔隙，开始为大小不等，最后融合成一个较大的卵泡腔。卵泡腔内充满着卵泡液，其内含有雌激素和其他物质，对卵细胞有营养作用；卵丘的形成，由于卵泡液不断增多，卵泡腔不断扩大，将初级卵母细胞及周围的一些颗粒细胞挤到卵泡腔的一侧，形成凸入卵泡腔的丘状隆起，称为卵丘；放射冠的形成，紧靠透明带表面的一层颗粒细胞，增大变成柱状，呈放射状排列，这层细胞称为放射冠；颗粒层的形成，除初级卵母细胞周围的卵泡细胞外，其余的卵泡细胞密集，层数增多构成卵泡壁，称为颗粒层；卵泡膜的形成，随着卵泡的增大，其周围的结缔组织亦增多，卵泡膜更加明显，且能分出内、外两层。内层含有较多的多边形和梭形的膜细胞、丰富的毛细血管，外层细胞及毛细血管均少，纤维较多，并有少量平滑肌。

4）**成熟卵泡** 不易见到。

5）**闭锁卵泡** 卵泡的闭锁发生在卵泡发育的不同阶段，可有不同形态特点的闭锁卵泡，卵泡形态不规则，核固缩；透明带曲折、断裂；卵泡壁塌陷。

2. 输卵管切片（HE 染色）

（1）低倍镜观察　为横断面，可见管壁分三层，因取材的部位不同管壁的结构有所不同。黏膜形成许多皱襞，使管腔极不规则，呈花边状；黏膜表面上皮为单层柱状。肌层为平滑肌，分为内环形、外纵行两层；浆膜不完整。

（2）高倍镜观察　黏膜上皮为单层柱状上皮，由两种细胞组成，即分泌细胞和纤毛细胞。分泌细胞的分泌物参与输卵管液的组成，管内液体借纤毛细胞纤毛的摆动和肌层平滑肌的收缩，缓慢向子宫方向流动，有利于受精卵的运行。

3. 子宫体切片（HE 染色）

（1）肉眼观察　子宫体壁很厚，染成紫红色的部分为子宫内膜，其余部分染成粉红色，大部分为肌层。

（2）低倍镜观察　先分辨三层结构：浆膜、肌层和内膜。肌层由大量环行和纵行的平滑肌束以及少量结缔组织构成，在有的切片上，各层平滑肌束的排列方向较杂乱，是由于切片的方向所致。增生期的内膜可分为界限不明显的两层：功能层为邻腔部分，较厚，含较多的结缔组织，其内有子宫腺，断面较少，多为纵切；基底层，紧靠肌层部分，较薄，其内结缔组织较少，而子宫腺断面较多，多为横切或斜切。在内膜中主要在基底层内可见小动脉断面，为螺旋动脉。

（3）高倍镜观察　上皮为单层柱状上皮，有的细胞游离面有纤毛，但有的不易看到。部分上皮细胞可能在制作的过程中脱掉。固有层：较厚，细胞成分较多。腺上皮与内膜表面的上皮形态相似。可见螺旋动脉的断面由数层平滑肌细胞围成，管腔极小。

【实验考核】

1. 要求全体学生结合高倍镜观察绘制卵巢、子宫切片结构模式图，并标注切片中的主要结构。

2. 根据实验目的要求，进行课堂投影测试，让学生抽签回答相关问题，并指出内在结构的所在部位和形态特征。

第九章　人体胚胎发育概要

学习指导

一、学习目标

1. 掌握　胚胎发育的分期；围产期的概念；蜕膜的概念和分类；胎膜的组成及其结构和功能；胎盘的形态结构。

2. 熟悉　获能、受精的概念和意义；胚泡的结构变化和二胚层的形成；植入的概念；胎盘的功能。

3. 了解　植入过程、部位和条件。桑葚胚、胚泡的形成并熟悉其结构；三胚层的形成过程和分化；胎儿血液循环的特点；双胎、联胎和多胎及其成因；先天性畸形与致畸因素。

二、知识要点

1. **胚体的发育分期及围产期**　胚期指第 1～8 周的胚胎；胎期指第 9 周至分娩的胚胎。围产期一般是指第 28 周的胚胎至出生后 1 周内的胎儿。

2. **获能**　精子进入女性生殖管道后，特别是在子宫和输卵管中，其内有解除阻止顶体酶释放糖蛋白的酶，从而使精子释放顶体酶，溶解卵子的放射冠和透明带，获得受精能力，此过程称为获能。

3. **受精**　精子与卵细胞相互融合成一个受精卵的过程称为受精。受精的部位在输卵管的壶腹部。受精的意义是染色体重组恢复23对、决定性别和新生命的开端。

4. **卵裂**　受精卵由输卵管向子宫运行过程中不断进行的有丝分裂，称卵裂。受精卵至受精后第 3 天形成了 12～16 个细胞的实心球，形似桑葚称桑葚胚。

5. **胚泡**　卵裂球后期转化成一个囊泡状结构称胚泡。

胚泡结构 {
滋养层：外表面的一层扁平细胞；贴近内细胞群的滋养层称极端滋养层
胚泡腔：腔滋养层内的腔隙
内细胞群：胚泡腔内侧的一群堆积细胞
}

6. **植入的过程、部位和条件**

（1）过程　胚泡植入时为受精后的第 5～6 天，胚泡的极端滋养层与子宫内膜接触后，分泌蛋白水解酶溶解子宫内膜形成内陷，胚泡由此逐渐埋入子宫内膜，植入后内膜的缺口由周围的上皮增殖，将缺口修复，一周内即可完成。

（2）部位　胚泡植入部位一般在子宫体和底部，最常见于子宫后壁。

（3）条件　雌、孕激素协同调节；子宫内膜必须处在分泌期；胚泡及时进入子宫腔；透明带及时消失；子宫内环境正常等。

扫码"看一看"

7. 蜕膜 植入后进一步增厚的子宫黏膜称蜕膜。可分为基蜕膜、包蜕膜和壁蜕膜三类。

8. 三胚层形成过程

（1）内、外胚层的形成 ①内细胞群增殖分化为两层结构，靠近胚泡腔的一层即内胚层，靠近极端滋养层的一层即外胚层。②内外胚层紧密相贴形成一个圆盘状结构称胚盘。③外胚层面为背面并形成羊膜腔，内胚层面为腹面并形成卵黄囊。

（2）滋养层由外及内发育为三层 ①合体滋养层；②细胞滋养层；③胚外中胚层。

（3）胚内中胚层的发生 ①外胚层细胞增殖向胚盘中轴一端迁移形成原条（此端为胚盘尾端）；②原条迁入内外胚层之间形成一层细胞即胚内中胚层。

9. 三胚层的分化 在胚胎发育过程中，三个胚层逐渐向着形态和结构功能不同的细胞和组织方向分裂增殖，又称分化。

胚层	早期分化	最终形成
外胚层	神经板 神经管 神经嵴	脑、脊髓、皮肤表皮及附属器、内耳、腺垂体、肾上腺髓质等
胚内中胚层	体节　间介中胚层 侧中胚层	骨、软骨、纤维结缔组织、骨骼肌泌尿系统和生殖系统的大部分器官、胸腹腔的腹侧和前外侧壁的肌肉、结缔组织、消化管壁上的肌组织、心包腔等
内胚层	原肠	消化管、消化腺、呼吸道和肺的上皮以及甲状腺、甲状旁腺和胸腺等

10. 胎膜 是来自胚泡分化形成的一些附属结构，不参与胚体的构成，但对胚胎起到重要的保护、营养和支持作用，主要包括绒毛膜、卵黄囊、尿囊、羊膜、脐带等。

名称	组成和结构	功能
绒毛膜	由合体滋养层、细胞滋养层、胚外中胚层组成，分为平滑绒毛膜和丛密绒毛膜	从子宫内膜吸收营养物质供给胎儿生长发育，并排出胎儿代谢产物
羊膜羊水	由羊膜上皮和胚外中胚层组成，羊水来自羊膜上皮细胞的分泌和胚胎的排泄物（足月胎儿的羊水为1000～1500 ml）	构成羊膜腔、分泌羊水，保护胎儿、冲洗产道
脐带	由羊膜包被着闭锁的卵黄囊和尿囊、两条脐动脉、一条脐静脉及周围的黏液性结缔组织形成的一条圆索状结构（足月胎儿脐带长40～60 cm）	做为胎儿与胎盘之间的物质运输的通道

11. 胎盘的形态结构和功能

（1）形态结构

1）圆盘状，重约500 g，直径15～20 cm，胎儿面光滑，母体面粗糙。

2）丛密绒毛膜形成胎盘小叶，小叶间有底蜕膜形成的胎盘隔。

3）绒毛间隙，胎盘隔之间的间隙，内有母体血液。

（2）胎盘屏障 母体血和胎儿血两套血管各自循环互不相通，两者间隔以胎盘膜又称胎盘屏障，胎盘屏障由合体滋养层、细胞滋养层、基膜、绒毛膜内结缔组织、毛细血管基膜及内皮构成。

（3）功能

1）物质交换。

2）分泌激素 可分泌绒毛膜促性腺激素、雌激素、孕酮和绒毛膜促乳腺生长激素。

12. 胎儿心血管的结构特点及出生后的变化

胎儿期结构特点	左右心房间有卵圆孔	肺动脉干和主动脉弓之间有动脉导管	自髂总动脉发出两条脐动脉通过脐带进入胎盘	由胎盘部形成的脐静脉经脐带入胎儿体内的肝，并发出静脉导管连接下腔静脉
出生后的变化	卵圆孔闭锁形成卵圆窝	动脉导管闭锁形成动脉韧带	退化	脐静脉退化成肝圆韧带，静脉导管闭锁成静脉韧带

13. 双胎、联胎和多胎及成因

（1）双胎　单卵双胎是由单个卵细胞受精后发育成两个胎儿，原因可能有：①卵裂球分离；②形成两个内细胞群；③形成两个原条。双卵双胎是由一次排出二个卵细胞，分别受精后发育而成。

（2）联胎　两个双胚胎体的局部相联，原因为发生于单卵双胎，一个胚盘出现两个原条并发育成两个胚胎。

（3）多胎　一次分娩出生三个以上胎儿，形成的原因可能是单卵性、多卵性和混合性几种类型。

14. 先天性畸形与致畸因素　在胚胎发育过程中出现的外形和内部结构的异常，称先天性畸形。有遗传因素和环境因素两大类。

（1）遗传因素　染色体组型异常、基因突变。

（2）环境因素　生物因素、化学因素、物理因素。

复习思考题

一、名词解释

1. 获能　2. 受精　3. 桑葚胚　4. 蜕膜　5. 胚盘　6. 胎盘屏障

二、填空题

1. 人体胚胎发生可分两个时期，胚期是_____周，胎期是_____。

2. 受精卵早期的细胞分裂称_____。

3. 植入大约开始于受精后的第_____天，到第_____天完成。

4. 蜕膜分为三部分，即_____、_____和_____。

5. 胎膜主要包括_____、_____、_____、_____和_____等结构。

6. 绒毛膜分为_____和_____两部分。

7. 胎盘由胚胎的_____和母体子宫内膜的_____组成。

三、选择题

【A₁型题】

1. 受精一般发生在卵排出后的（　　）

　A. 24 小时以内　　　　　　　　　　　B. 36 小时以内

　C. 72 小时以内　　　　　　　　　　　D. 4 天以内

　E. 7 天以内

2. 确定胚体头尾方向的是（　　）

　A. 原肠　　　　　　　B. 原条　　　　　　　C. 脊索

　D. 原结　　　　　　　E. 原沟

3. 分娩时羊水量一般为（　　　）

    A. 100～150 ml   B. 500 ml   C. 2000 ml

    D. 1000～1500 ml   E. 3000 ml

4. 胎盘绒毛间隙内含有的血液是（　　　）

    A. 母体的   B. 胎儿的   C. 胎儿与母体的

    D. 完全是动脉血   E. 完全是静脉血

5. 胚胎致畸敏感期是在胚胎（　　　）

    A. 第1～3周   B. 第9～15周   C. 第1周

    D. 第3～8周   E. 第16～30周

【B_1型题】

    A. 内胚层   B. 外胚层   C. 中胚层

    D. 胚外中胚层   E. 间介中胚层

6. 三胚层形成期，卵黄囊顶部的一层立方细胞（　　　）

7. 三胚层形成期，羊膜底壁的一层高柱状细胞（　　　）

8. 滋养层细胞向胚泡腔内增殖的一些星状细胞（　　　）

    A. 动脉导管   B. 卵圆孔   C. 肺静脉

    D. 脐静脉   E. 脐动脉

9. 存在于左、右心房间的结构是（　　　）

10. 含 O_2 量最高的血液在（　　　）

【X型题】

11. 受精的意义有（　　　）

    A. 标志新生命的开始   B. 决定性别

    C. 标志人体各器官的发育   D. 染色体恢复成23对

    E. 带有父母遗传物质

12. 胚泡通常植入部位在（　　　）

    A. 子宫底   B. 子宫口   C. 子宫颈

    D. 输卵管   E. 子宫体上部

13. 外胚层分化形成的结构是（　　　）

    A. 肾   B. 脊髓   C. 表皮

    D. 真皮   E. 脑

14. 胎儿出生时脐带（　　　）

    A. 长约55 cm   B. 连于胎儿与胎盘之间

    C. 内有两条脐静脉一条脐动脉   D. 表面有羊膜包绕

    E. 内有卵黄囊和尿囊

四、问答题

1. 简述植入的过程和条件。

2. 简述胎盘的结构和功能。

实验指导

【实验目的】

1. 指出受精的部位。
2. 指出卵裂的过程，说出胚泡的结构特点。
3. 指出植入的部位，辨认蜕膜的分部及各部的位置。
4. 辨认胚盘的三层结构。
5. 说出各类胎膜的位置和结构特点。
6. 指出胎盘的结构，并说出胎盘和脐带间的相互关系。

【实验材料】

各级卵裂球及桑葚胚的模型、胚泡模型、胚盘的模型、2～7周的胚胎模型、妊娠子宫的剖面模型、连接胎儿的脐带及胎盘的模型或标本、各个月份的胎儿标本、畸形胎儿标本、胚胎的发生发育教学片、胎儿血液循环模型、脐带横断面模型或标本。

【实验内容及方法】

一、教师示教

1. 教师带领学生观看胚胎的发生、发育教学片。
2. 教师在模型和标本上示教受精、卵裂球、桑葚胚、胚泡、三胚层、蜕膜、植入、胎盘和胎膜等形态结构。

二、学生分组自行观察和讨论，教师跟踪辅导

1. **受精** 在模型上指出卵子滞留部位和精子运行过程，进而讨论女性节育措施的实施。
2. **卵裂** 跟踪受精和卵裂过程的细胞增殖，观察桑葚胚的形态结构和特点。
3. **胚泡** 观看胚泡的剖面结构，辨认内细胞群、滋养层和极端滋养层的细胞形态和结构。
4. **植入** 在子宫腔的壁上找出植入的部位，说出胚泡和蜕膜之间的关系。
5. **蜕膜** 在妊娠子宫的剖面模型上，观察蜕膜和胚胎。指出包蜕膜、壁蜕膜和底蜕膜的位置。
6. **二胚层** 在胚胎第2周的模型上，观察内、外胚层和连接外胚层的囊状结构即羊膜腔，连接内胚层的囊状结构即卵黄囊。
7. **三胚层和胚外体腔** 在胚胎第3周的模型上，观察三胚层结构并指出胚外中胚层、胚外体腔和体蒂的结构，在胚盘上指出胚内中胚层。
8. **绒毛膜** 在胚胎2周至3个月的子宫剖面模型上观察绒毛膜结构的发生和变化。指出平滑绒毛膜和丛密绒毛膜的部位。

9. **卵黄囊** 在胚胎 3 个月的子宫剖面模型上观察，原位于胚胎腹侧，现顶部已被包入胚体，余部已被包入脐带的状态。

10. **尿囊** 在胚胎 3 个月的子宫剖面模型上观察，其根部与后肠的腹侧相连，其余远侧部被包入脐带。

11. **羊膜** 贴于胚外中胚层的内面，且包于脐带的表面进而围成了大的腔隙形成羊膜腔。

12. **脐带** 在标本上观察连接胎儿和胎盘的圆索状结构，注意其长度和粗细。并指出其内在的一对脐动脉和一条脐静脉，找出卵黄囊剩件以及黏液性结缔组织。

13. **胎盘** 在标本上观察胎盘的大小和形态，注意分辨胎盘的胎儿面和母体面，胎儿面光滑，偏中央部位连有脐带，母体面粗糙，胎盘的周缘较薄，中央较厚呈圆盘状。

14. **畸形胎儿** 根据现有的标本模型或挂图指出畸形胎儿的名称和正常胎儿结构的差异。

15. **胎儿的血液循环特点** 在胎儿的血液循环模型上指出胎儿和成人的血液循环的不同。

【实验考核】

1. 在胚泡、妊娠子宫的剖面模型，胚盘模型、脐带横断面模型、胎膜和胎盘标本上指出所学的可见结构。

2. 就胚胎学的内容，由学生自由提出问题，教师根据提问进行理论联系实际的回答。

参考答案

绪论

一、名词解释

1. 组织：由形态相似功能相近的细胞借细胞间质结合在一起组成的结构称为组织。

2. 器官：由几种不同组织构成具有一定形态，完成一定生理功能的结构称为器官。

二、填空题

1. 上皮组织　结缔组织　肌组织　神经组织

2. 头　颈　躯干　四肢

3. 内侧　外侧

4. 结构　功能

5. 纵　横

三、选择题

【A₁型题】

1. C　2. A　3. B

【B₁型题】

4. C　5. A　6. B　7. B　8. D　9. E

【X型题】

10. BCDE　11. CE

四、简答题

1. 说出人体有哪些系统属于内脏，为什么？

答：人体的呼吸系统、消化系统、泌尿系统和生殖系统属于内脏。因为这些系统的大部分器官位于胸、腹、盆腔内，仅借一定的孔道与外界相通，所以通常把这四个系统合称为内脏。

2. 简述人体的组成。

答：细胞是构成人体最基本的结构和功能单位；形态相似功能相近的细胞借细胞间质结合在一起构成组织；由几种不同组织构成具有一定形态，完成一定生理功能的是器官；许多器官联系在一起，构成人体的功能系统；各个系统相互依存和协调构成一个完整机体。

3. 简述 HE 染色的原理和意义。

答：HE 染色即苏木精－伊红染色，苏木精是碱性染液，伊红是酸性染液。各种细胞内的结构对染液的亲和力不同，完全被苏木精着色的称嗜碱性，被伊红染色的称嗜酸性，着色差的称中性，组织细胞被浸染后，可增强各类细胞的分辨率。

第一篇　人体解剖学

第一章　运动系统

第一节　骨和骨连结

一、名词解释

1. 骨膜：为一层致密结缔组织膜，含有丰富的血管、神经和淋巴管，对骨的营养、再生和感觉有重要作用。骨膜内还含有成骨细胞和破骨细胞，分别具有产生新骨质和破坏旧骨质的功能，对骨的生长和损伤后的修复起重要作用。

2. 胸骨角：胸骨柄与胸骨体相连处稍向前突，称胸骨角，平对第 2 肋软骨，是计数肋的重要标志。

3. 翼点：在颞窝前下部，由额骨、顶骨、颞骨和蝶骨会合形成 H 形的缝，称为翼点，此处骨质较薄，内有脑膜中动脉前支经过，骨折时易损伤该血管引起硬膜外血肿。

4. 关节：是骨与骨之间借膜性的结缔组织囊相连，相对的骨面之间具有腔隙的一种连结。每个关节都具有关节面、关节囊和关节腔 3 种基本结构。

5. 骨盆：由骶骨、尾骨和左右髋骨借骨连结连结而成，分大、小骨盆两部分，其中女性骨盆还是分娩的产道。

二、填空题

1. 长骨　扁骨　短骨　不规则骨

2. 骨质　骨膜　骨髓

3. 骨髓腔　骨松质

4. 髂骨　胸骨　椎骨

5. 骺软骨　长长

6. 上关节突　下关节突　棘突　横突

7. 椎体　椎弓

8. 椎上切迹　椎下切迹

9. 椎间盘　黄韧带

10. 纤维环　纤维软骨　髓核

11. 胸骨柄　胸骨体　第 2 肋软骨

12. 肱骨头　肩胛骨　关节盂

13. 髂嵴　第四腰椎棘突

14. 髂骨　坐骨　耻骨

15. 骶骨岬　弓状线　耻骨梳　耻骨联合上缘

16. 关节面　关节囊　关节腔

17. 肱骨内上髁　尺骨鹰嘴　肱骨外上髁

18. 十二块胸椎　一块胸骨　十二对肋

19. 肱骨头　关节盂

20. 肱尺关节　肱桡关节　桡尺近侧关节

三、选择题

【A₁型题】

1. C   2. A   3. A   4. B   5. B   6. B   7. B   8. C   9. D   10. C   11. D   12. A   13. D
14. C   15. D   16. C   17. B   18. B   19. E   20. E   21. C   22. D   23. A   24. C   25. C   26. B
27. B   28. A   29. C   30. B   31. B   32. B   33. B   34. D   35. B   36. C   37. D   38. E   39. E
40. E

【B₁型题】

41. E   42. D   43. B   44. A   45. C   46. A   47. C   48. D   49. B   50. E   51. B   52. D
53. A   54. C   55. E

【X型题】

56. BE   57. ABCDE   58. ABCDE   59. ABCDE   60. ABDE   61. ABCDE   62. BCDE
63. ACD   64. ABD   65. ABCDE   66. ABCDE   67. CDE   68. BCD   69. ACD   70. ABCDE

四、问答题

1. 简述椎骨的一般形态。

答：椎骨由前方的椎体和后方的椎弓两部分构成，两者围成的孔称椎孔。所有椎孔相连构成椎管，容纳脊髓。椎弓呈半环形，与椎体相连缩细的部分称椎弓根，后部较宽大称椎弓板。由椎弓板发出7个突起：向上的一对称上关节突，向下的一对称下关节突，向两侧的一对称横突，向后或后下方发出的一个称棘突。

2. 试述椎骨的连结。

答：椎骨之间借椎间盘、韧带和关节相连。椎间盘是连结相邻椎体之间的纤维软骨盘，具有缓冲震荡的作用；韧带包括前纵韧带、后纵韧带、棘上韧带、棘间韧带和黄韧带；关节包括相邻椎骨的上、下关节突构成的关节突关节、寰椎和枢椎构成的寰枢关节和寰椎侧块的上关节面和枕髁构成的寰枕关节。

3. 鼻旁窦包括哪些？分别开口于何处？

答：包括上颌窦、额窦、蝶窦和筛窦。其中额窦开口于中鼻道；蝶窦开口于蝶筛隐窝；筛窦前、中群开口于中鼻道，后群开口于上鼻道；上颌窦开口于中鼻道。

4. 说明肩关节的构成及结构特点。

答：由肱骨头与肩胛骨的关节盂构成。头大，盂浅，囊松，内有肱二头肌长头腱穿过，可做前屈、后伸、内收、外展、旋内、旋外和环转运动。

5. 试述膝关节的组成、特点及运动方式。

答：膝关节由股骨的内、外侧髁和胫骨的内、外侧髁及髌骨构成。关节囊宽阔而松弛，内有半月板和交叉韧带，外有副韧带加强，可做屈、伸运动，半屈位时，还可做轻微的旋内、旋外。

五、综合题

1. 颈椎的形态结构

答：颈椎共7块，由椎间盘和韧带相连，形成向前凸的生理弯曲。颈椎的特点是椎体较小，呈椭圆形，横突上有横突孔，椎动脉和椎静脉由此孔通过；1~6颈椎棘突短而分杈；上下关节突的关节近似水平位，使颈部能灵活运动。第1颈椎没有椎体，呈环状称寰椎，由前弓、后弓和侧块构成。前弓后面的齿凹与第2颈椎的齿突形成关节。侧块上的椭圆形凹陷与颅底的枕髁形成关节，使头能做点头动作。第2颈椎（或枢椎）有一向上的指状突起称齿突。寰椎可围绕齿突做旋转运动。第 7 颈椎的棘突特别长近似水平，末端不分杈，形成结节，在皮下易触及，常用来计数椎骨序数的标志。

2. 椎体钩、横突、关节突复合体的概念及临床意义

答：椎体钩为颈椎第 3~7 颈椎体上面侧缘向上的突起。横突是自椎弓根和椎弓板连接处呈冠状位向两外侧突出。在椎弓根与椎弓板结合处分别向上、下突起，即上关节突和下关节突，相邻关节突构成关节突关节。临床意义：椎体钩与上位椎体下面的两侧唇缘相接，形成钩椎关节，又称 Luschka 关节。横突是肌肉和韧带的附着处。关节突关节参与构成椎管和椎间孔的后壁，前方与脊髓和脊神经相邻，关节突关节的退变可压迫脊髓或脊神经根。关节突关节由脊神经后支分支支配。神经受压或被牵拉损伤，也可引起腰背痛。

3. 椎间盘的构造和功能及退行性变的解剖学基础

答：两个相邻椎骨的椎体之间的软骨连结称椎间盘。椎间盘由外围的纤维环和中心的髓核组成。纤维环由多层交错排列的纤维软骨环组成，牢固地将椎体连接在一起，具有较大的弹性和坚韧性，除承受压力之外，还可防止髓核溢出。髓核为白色胶状物质，富有弹性。当髓核受重力作用时便向四周扩展，并挤压纤维环向周围延伸和膨胀。

第二节　肌

一、名词解释

1. 浅筋膜：亦称皮下筋膜，由疏松结缔组织构成，位于真皮之下，包被身体各部，内富有脂肪。浅筋膜具有维持体温和保护深部结构的作用。

2. 腹直肌鞘：包绕腹直肌，由腹前外侧壁 3 块扁肌的腱膜构成，分前、后两层。腹外斜肌腱膜与腹内斜肌腱膜的前层愈合成前层；腹内斜肌腱膜的后层与腹横肌腱膜愈合成后层。

3. 白线：位于腹前壁正中线上，左、右腹直肌鞘之间，由两侧 3 层扁肌的腱膜交织而成。

二、填空题

1. 肌腹　肌腱

2. 筋膜　滑膜囊　腱鞘

3. 腹内斜肌　腹外斜肌　腹横肌

4. 髂肌　腰大肌

5. 股　腹股沟韧带　缝匠肌　长收肌

三、选择题

【A₁型题】

1. A　2. C　3. B　4. D　5. C　6. D　7. B　8. D　9. B　10. D　11. B　12. D　13. B　14. D　15. B　16. C　17. A　18. A　19. A　20. C

【B₁型题】

21. C　22. D　23. E　24. B　25. A　26. E　27. C　28. D　29. B　30. A　31. E　32. D　33. C　34. B　35. A

【X型题】

36. ACD　37. ABC　38. ABCDE　39. ABCD　40. BC　41. AD　42. ABCD　43. AE　44. ACE　45. BCE　46. BCDE　47. BC　48. BCE　49. ABDE　50. ABCD

四、问答题

1. 膈上有哪些裂孔？各有哪些结构通过？

答：有主动脉裂孔，有主动脉和胸导管通过；食管裂孔，有食管和迷走神经通过；腔静脉孔，有下腔静脉通过。

2. 简述腹股沟管的位置、两口及内容物。

答：腹股沟管位于腹股沟韧带内侧半的上方，为腹前壁3层扁肌之间的一条斜行裂隙，男性有精索、女性有子宫圆韧带通过。结构分四壁两口，内口称腹股沟管深（腹）环，位于腹股沟韧带中点上方约一横指处，外口称腹股沟管浅（皮下）环；前壁为腹外斜肌腱膜和腹内斜肌，后壁为腹横筋膜和腹股沟镰，上壁为腹内斜肌和腹横肌的弓状下缘，下壁为腹股沟韧带。

第二章 消化系统

第一节 内脏概述

一、名词解释

1. 内脏：包括消化、呼吸、泌尿、生殖四个系统的器官。大部分器官位于体腔内，借一定的管道和外界相通。其功能主要是进行物质代谢和繁殖后代。

2. 肩胛线：是指通过肩胛骨下角所做的垂直线。

二、填空

1. 中空性器官、实质性器官

2. 腹上区、季肋区；脐区、腹外侧区；耻区、腹股沟区

三、选择题

【A$_1$型题】

1. C 2. B

第二节 消化管

一、名词解释

1. 咽峡：腭垂、腭帆游离缘两侧的腭舌弓和舌根共同围成的结构称咽峡，是口腔和咽的分界。

2. 舌乳头：舌背黏膜上有许多小突起称舌乳头。根据形态分为四类：丝状乳头、菌状乳头、轮廓乳头和叶状乳头，其中后3种含有味蕾。

3. 咽淋巴环：舌扁桃体、腭扁桃体、咽扁桃体在鼻腔和口腔通咽处共同形成一个淋巴组织环，称咽淋巴环。是机体的第一道防线，具有重要的防御功能。

4. 幽门窦：胃的幽门部被大弯侧一个不明显的浅沟即中间沟分为左侧的幽门窦和右侧的幽门管。是溃疡的好发部位。

5. 十二指肠大乳头：十二指肠降部的后内侧壁上有一纵行黏膜皱襞即十二指肠纵襞，其下端的圆形隆起称十二指肠大乳头，距中切牙约75 cm，是胆总管和胰管的共同开口。

6. 麦氏点：即阑尾根部的体表投影，在脐与右髂前上棘连线的中、外1/3交点处。当急性阑尾炎时，此处压痛最明显。

7. 齿状线：肛柱的下端和肛瓣连接而成的锯齿状的环形线称齿状线。此线是皮肤与黏膜的分界线。

8. 白线：在距肛门1～1.5 cm处，活体上可见一浅蓝色的环形线，称白线，此处相当于肛门内、外括约肌的交界处。

二、填空题

1. 上消化道　下消化道

2. 牙龈　牙周膜　牙槽骨

3. 鼻咽　口咽　喉咽

4. 食管起始处　与左主支气管交叉处　膈的食管裂孔处

5. 贲门部　胃底　胃体　幽门部

6. 上部　降部　水平部　升部

7. 盲肠　结肠　直肠　肛管　阑尾

8. 右髂前上棘与脐连线的中、外 1/3 交点处

9. 十二指肠悬韧带

10. 结肠带　结肠袋　肠脂垂

11. 直肠骶曲　直肠会阴曲

三、选择题

【A₁型题】

1. C　2. D　3. B　4. D　5. C　6. A　7. D　8. C　9. D　10. B　11. E　12. A　13. C　14. A　15. E　16. D　17. C　18. B　19. B　20. A　21. B　22. C　23. C　24. A　25. B　26. D

【X 型题】

27. ABCD　28. ABC　29. ACDE　30. ACD　31. CE　32. ADE

四、问答题

1. 简述胃的形态和分部。

答：胃是消化管的最膨大部分，上接食管，下续十二指肠。胃的形态、位置随体型和充盈程度而异，完全空虚时略呈管状，中等充盈呈扁平的曲颈囊状，高度充盈时呈球囊状。胃可分为胃底、贲门部、胃体、幽门部四部分。贲门部界限不明显。胃底为贲门平面以上左上方膨出的部分，胃体为胃底和角切迹之间的部分，与十二指肠连接的部分为幽门部。

2. 简述空肠、回肠的区别。

答：差异见下表。

项目	空肠	回肠
位置	左上腹	右下腹
长度	近侧 2/5	远侧 3/5
管径	较粗	较细
管壁	较厚	较薄
色泽	淡红色	较淡
系膜血管	动脉弓较少	动脉弓较多
	直血管长	直血管短
黏膜皱襞	密集	较稀疏
淋巴滤泡	孤立淋巴滤泡	集合淋巴滤泡

第三节　消化腺

一、名词解释

1. 肝门：肝的脏面中部有 H 形沟，横沟有肝左、右管，肝固有动脉左右支、肝门静脉

左右支及肝的淋巴管、神经出入，称肝门。

2. 胆囊三角：由胆囊管、肝总管和肝的脏面围成的三角形区域，内有胆囊动脉通过。

3. 肝胰壶腹：胆总管在十二指肠降部中份后内侧壁内与胰管汇合，形成略膨大的肝胰壶腹，开口于十二指肠大乳头。

4. 格利森系统：肝门静脉和肝固有动脉的分支及肝管的属支在肝内伴行，其外周有纤维结缔组织鞘包绕而构成格利森系统。

二、填空题

1. 右季肋区　腹上区　左季肋区

2. 右锁骨中线与肋弓相交处的稍下方

3. 底　体　颈　管

4. 头　体　尾

5. 胆囊窝

6. 肝十二指肠韧带　肝胰壶腹　十二指肠大乳头

7. 腮腺　下颌下腺　舌下腺

8. 肝左管　肝右管　肝总管　胆囊　胆总管

三、选择题

【A₁型题】

1. C　2. D　3. A　4. B　5. E　6. D　7. A　8. B　9. E　10. E　11. C　12. A　13. B

14. D

【X型题】

15. ABCD　16. BCD

四、问答题

1. 简述胆汁的排泄途径。

答：肝分泌的胆汁由左右肝管、肝总管、胆囊管进入胆囊储存和浓缩，进食后，在神经体液调节下，胆囊收缩，肝胰壶腹括约肌舒张，胆囊内的胆汁自胆囊经胆囊管、胆总管、肝胰壶腹、十二指肠大乳头排入十二指肠内。

2. 试述肝的位置。

答：肝大部分位于右季肋区和腹上区，小部分位于左季肋区。仅在腹上区直接与腹前壁相贴。肝上界与膈穹隆一致，在右锁骨中线平第五肋，在左锁骨中线平第五肋间隙，在前正中线位于胸骨体与剑突结合处。肝下界的右侧与右肋弓大体一致，腹上区剑突下3 cm。3岁以下的幼儿肝下界可低于右肋弓下缘，但不超过2 cm，7岁以上的儿童在右肋弓下缘不能触及肝。

五、综合题

1. 阑尾的位置、形态及结构

阑尾是盲肠内后壁附着的一个细长盲管，长5～8 cm，直径为0.5～0.8 cm，其基底部在盲肠内后侧，回盲瓣下方约2.5 cm处，由于腹膜包绕阑尾所形成的阑尾系膜短于阑尾本身，故阑尾形态弯曲，状似蚯蚓，亦名"蚓突"。阑尾基底相对固定，而体及尖部则较游离（有时阑尾体、尖部可部分固定于腹膜后），可指向各个方向。阑尾结构与结肠相似，有黏膜层、黏膜下层、环肌层、纵肌层、浆膜下层及浆膜层。黏膜和黏膜下层中含有丰富的淋巴组织，呈纵行分布（这是感染易于沿黏膜下层扩散的原因）。

2. 阑尾的形态变异及位置变异

位置变异：①左位阑尾，阑尾在腹正中线左侧任何位置；②高位阑尾，阑尾在脐水平线以上的位置；③低位阑尾，阑尾在髂前上棘水平线以下的盆腔内；④疝内阑尾，阑尾位于腹外疝囊内；⑤腹膜外阑尾，阑尾在腹膜壁层外位；⑥壁内阑尾，阑尾位于回盲肠壁内的组织中；⑦腔内阑尾，阑尾位于盲肠肠腔内；⑧错位阑尾，阑尾根部在盲肠下极结肠带汇集点以外任一肠祥位置。

形态变异：①阑尾部分重复；②阑尾完全重复；③祥状阑尾；④阑尾盲肠重复。

第三章 呼吸系统

一、名词解释

1. 上呼吸道：呼吸道包括鼻、咽、喉、气管和各级支气管，临床上通常把鼻、咽、喉称为上呼吸道。

2. 胸膜腔：是由脏胸膜与壁胸膜在肺根处相互移行所构成的密闭的潜在浆膜腔。

3. 肋膈隐窝：亦称肋膈窦，位于肋胸膜与膈胸膜转折处，为一半环形较深的间隙，是胸膜腔最低点，胸膜腔积液首先聚集于此。

4. 纵隔：两侧纵隔胸膜之间的所有器官、结构和结缔组织的总称。

二、填空题

1. 呼吸道 肺 气管 各级支气管

2. 前庭 声 喉前庭 喉中间腔 声门下腔 声门裂

3. 额窦 上颌窦 蝶窦 筛窦

4. 甲状软骨 环状软骨 会厌软骨 杓状软骨

5. 斜裂 水平裂 两

6. 肋胸膜 膈胸膜 纵隔胸膜 胸膜顶

7. 上纵隔 下纵隔 下纵隔 前纵隔 中纵隔 后纵隔

三、选择题

【A_1 型题】

1. C 2. C 3. C 4. A 5. B 6. B 7. D 8. A 9. C

【B_1 型题】

10. A 11. D 12. B

【X 型题】

13. ABCDE 14. BCD 15. ABE

四、问答题

1. 鼻旁窦有哪几对？各开口于何处？

答：鼻旁窦包括蝶窦（开口于蝶筛隐窝）、上颌窦、额窦、筛窦前中组（开口于中鼻道）和筛窦后组（开口于上鼻道）。

2. 简述左、右主支气管的形态特点及临床意义。

答：左主支气管长4~5 cm，细、长走向倾斜，与气管中线的延长线形成35°~40°的夹角。右主支气管长 2~3 cm，粗、短走向陡直，与气管中线延长线形成22°~25°的夹角。右肺通气量较左肺通气量大，故临床上气管内异物多坠入右主支气管。

3. 试述肺和胸膜下界的体表投影。

答：肺和胸膜下界的体表投影如下表

	锁骨中线	腋中线	肩胛线	脊柱旁
肺下界	第 6 肋	第 8 肋	第 10 肋	第 10 胸椎棘突
胸膜下界	第 8 肋	第 10 肋	第 11 肋	第 12 胸椎棘突

4. 试述纵隔的境界和分部。

答：（1）境界：纵隔的前界为胸骨；后界为脊柱胸段；两侧为纵隔胸膜；上界为胸廓上口；下界为膈。

（2）分部：纵隔通常以胸骨角与第 4 胸椎体下缘之间的连线为界，分为上纵隔和下纵隔两部分。下纵隔又以心包为界，分为前纵隔、中纵隔和下纵隔三部分。

五、综合题

1. 气管、支气管的位置、形态

气管位置：起自环状软骨下缘（约平第 6 颈椎），向下至胸骨角平面（约平第 4 胸椎体下缘）。气管形态：由 14~17 个呈 C 形缺口向后的透明软骨环构成，气管软骨后壁缺口由弹性纤维和平滑肌构成的膜壁封闭。

支气管位置：气管在胸骨角平面分为左、右主支气管。支气管形态：右主支气管长 2~3 cm，较粗，走向陡直；左主支气管长 4~5 cm，较细，走向倾斜。

2. 气管支气管异物的解剖学分析

左主气管长、细且走向较倾斜，右主支气管短、粗且走向较陡直。因此，异物容易落入右主支气管内。

第四章　泌尿系统

一、名词解释

1. 肾区：竖脊肌的外侧缘与第 12 肋下缘所形成的夹角部位，是肾门在腰背部的体表投影区。此区称为肾区。

2. 膀胱三角：在膀胱底部的内面，位于两输尿管口与尿道内口之间的黏膜区；此区黏膜和肌层连接紧密，黏膜光滑无皱襞，是膀胱疾病的好发部位，称膀胱三角。

3. 肾门：肾内侧缘中部的凹陷部位，是血管神经出入肾的部位，称肾门。

4. 肾窦：肾门向肾实质内凹陷形成的腔隙称为肾窦，内有疏松结缔组织填充并含有血管、神经、淋巴管和肾大、小盏以及肾盂等结构。

5. 肾蒂：出入肾门的神经、血管、淋巴管和肾盂等结构，被结缔组织包裹在一起，称肾蒂。

6. 肾盂：连接在肾大盏和输尿管之间的膜性结构，是导尿管道的组成部分。

二、填空题

1. 肾小盏　肾大盏　肾盂

2. 第 11 胸椎体　第 2 腰椎体　1

3. 起始部　过小骨盆跨髂血管处　穿膀胱壁处

4. 腹段　盆段　壁内段

5. 小骨盆　前列腺　盆膈

三、选择题

【A₁型题】

1. B　2. B　3. C　4. D　5. C　6. A

【B₁型题】

7. C　8. A　9. D　10. E　11. C　12. D　13. A　14. E

【X 型题】

15. AE　16. ACD　17. ABD

四、问答题

1. 肾冠状切面上肉眼可见到哪些结构？

答：肾的浅层，呈红褐色为肾皮质。肾皮质的深部色淡，为肾髓质；内有多个肾锥体，肾锥体的基底朝向皮质，尖端圆钝，朝向肾窦，并突入到肾小盏内，为肾乳头。肾锥体之间，填充有皮质延伸的结构，为肾柱。在肾门和肾窦内含有肾的血管、神经和淋巴，大部分被膜性结构所掩盖，膜包裹肾乳头的称肾小盏。2～3 个肾小盏合成一个肾大盏，肾大盏再汇合成一个前后扁平的漏斗状的肾盂出肾门。

2. 输尿管的狭窄位于何处？有何临床意义？

答：输尿管主要有三处狭窄，分别位于输尿管的起始处，过小骨盆上口与髂血管的交叉处和穿膀胱壁处。输尿管的结石易嵌顿在狭窄部位，也是输尿管疾病的好发部位。

3. 简述肾的被膜和特点。

答：肾的被膜有三层，由内向外依次为纤维囊、脂肪囊和肾筋膜。纤维囊为坚韧的致密结缔组织和少量的弹性纤维构成的薄膜，包裹于肾实质的表面，正常情况下与肾实质连接疏松，易于剥离。脂肪囊是位于肾纤维囊外周的脂肪组织，在肾的边缘部和下端较为丰富。肾筋膜是最外层的膜性结构，包被于肾和肾上腺的周围，它发出的结缔组织小梁穿过脂肪囊与纤维囊相连，为肾的主要固定结构。在肾的下端和内侧前后筋膜是敞开的彼此不愈合。

五、综合题

1. 会阴的概念、分区

狭义会阴：即临床常称的会阴，指外生殖器与肛门之间的区域，在女性也称产科会阴。广义会阴：指盆膈以下封闭骨盆下口的全部软组织，呈菱形，其境界与骨盆下口一致，前为耻骨联合下缘及耻骨弓状韧带，两侧为耻骨弓，坐骨结节及骶结节韧带，后为尾骨尖。

分区：通过两侧坐骨结节的连线，将会阴分为前方的三角区尿生殖区和后方的三角区肛门区。

2. 男性尿生殖三角的层次、筋膜间隙

层次：浅层结构包括皮肤和浅筋膜；深层结构包括会阴肌和深筋膜。

筋膜间隙：会阴浅筋膜与尿生殖膈下筋膜之间围成会阴浅隙，内有尿生殖三角浅层肌，男性有阴茎根；女性有阴蒂脚、前庭球和前庭大腺等。尿生殖膈上、下筋膜之间的间隙叫会阴深隙，有会阴深横肌、尿道括约肌、尿道膜部和尿道球腺等。

3. 男性尿道的形态、分部

男性尿道的形态：起自膀胱的尿道内口，止于阴茎头的尿道外口。成人尿道管径平均5～7 cm,长16～22 cm。

男性尿道的分部：前列腺部、膜部、海绵体部。

4. 男性尿道断裂尿外渗的解剖学分析

男性尿道以尿生殖膈为界，分为前、后两段。前尿道包括球部和阴茎部，后尿道包括前列腺部和膜部。男性前尿道损伤多发生于球部，这段尿道固定在会阴部。会阴部骑跨伤时，将尿道挤向耻骨联合下方，引起尿道球部损伤。

第五章　生殖系统

第一节　男性生殖系统

一、名词解释

1. 鞘膜腔：鞘膜分壁、脏两层，两层在睾丸后缘处相互移行构成一个封闭的囊腔称鞘膜腔，内含少量滑液。

2. 精索：从腹股沟管深环到睾丸上端处，有一对柔软的圆索状结构，称精索，内容包括输精管、睾丸动脉、蔓状静脉丛、淋巴管及神经等。

二、填空题

1. 睾丸　阴囊　后缘　附睾

2. 精囊腺　前列腺　尿道球腺　精液

3. 附睾尾　腹股沟管　精囊腺　射精管

4. 前列腺部　膜部　海绵体部　尿道内口　膜部　尿道外口　尿道外口　耻骨下弯　耻骨前弯　耻骨前弯

三、选择题

【A_1型题】

1. C　2. D　3. A　4. D　5. B　6. C　7. D　8. C

【B_1型题】

9. C　10. E　11. A　12. B

【X型题】

13. ABDE　14. CDE　15. ADE　16. ACDE　17. ABCD

四、简答题

1. 精子的产生及排出途径。

答：精子是由睾丸内精曲小管产生的，然后进入直精小管、睾丸网，再通过睾丸输出小管进入附睾。精子进入附睾后，在其内储存并活化。当射精时再通过输精管、射精管进入尿道排出体外。

2. 输精管的走行及结扎位置。

答：①走行：输精管续附睾管，约50 cm，沿附睾内侧、睾丸后缘上行，经阴囊根部穿腹股沟管入腹腔，弯向内下入盆腔，在膀胱底的后方与精囊腺排泄管合并成射精管，从后方穿入前列腺，开口于尿道前列腺部。②结扎部位：临床上常于阴囊根部、睾丸后上方处施行输精管结扎手术。

五、综合题

1. 精索内静脉的引流、分组及走行

引流：起自睾丸和附睾的小静脉吻合成蔓状静脉丛；蔓状静脉丛参与构成精索，经腹股沟管进入盆腔，汇成睾丸静脉。分组：左精索静脉与右精索静脉。走行：左侧以直角注入左肾静脉，右侧以锐角注入下腔静脉。

2. 精索静脉曲张症的解剖学分析

睾丸静脉左侧以直角注入左肾静脉。精索静脉曲张是由于包绕精索的精索静脉和蔓状静脉丛的扩张而引起的。

第二节　女性生殖系统

一、名词解释

1. 广义会阴：一般指封闭小骨盆下口的所有软组织，呈菱形，借两侧坐骨结节连线分为尿生殖区和肛区。

2. 子宫前倾：正常状态下，子宫长轴向前倾斜与阴道形成凹面向前的弯曲称子宫前倾。

二、填空题

1. 卵巢　输卵管　子宫　阴道　外阴

2. 子宫部　峡部　壶腹部　漏斗部

3. 峡部　壶腹部　输卵管伞

4. 子宫体　子宫底　子宫颈　阴道上部　阴道部

5. 子宫阔韧带　子宫主韧带　子宫圆韧带　骶子宫韧带　子宫圆韧带　骶子宫韧带

三、选择题

【A₁型题】

1. D　2. B　3. D

【B₁型题】

4. A　5. C　6. E　7. D

【X型题】

8. ABD　9. CDE　10. BCDE　11. ACE

四、问答题

1. 输卵管结扎较理想的定位在哪？

答：输卵管结扎的理想位置是输卵管峡部，因为其短而细，血管少，壁较厚。

2. 固定子宫的韧带有哪些？各有何功能？

答：（1）子宫阔韧带：限制子宫向两侧活动。

（2）子宫圆韧带：维持子宫前倾位。

（3）骶子宫韧带：维持子宫前屈位。

（4）子宫主韧带：固定子宫颈阻止子宫下垂。

3. 女性乳房手术应选择何方向切口？为什么？

答：乳房由皮肤、乳腺、致密结缔组织和脂肪构成。乳腺被脂肪组织和致密结缔组织分隔成15~20个乳腺小叶，以乳头为中心放射状排列，每个小叶有一条输乳管，开口于乳头。故乳房手术时应选择以乳头为中心的放射状切口。

第六章 腹膜

一、名词解释

1. 腹膜腔：壁腹膜和脏腹膜相互延续、相互移行，共同围成的潜在性浆膜腔隙，称腹膜腔。

2. 腹膜内位器官：是指器官表面都被腹膜覆盖的器官。

3. 直肠子宫陷凹：直肠与子宫之间有直肠子宫陷凹，也称 Douglas 腔。较深，与阴道后穹间仅隔一层薄的阴道后壁和腹膜。为女性直立时腹膜腔最低点。

二、填空题

1. 镰状韧带　冠状韧带　胃脾韧带　脾肾韧带

2. 肠系膜　阑尾系膜　横结肠系膜　乙状结肠系膜

3. 小网膜的后层　胃后壁　胃结肠韧带

三、选择题

【A₁型题】

1. D　2. B　3. C　4. D　5. D

【B₁型题】

6. A　7. B　8. B　9. C

【X型题】

10. ABCDE　11. ABCE

四、问答题

简述小网膜的位置、分部和内含结构。

答：小网膜是从肝门移行于胃小弯和十二指肠上部的双层腹膜结构，可分为两部分。连接肝与胃小弯的部分称肝胃韧带。其内含有胃左、右血管，胃左、右淋巴结和胃的神经等。在胃小弯处，两层腹膜分别移行于胃前、后面的腹膜脏层，在胃大弯处两层又会合，移行于大网膜。连接肝与十二指肠上部的小网膜部分，称肝十二指肠韧带，内有胆总管、肝固有动脉、门静脉等。其中胆总管居于右侧，肝固有动脉在胆总管的左侧，门静脉居二者之间的后方。这种位置关系，对手术时确认上述结构尤为重要。小网膜的右侧为游离缘，该缘的后方为网膜孔，通过网膜孔可进入胃后方的网膜囊。

第七章 内分泌系统

一、名词解释

1. 内分泌系统：由内分泌腺和弥散于机体内部的内分泌组织构成，是神经系统以外机体的一个重要调节系统。其主要功能是参与机体新陈代谢和生长发育，对体内器官、系统的功能活动进行调节。

2. 激素：内分泌器官和内分泌组织的分泌物统称为激素，激素能透过毛细血管和毛细淋巴管直接进入血液或淋巴，随血液循环运送到全身各处，作用于特定器官或组织。

3. 神经垂体：神经垂体由下丘脑延伸发育而来，没有内分泌功能，只能暂时储存和释放由下丘脑运来的抗利尿激素和催产素。

二、填空题

1. 侧叶　2~4　锥状叶

2. 肾上腺素　去甲肾上腺素　生长激素　促甲状腺激素　促肾上腺皮质激素　催乳素　黑色素细胞刺激素　促性腺激素　抗利尿激素　催产素

3. 免疫器官　内分泌功能

4. 内分泌器官　内分泌组织　激素

5. 垂体窝　漏斗　下丘脑　腺垂体　神经垂体

6. 肾　半月　三角　皮质　髓质

三、选择题

【A₁型题】

1. B　2. A　3. C　4. C　5. D　6. C　7. A　8. E　9. A　10. D　11. B

【X型题】

12. ABCDE　13. CDE　14. CDE　15. ABCD　16. BCDE

四、问答题

1. 试述甲状腺的位置和形态。

答：甲状腺位于颈前部，舌骨下肌群深面。略呈"H"形，质地柔软，呈棕红色，分为左、右两个侧叶，中间以峡部相连。侧叶贴于喉下部和气管上部的两侧，上端可达甲状软骨中部，下端至第6气管软骨环，峡部一般位于第2~4气管软骨环的前方，从峡部向上伸出一个长短不一的锥状叶（有时缺如），甚至长达舌骨。

2. 简述肾上腺的位置和形态。

答：肾上腺位于肾的内上方，左、右各一，呈黄色，左肾上腺近似半月形，右肾上腺呈三角形。肾上腺实质可分为浅层的皮质和深部的髓质两部分。

3. 试述垂体的位置、形态和分部。

答：垂体是不成对的器官，呈椭球形，色灰红。位于蝶骨体上面的垂体窝内，上端借漏斗连于下丘脑。因胚胎发生、结构和功能不同分为前方的腺垂体和后方的神经垂体两部分。

4. 简述内分泌系统的组成及功能。

答：内分泌系统由内分泌腺和弥散于机体内部的内分泌组织构成，是神经系统以外机体的一个重要调节系统。其主要功能是参与机体新陈代谢和生长发育，对体内器官、系统的功能活动进行调节，这种调节属于体液调节。

第八章　脉管系统

第一节　心血管系统

一、名词解释

1. 肺循环：又称小循环，血液由右心室→肺动脉干→各级分支→肺泡毛细血管→肺静脉→左心房。功能是静脉血→动脉血。

2. 二尖瓣复合体：纤维环、二尖瓣、腱索、乳头肌在功能上是一个整体，称二尖瓣复合体。

3. 颈动脉窦：在颈总动脉的末端和颈内动脉起始处的膨大部分，是压力感受器，当血压升高时，可反射性地引起心跳变慢、血管扩张、血压下降。

4. 颈动脉小球：在颈总动脉分叉处的后方，有一个扁椭圆形小体，称颈动脉小球，是化学感受器，能感受血液中二氧化碳和氧浓度的变化。当血液中二氧化碳浓度升高时，可反射性的促使呼吸加深、加快。

5. 静脉角：是同侧的颈内静脉和锁骨下静脉在胸锁关节的后方汇合形成的夹角，淋巴导管在此注入静脉。

6. 危险三角：面静脉在口角平面以上无静脉瓣，并可通过内眦静脉，经眼上静脉与颅内的海绵窦（静脉窦）相交通。当面部尤其以鼻根至两侧口角的三角区内，发生化脓性感染时，若处理不当（如挤压等），感染可经上述途径传入颅内，故临床上称此区为危险三角。

二、填空题

1. 心　动脉　静脉　毛细血管

2. 中纵隔内　膈

3. 肺静脉　左房室口

4. 上腔静脉口　下腔静脉口　冠状窦口　右房室口

5. 心内膜　心肌层　心外膜

6. 窦房结　房室结　房室束

7. 左冠状动脉　右冠状动脉

8. 头臂干　左颈总动脉　左锁骨下动脉

9. 腹主　胃左动脉　肝总动脉　脾动脉

10. 动脉韧带　脐静脉

11. 主动脉窦　主动脉小球　化学感受器

12. 胸锁乳突肌　上颌动脉　颞浅动脉

13. 上颌动脉　棘孔　翼点

14. 腹腔干　肠系膜上动脉　肠系膜下动脉

15. 回结肠动脉　阑尾系膜

16. 第一腰椎　肾上腺下动脉

17. 副肾动脉

18. 子宫阔韧带　前

19. 胫前动脉　胫后动脉

20. 头臂静脉

21. 内眦静脉　下颌后静脉前支　颈内静脉

22. 桡侧　肘正中静脉　贵要静脉　腋静脉

23. 尺侧　肱静脉

24. 足背静脉弓内侧　前方　隐静脉裂孔　股静脉

25. 足背静脉弓外侧　后方　腘窝　腘静脉

三、选择题

【A₁型题】

1. D　2. D　3. C　4. D　5. C　6. A　7. B　8. B　9. C　10. D　11. D　12. C　13. B

14. C　15. A　16. A　17. C　18. E　19. A　20. D　21. D　22. D　23. A　24. A　25. C　26. C
27. E　28. E　29. A　30. D　31. A　32. A　33. B　34. C　35. B　36. A　37. E　38. A　39. C
40. B　41. C　42. D　43. B

【B₁型题】

44. A　45. B　46. C　47. D　48. E　49. E　50. D　51. C　52. A　53. B　54. B　55. D
56. C　57. A　58. A　59. B　60. C　61. D　62. E　63. A　64. C　65. E　66. B　67. D　68. C
69. A　70. D　71. E　72. E　73. D　74. C　75. B　76. A　77. E　78. D　79. C　80. B　81. A

【X型题】

82. ABCDE　83. ABC　84. CDE　85. AD　86. ABD　87. ABCDE　88. BCE　89. ABCD
90. ABC　91. DE　92. AB　93. BCDE　94. ABDE　95. BE　96. ADE　97. BCDE

四、问答题

1. 写出体循环的途径。

答：体循环又称大循环，血液由左心室射出，经主动脉及其各级分支到达全身毛细血管，血液在此与周围组织、细胞进行物质和气体交换，再经各级静脉，最后通过上、下腔静脉及心的冠状窦返回右心房。体循环的特点是路程长、流经范围广，其主要功能是以含氧高和营养物质丰富的动脉血营养全身各部，并将代谢产物运回心。

2. 简述心的体表投影

答：左上点　位于左侧第2肋软骨下缘，距胸骨左缘约1.2 cm。

右上点　位于右侧第3肋软骨上缘，距胸骨右缘约1 cm。

左下点　位于左侧第5肋间隙，距前正中线7～9 cm。

右下点　位于右侧第6胸肋关节处。

3. 简述心传导系的组成及功能

答：心传导系包括窦房结（心的正常起搏点），房室结（将窦房结的冲动传至心室），房室束，左、右束支，Purkinje纤维网（将心房传来的兴奋迅速传播到整个心室）。

4. 简述胃的血液供应

答：胃左动脉来自腹腔干，胃右动脉来自肝固有动脉，胃网膜右动脉来自胃十二指肠动脉，胃网膜左动脉和胃短动脉来自脾动脉。

5. 哪些动脉位置表浅，可用以压迫止血？

答：颞浅动脉，在耳屏前一横指处压迫止血；面动脉，在咬肌前缘和下颌骨下缘交界处压迫止血；颈总动脉，在环状软骨平面处压向第6颈椎横突前结节（颈动脉结节）进行急救止血；锁骨下动脉，在锁骨中点上方的锁骨上窝处向后下方把锁骨下动脉压向第1肋进行止血；肱动脉，在臂中部肱二头肌的内侧压迫止血。

6. 试述肝门静脉的主要属支及与上、下腔静脉的吻合部位。

答：肝门静脉由在胰头后方汇合而成，其属支还有肠系膜上静脉、脾静脉、肠系膜下静脉、胃左静脉、胃右静脉、胆囊静脉、和附脐静脉。

肝门静脉与上、下腔静脉系之间的吻合途径如下。

（1）通过肝门静脉系的胃左静脉到食管静脉丛再经奇静脉形成与上腔静脉系的吻合。

（2）通过肝门静脉系的脾静脉、直肠上静脉到直肠静脉丛再经直肠下静脉和肛静脉形成与下腔静脉系的吻合。

（3）通过肝门静脉系的附脐静脉到脐周静脉网，向上再经胸腹壁静脉和腹壁上静脉，向下再经腹壁浅静脉和腹壁下静脉分别形成与上、下腔静脉系的吻合。

五、综合题

1. 冠状动脉的解剖特点　心的血液供应来自左、右冠状动脉。左冠状动脉起于主动脉的主动脉左窦，主干很短，为 5～10 mm，向左行与左心耳与肺动脉干之间，然后分为前室间支和旋支，左冠状动脉主干的分叉处常发出对角支，向左下斜行，分布于左心室前壁，粗大者也可至前乳头肌。右冠状动脉起于主动脉的主动脉右窦，行于右心耳与肺动脉干之间，再沿冠状沟右行，绕心锐缘至膈面的冠状沟内，一般在房室交点附近或右侧。

2. 冠心病的临床解剖学联系　冠心病（CHD）是由于冠状动脉粥样硬化使血管阻塞导致心肌缺血、缺氧而引起的心脏病（冠状动脉粥样硬化性心脏病）和冠状动脉功能性改变（痉挛）的总称，又称"缺血性心脏病"。临床上可分为原发性心搏骤停、心绞痛、心肌梗死、心力衰竭和心律失常等类型。

第二节　淋巴系统

一、名词解释

1. 乳糜池：在第 1 腰椎体前方由左、右腰干和单一的肠干汇合而成，是胸导管的起点。

2. 淋巴结：属免疫器官，形如蚕豆，数目较多，常成群分布，多数沿血管周围配布，位于身体较隐蔽的位置。淋巴结的功能是产生淋巴细胞和抗体，对淋巴液具有滤过作用。

二、填空题

1. 毛细淋巴管　淋巴管　淋巴干　淋巴导管

2. 颈干　锁骨下干　支气管纵隔干　腰干　肠干

3. 第一腰椎　乳糜池　左静脉角

4. 淋巴结　脾　胸腺

5. 左颈干　左锁骨上淋巴结

6. 左季肋区　9～11　第 10 肋

7. 脾切迹

三、选择题

【A₁ 型题】

1. B　2. B　3. C　4. D　5. D

【B₁ 型题】

6. E　7. C　8. D　9. B　10. A

【X 型题】

11. ABCDE　12. ABCDE

四、问答题

1. 简述胸导管的起始、走行、注入部位及收集范围。

答：胸导管是全身最粗大的淋巴管，起于乳糜池，穿膈的主动脉裂孔进入胸腔，沿脊柱前方上行于食管的后方，到第 5 胸椎附近向左上斜行，出胸廓上口至颈根部，呈弓状向前下弯曲，注入左静脉角。在注入前还收纳左颈干、左锁骨下干和左支气管纵隔干。胸导管收集左侧上半身和人体下半身的淋巴，即人体 3/4 的淋巴回流。

2. 简述脾的位置及功能。

答：脾是人体最大的淋巴器官，位于左季肋区，第 9～11 肋的深面，其长轴与第 10 肋一致。功能是参与机体的免疫反应，滤血、造血、储血等。

第九章　感觉器

第一节　视器

一、名词解释

1. 虹膜角膜角：虹膜周缘附着于巩膜和角膜交界处的深面，虹膜和角膜交界处构成虹膜角膜角。

2. 黄斑：在视神经盘颞侧稍下方约 3.5 mm 处有一黄色小区，称黄斑。

3. 视神经盘：在视网膜后部内侧，视神经起始处的一白色圆形隆起称为视神经盘。此处无感光细胞，称生理性盲点，有视网膜中央血管通过。

二、填空题

1. 眼　眼副器

2. 瞳孔　晶状体

3. 缩小　放大

4. 角膜　屈光

5. 下外　上外

6. 视锥细胞　强光和辨色　视杆细胞　弱光

三、选择题

【A₁ 型题】

1. A　2. C　3. C　4. C　5. B　6. D　7. C　8. D　9. B　10. C

【X 型题】

11. AC　12. ABCD　13. ACE　14. ABCD

四、简答题

1. 简述房水的产生及循环途径。

房水循环途径：睫状体产生房水 - 眼后房 - 瞳孔 - 眼前房 - 虹膜角膜角 - 巩膜静脉窦 - 眼静脉。

2. 眼球外肌有哪些？各有何作用？

提上睑肌：提上睑；内直肌：使眼球转向内侧；外直肌：使眼球转向外侧；上直肌：使眼球转向上内方；下直肌：使眼球转向下内方；上斜肌：使眼球转向下外方；下斜肌：使眼球转向上外方。

第二节　前庭蜗器

一、名词解释

1. 球囊斑：在球囊内的前壁上有球囊斑，为白色小斑，感受直线变速运动的刺激产生运动觉的冲动。

2. 螺旋器：在蜗螺旋膜上有突向蜗管内腔的隆起，随蜗管延伸成螺旋形，为听觉感受器，能感受听觉的神经冲动。

3. 咽鼓管：为连通咽与鼓室的通道，使鼓室和外界的压力相等。

二、填空题

1. 内耳　中耳　外耳

2. 锤骨、砧骨、镫骨

3. 位置觉　头部旋转变速运动

4. 蜗螺旋壁　前庭膜　螺旋膜

5. 外耳　中耳　骨膜脐

6. 鼓室　咽鼓管　乳突窦

三、选择题

【A₁型题】

1. A　2. A　3. A　4. C　5. A　6. E　7. B　8. B　9. A

【X型题】

10. ACDE　11. ABCE

四、简答题

1. 外耳道发炎时疼痛较重，为什么？

答：外耳道皮肤较薄，内含有丰富的感觉神经末梢。外耳道皮下组织极少，皮肤和骨膜或软骨膜结合紧密，不易移动，故外耳道发生炎症时，因张力较大而疼痛剧烈。

2. 骨迷路和膜迷路各分为哪些结构？

答：骨迷路分骨半规管、前庭和耳蜗三部分。膜迷路包括膜半规管、椭圆囊和球囊、蜗管三部分。

3. 内耳中有哪些感受器？

答：位置觉感受器有椭圆囊斑和球囊斑（感受直线变速运动）、壶腹嵴（感受旋转变速运动），听觉感受器为螺旋器。

五、综合题

1. 中耳的位置、形态、分部

中耳大部分位于颞骨岩部内，由鼓室、咽鼓管、乳突窦和乳突小房组成，为一含气的不规则腔道，中耳向外借鼓膜与外耳道相隔，向内毗邻内耳，向前以咽鼓管通向鼻咽部。

2. 小儿中耳炎的解剖学因素

婴幼儿鼓膜位置几乎与颅底平行，较厚，弹性好，韧性大，患中耳炎时，可能即使中耳腔内充满了脓液，鼓膜仍无明显红肿。儿童到2岁时鼓室顶部的颅骨联合形成的岩鳞裂才闭合，在此以前，颅中窝的硬脑膜与鼓室黏膜密切接触，而且，婴幼儿中耳黏膜和硬脑膜之间有丰富的血管和淋巴管，因此，儿童化脓性中耳炎容易引起颅内并发症。婴幼儿的咽鼓管较成人短、粗且低平，故鼻部和咽部的分泌物容易侵入中耳。小儿鼻咽和口咽部淋巴组织丰富，这些组织易受细菌感染，导致中耳的感染。儿童咽鼓管短直而宽大，位置近水平，咽口呈裂隙状。鼻咽部感染、呛水或呕奶，均易经此管进入中耳。初生婴儿中耳黏膜下有胚胎组织残余的结缔组织，一般在1～2岁时即行消失，这种组织非常容易引起中耳炎，而炎症又阻碍其退化，使这种儿童更易患中耳炎。儿童免疫功能低下，抵抗力差，易患传染病及上呼吸道感染，而增加发生中耳炎的机会。有些儿童腺样体增殖，易发生鼻咽感染，也是引起中耳炎的重要因素。

3. 中耳炎的解剖分析

耳在解剖上被分为外耳、中耳和内耳。在中耳所发生的炎性病变被称为中耳炎。中耳是耳的一部分，主要负责声音的传导和放大，中耳中主要包括听小骨（一共有三块，即锤骨、砧骨和镫骨，三者组成杠杆将鼓膜上由声音引起的震动放大后传给内耳），每个听小骨都由精细的韧带悬挂在中耳腔中，保持活动自如又不过分移位。中耳的外壁是鼓膜，内壁是耳蜗的侧壁。中耳前壁有咽鼓管通向鼻咽部，这是中耳与大气相通的天然管道，此管道一堵就会导致中耳发闷或中耳积液。

第十章　神经系统

第一节　概述及中枢神经系统

一、名词解释

1. 网状结构：在中枢神经系统内，由灰质和白质混杂而成的区域，即神经纤维交织成网，灰质团块散在其中，此区称网状结构。

2. 神经节：在周围神经系统内，形态和功能相似的神经元胞体聚集在一起形成的结构称神经节。

3. 反射：神经系统在调节机体的活动中，对内、外环境的刺激所做出的适宜的反应，称反射。

4. 内囊：在豆状核、尾状核和丘脑之间，由上、下行的神经纤维聚集而成的宽厚的白质板，称内囊。在大脑半球的水平切面上，呈"＞＜"形，可分为内囊前肢、内囊膝和内囊后肢三部分。

5. 纹状体：尾状核头部与豆状核之间借灰质条索相连，因外观呈条纹状，故两者合称纹状体。

6. 神经核：在中枢神经系统内，由形态和功能相同的神经元细胞体聚集而成的结构。

7. 基底核：是位于大脑髓质内，靠近大脑半球底部的灰质团块，包括豆状核、尾状核、杏仁体和屏状核。

8. 纤维束：在中枢神经系统内，起止和功能基本相同的神经纤维聚集在一起形成束状。

9. 大脑动脉环：在脑底下方，由两侧大脑前动脉、颈内动脉的末端、大脑后动脉及前、后交通动脉，环绕视交叉、灰结节和乳头体的周围形成的结构。

10. 灰质：在中枢神经系统内，由神经元细胞体和树突集聚的部位，在新鲜标本上颜色灰暗，故称灰质。位于大脑或小脑表面的灰质特称大脑皮质或小脑皮质。

二、填空题

1. 中枢神经系统　周围神经系统

2. 枕骨大孔　第一腰椎下缘

3. 动眼神经　滑车神经

4. 中脑水管　脊髓中央管　正中孔　侧孔

5. 中央后回　中央旁小叶后部　全身浅、深感觉　中央后回的上部　中央旁小叶后部

6. 枕叶距状沟周围的皮质　视辐射

7. 角回　额下回的后部　额中回的后部　左侧

8. 豆状核　尾状核　豆状核　丘脑　前、后肢

9. 椎动脉　颈内动脉

10. 豆状核　尾状核　杏仁体　屏状核　豆状核　尾状核

三、选择题

【A₁型题】

1. D　2. C　3. D　4. B　5. E　6. C　7. B　8. A　9. C　10. B　11. B　12. B　13. A

14. C　15. E　16. D　17. C　18. C　19. E　20. B　21. D　22. A　23. C　24. C　25. B

【B₁型题】

26. B　27. A　28. D　29. E　30. C　31. D　32. A　33. E　34. B

【X型题】

35. ABCD　36. BD　37. AC　38. AD　39. ABE　40. ABCD　41. BCE　42. BCDE　43. AB

44. ABCDE　45. CDE　46. CE　47. ADE　48. ABCD　49. CD　50. BC

四、问答题

1. 简述第3~12对脑神经的名称和连脑部位。

答：（1）与延髓相连的脑神经是：舌下神经、舌咽神经、迷走神经和副神经。

（2）与脑桥相连的脑神经是：展神经、面神经、前庭蜗神经和三叉神经。

（3）与中脑相连的脑神经是：动眼神经和滑车神经。

2. 有一患者，右侧肢体瘫痪，右侧感觉障碍，双眼视野右侧半同向性偏盲，其病灶在何处？为什么？

答：病灶位于左侧内囊。是因为损伤了左侧内囊造成皮质脊髓束、丘脑中央辐射、视辐射的损伤。

3. 脊髓半离断损伤平面以下有何功能障碍？为什么？

答：（1）损伤平面以下的同侧骨骼肌出现瘫痪，因为皮质脊髓前、侧束受损。

（2）损伤平面以下同侧深感觉及精细触觉障碍，因为薄束、楔束被切断。

（3）损伤平面1~2节段以下对侧的痛、温觉出现障碍。因为脊髓丘脑束被切断，且浅感觉传导路在脊髓交叉。

4. 大脑半球分哪几叶？

答：大脑半球分为额叶、颞叶、顶叶、枕叶及岛叶。

5. 内囊位于何处？由什么结构组成？内囊分为几部分？各部分有何纤维束通过？

答：内囊位于尾状核、豆状核和杏仁体之间，由上行的感觉纤维和下行的运动纤维束构成；内囊可分为内囊前肢（有额桥束等通过）、内囊膝（有皮质核束通过）及内囊后肢（有皮质脊髓束、丘脑皮质束、视辐射和听辐射通过）三部分。

6. 简述脑脊液产生的部位及循环途径。

答：脑脊液主要产生于各脑室的脉络丛，其循环途径为：左、右侧脑室→室间孔→第三脑室→中脑水管→第四脑室→正中孔、外侧孔→蛛网膜下隙→蛛网膜粒→上矢状窦→窦汇→横窦→乙状窦→颈内静脉

7. 分析视觉传导通路中一侧视神经损伤、视交叉中央部损伤、一侧视交叉外侧部损伤、一侧视束或视觉中枢损伤后出现的视野缺损。

答：视觉传导通路中一侧视神经损伤可致患侧视野全盲；视交叉中央部损伤可致双眼视野颞侧偏盲；一侧视交叉外侧部损伤可致患侧视野鼻侧半偏盲；一侧视束或视觉中枢损伤后出现双眼对侧视野同向性偏盲。

第二节 周围神经系统

一、名词解释

1. 交感干：位于脊柱的两旁，上起自颅底，下至尾骨的前方，通常有 20~23 对和尾部一个单节，神经节之间借节间支相连，称为交感干。

2. 臂丛：由 5~8 颈神经前支和第一胸神经前支的大部分组成，在锁骨下动脉后方经锁骨中点后方进入腋窝。

3. 神经：在周围神经系统内，神经纤维集聚成粗细不等的束状结构。

4. 内脏大神经：由穿过第 6~9 胸交感干神经节的节前纤维在胸椎前外侧面组合而成的干，称内脏大神经，其向下穿过膈脚，主要终于腹腔神经节。

5. 腰骶干：由第 4 腰神经前支的部分和第 5 腰神经前支共同构成。腰骶干参与骶丛的组成。

二、填空题

1. 31 第 2~11 胸神经

2. 5~8 颈神经 第 1 胸神经 腋动脉 胸背部 上肢

3. 臂前群肌 臂前部皮肤 前臂外侧皮肤

4. 髂腹下神经 髂腹股沟神经 生殖股神经 股神经 闭孔神经

5. 臀上神经 臀下神经 阴部神经 坐骨神经

6. 骶丛 梨状肌 坐骨结节 股骨大转子 骨后群肌 小腿肌

7. 12 感觉性神经 运动性神经 混合性神经

8. 胸 1~腰 3 之间的灰质侧角 交感神经节 交感神经纤维

9. 颈丛 膈

10. 三叉神经感觉纤维 下颌神经 面神经

11. 动眼神经 展神经 滑车神经

12. 舌咽神经 面神经鼓索 三叉神经感觉纤维 舌下神经 舌下

三、选择题

【A₁型题】

1. D 2. B 3. D 4. C 5. E 6. B 7. D 8. B 9. A 10. D 11. C 12. B 13. B
14. C 15. C 16. C 17. A 18. D 19. A 20. C

【B₁型题】

21. B 22. A 23. C 24. E 25. C 26. D 27. E

【X型题】

28. ABCE 29. BC 30. BDE 31. ACE 32. BC

四、问答题

1. 根据尺神经、桡神经和腋神经的行程及分布，分析尺神经、桡神经和腋神经最易受损的部位及损伤后运动障碍的主要临床表现。

答：肱骨下段骨折最易损伤尺神经，可出现"爪形手"；肱骨中段骨折最易损伤桡神经，可出现"猿手"；肱骨上段骨折最易损伤腋神经，出现"方肩"。

2. 简述坐骨神经的体表投影，坐骨神经的主要分支及其行程和损伤后的临床表现。

答：坐骨神经的体表投影是：坐骨神经穿出梨状肌下孔，经髂后上棘和坐骨结节连线中点外侧弯向下外方，自坐骨结节与大转子之间的中点向下至股骨内、外侧髁之间中点的连线，此连线的上2/3段为坐骨神经的体表投影。其主要分支为胫神经和腓总神经。

（1）胫神经：在腘窝内与腘血管伴行，穿比目鱼肌的深面随胫后动脉继续下降，经内踝后方进入足底，分为足底内侧神经和足底外侧神经。胫神经分布于小腿后群肌、足底肌和相应的皮肤。胫神经在腘窝及内踝后方易受损。其运动障碍主要表现为"钩状足"畸形。

（2）腓总神经：沿腘窝外侧缘下降，至腓骨头的下外方，分为腓浅神经和腓深神经。腓深神经的肌支支配小腿前群肌；腓浅神经的肌支支配小腿外侧群肌。腓骨颈骨折易伤及此神经。其运动障碍主要表现为"马蹄内翻足"畸形，病人行走呈"跨阈步态"。

3. 简述视觉传导通路上不同部位受损而引起的视野缺损：①视交叉中央部；②一侧视神经；③视束。

答：①视交叉中央部受损，引起双眼视野颞侧偏盲；②一侧视神经损伤，可引起该侧视野偏盲；③一侧视束损伤，可引起双眼对侧视野同向性偏盲。

4. 简述下肢各肌群的神经支配。

答：大腿前群肌为股神经支配，大腿后群肌为坐骨神经支配，大腿内侧群肌为闭孔神经支配；小腿肌前群由腓深神经支配，后群由胫神经支配，外侧群由腓浅神经支配；足底肌由胫神经支配；足背肌由腓深神经支配。

5. 分布于舌的神经有哪些？各有何功能？

答：分布于舌的神经有三叉神经的下颌神经、面神经的鼓索、舌咽神经和舌下神经。三叉神经的下颌神经负责舌前2/3的一般感觉，面神经的鼓索负责接受舌前2/3的味觉，舌咽神经负责接收舌后1/3的一般感觉和味觉，舌下神经负责对所有舌肌的支配。

6. 副交感神经的低级中枢位于何处？副交感神经节有哪些？

答：副交感神经的低级中枢位于脑干的副交感神经核和脊髓骶2～4节段灰质的骶副交感神经核。副交感神经节有器官旁节和器官内节。

五、综合题

1. 面部表情肌位置、形态和功能

眼部周围肌主要是眼轮匝肌，该肌为圆形环状肌。眶部肌束的收缩是紧闭上、下眼睑，睑部肌束作用是闭锁上、下眼睑。颅顶肌阔而薄，左右各有一块枕额肌，它由两个肌腹和中间的帽状腱膜构成。前方的肌腹位于额部皮下，称额腹；后方的肌腹位于枕部皮下，称枕腹。帽状腱膜很坚韧，连于两肌腹，并与头皮紧密结合，而与深部的骨膜则隔以疏松的结缔组织。枕腹起自枕骨，额腹止于眉部皮肤。枕腹可向后牵拉帽状腱膜，额腹收缩时可提眉并使额部皮肤出现皱纹。环绕口裂的环形肌称口轮匝肌，收缩时关闭口裂（闭嘴）。鼻肌不发达，为几块扁薄小肌，分布在鼻孔周围，有开大或缩小鼻孔的作用。

2. 面神经的纤维成分、性质、起源、走行

面神经为混合性脑神经，含有4种纤维成分：①特殊内脏运动纤维；②一般内脏运动纤维；③特殊内脏感觉纤维；④一般躯体感觉纤维。面神经由两个根组成，一是较大的运动根，自脑桥小脑角区，脑桥延髓沟外侧部出脑；一是较小的混合根，称中间神经，自运动根的外侧出脑，两根进入内耳门合成一干，穿内耳道底进入与中耳鼓室相邻的面神经管，先水平走行，后垂直下行由茎乳孔出颅，向前穿过腮腺到达面部，在面神经管内有膨大的膝神经节。

3. 面瘫的解剖学分析

面瘫常为单侧。核上瘫：常为脑出血或脑肿瘤所致，系因病变累及从额叶发出的皮质脑纤维束的纤维或合并累及其他下行至面神经核的纤维所致。核下瘫：病变累及面神经核或面神经的运动纤维。面神经损伤定位：面神经核上部的细胞接受双侧皮质脑干束的纤维，其轴突组成的面神经运动纤维支配同侧面上部（睑裂以上）表情肌。面神经核下部的细胞仅接受对侧皮质脑干束的纤维，其轴突组成的面神经的运动纤维支配同侧下部（睑裂以下）表情肌。面神经核上瘫表现为对侧睑裂以下的颜面表情肌瘫痪，如鼻唇沟平坦、口角上提障碍、鼓腮无力等，而额纹仍存在，并常伴有与面瘫同侧肢体的瘫痪，而无味觉和唾液分泌障碍。

第二篇　组织胚胎学

第一章　基本组织

第一节　概述及上皮组织

一、名词解释

1. 间皮：把分布在胸腹膜表面的单层扁平上皮称为间皮。

2. 内皮：把分布在心血管和淋巴管内表面的单层扁平上皮称为内皮。

3. 腺：把主要由腺上皮构成的器官称为腺。

4. 连接复合体：在细胞的紧密连接、中间连接、桥粒和缝隙连接中，如果有两种连接同时存在，则称为连接复合体。

5. 微绒毛：是上皮游离面细胞膜和细胞质共同伸出的细小指状突起，可提高细胞的表面积，增加其功能作用。

6. 真皮：位于表皮与皮下组织之间，分为乳头层和网状层，两者互相移行，无明显界限。

二、填空题

1. 复层扁平上皮　假复层纤毛柱状上皮

2. 浆液腺　黏液腺　混合腺

3. 单层扁平上皮　单层立方上皮　单层柱状上皮　假复层纤毛柱状上皮

4. 内分泌腺　外分泌腺

5. 紧密连接　中间连接　桥粒　缝隙连接

6. 复层扁平上皮　变移上皮

7. 单细胞腺　多细胞腺

8. 基底细胞　黑素细胞

9. 手掌　足底

10. 表皮　真皮

11. 毛　皮脂腺　汗腺　趾（指）甲

三、选择题

【A₁型题】

1. A　2. C　3. C　4. B　5. B　6. B　7. E　8. D　9. C　10. D　11. A　12. B　13. D

14. A

【B₁型题】

15. B　16. A　17. E　18. D

【X型题】

19. BD　20. ABC　21. ABD

四、简答题

1. 简述上皮的结构特点。

答：上皮组织间质少细胞多，细胞排列紧密；细胞有极性，基底面坐落在基膜上并与结缔组织相连。上皮组织内一般没有血管，其营养依靠结缔组织中的毛细血管渗出并透过基膜供应。上皮内有丰富的神经末梢。

2. 简述皮肤的结构。

答：皮肤分表皮和真皮两部分。表皮由两类细胞组成，一类是角蛋白形成细胞，构成表皮主要细胞，分层排列；另一类是非角蛋白形成细胞，数量较少，散在分布。角质形成细胞分基底层、棘层、颗粒层、透明层和角质层。真皮分为乳头层和网状层。

第二节　结缔组织

一、名词解释

1. 骨单位：介于内、外环骨板之间，是骨干骨密质的主要部分，由中央管及其周围的哈弗斯骨板组成。

2. 血清：血液在体外静置后凝血，并析出淡黄色的清亮液体，称为血清。

3. 基质：是由生物大分子构成的无定形胶状物。这些生物大分子包括蛋白多糖和纤维黏连蛋白等。

二、填空题

1. 基质　纤维

2. 器官　组织　细胞　连接　营养　防御　修复

3. 纤维软骨　弹性软骨　透明软骨

4. 骨细胞　钙化的细胞间质

5. 弹性纤维　胶原纤维　网状纤维

6. 血细胞　血浆

7. 120～150 g　110～140 g

8. 单核细胞　淋巴细胞

三、选择题

【A₁型题】

1. C　2. A　3. D　4. D　5. D　6. B　7. E　8. D　9. D　10. B

【B₁型题】

11. E　12. A　13. D　14. B　15. C

【X型题】

16. ABCD　17. BE　18. ABDE　19. ABCD

四、简答题

1. 试述结缔组织的结构特点及分类。

答：结缔组织细胞少、细胞间质丰富。分为：固有结缔组织（包括：疏松结缔组织、致密结缔组织、脂肪组织、网状组织）、软骨组织、骨组织、血液。

2. 写出各种血细胞的正常值。

答：血液组成及血细胞的正常值如下：

$$\text{血细胞}\begin{cases}\text{红细胞}\begin{cases}\text{男性：}(4.0\sim5.5)\ \times10^{12}/L\\\text{女性：}(3.5\sim5.0)\ \times10^{12}/L\end{cases}\\\text{白细胞}\\(4.0\sim10.0)\ \times10^{9}/L\begin{cases}\text{粒细胞}\begin{cases}\text{中性粒细胞：}50\%\sim70\%\\\text{嗜酸性粒细胞：}0.5\%\sim3\%\\\text{嗜碱性粒细胞：}0\sim1\%\end{cases}\\\text{无粒细胞}\begin{cases}\text{淋巴细胞：}25\%\sim30\%\\\text{单核细胞：}3\%\sim8\%\end{cases}\end{cases}\\\text{血小板：}(100\sim300)\ \times10^{9}/L\end{cases}$$

第三节 肌组织

一、名词解释

1. 肌节：两条相邻 Z 线之间的一段肌原纤维。

2. 肌质网：肌纤维胞质内的滑面内质网称肌浆网。

3. 闰盘：相邻心肌纤维相互连接处形成闰盘。

4. 三联体：主要见于骨骼肌纤维内，由一条横小管及其两侧的终池组成。

二、填空题

1. 肌细胞 肌膜 肌质

2. 骨骼肌 心肌 平滑肌

3. 中间 缝隙

4. 细 暗带中的 H 带 I 窄

5. 两个 1/2 明带 一个暗带

三、选择题

【A₁型题】

1. D 2. B 3. B 4. C 5. B 6. B 7. C 8. B 9. A

【B₁型题】

10. C 11. D 12. A 13. C 14. E

【X 型题】

15. AC 16. ABC 17. BCE

四、问答题

列表比较三种肌组织的差别。

	平滑肌	骨骼肌	心肌
分布	内脏、血管壁	附于骨骼	心
形状	长梭形	细长圆柱状	短柱状分支成网
细胞核	1 个，长椭圆形位于细胞中央	多，扁椭圆形位于肌膜深面	1~2 个，卵圆形位于细胞中央
横纹	无	有，明显	有，较明显
闰盘	无	无	有
肌浆网及横小管	无	发达，形成三联体	不发达，形成二联体
神经支配	不随意肌	随意肌	不随意肌

第四节 神经组织

一、名词解释

1. 突触：神经元与神经元之间或神经元与效应细胞之间的传递信息的部位。

2. 神经纤维：是由神经元的长突起及包在其外面的神经胶质细胞共同构成的结构。

3. 神经末梢：是周围神经纤维的终末部分，终止于其他组织中所形成的特有装置。

二、填空题

1. 神经细胞　神经胶质细胞

2. 胞体　突起　接受刺激　传导神经冲动

3. 尼氏体（嗜染质）　神经原纤维

4. 假单极神经元　双极神经元　多极神经元　感觉神经元　联络神经元　运动神经元　胆碱能神经元　肾上腺素能神经元　肽能神经元　氨基酸能神经元

5. 突触前成分　突触间隙　突触后成分　突触前成分　突触后成分

6. 有髓神经纤维　无髓神经纤维

三、选择题

【A₁型题】

1. C　2. C　3. C　4. C

【B₁型题】

5. A　6. D　7. C　8. B　9. A　10. D

【X型题】

11. AC　12. ABE

四、问答题

简述神经元的结构特点和分类。

答：神经元形态不一，但都包括细胞体和突起两部分。细胞体由细胞膜、细胞质及细胞核构成。细胞质内除一般的细胞器外，还有两种特殊结构，即尼氏体和神经原纤维。突起分为树突和轴突。神经元按形态分为假单极神经元、双极神经元和多极神经元；按功能分为感觉神经元、运动神经元和中间神经元；按释放神经递质的性质，分为胆碱能神经元、肾上腺素能神经元和氨基酸能神经元等。

第二章　循环系统

一、名词解释

1. 连续毛细血管：内皮细胞之间有紧密连接，基膜完整，胞质中有许多吞饮小泡，物质交换通过吞饮小泡来完成。

2. 有孔毛细血管：内皮细胞不含核的部分较薄，有许多贯穿胞质的窗孔，胞质中吞饮小泡很少，内皮外有连续的基膜。物质交换通过窗孔完成。

3. PP细胞：又叫浦肯野纤维，广泛分布于心内膜下层，能够快速将冲动传导至普通心肌纤维。

二、填空题

1. 内皮细胞　基膜　薄层结缔组织

2. 窦状毛细血管　肝　脾　骨髓　大而不规则　间隙　基膜　窗孔和细胞间隙

3. 起搏细胞　移行细胞　束细胞

三、选择题

【A₁型题】

1. B　2. D　3. B　4. B　5. B

【B₁型题】

6. A   7. B   8. C

【X型题】

9. ABC   10. AC

四、问答题

1. 试述中动脉的管壁结构特点。

答：管壁的结构特点是：①内弹性膜与外弹性膜均明显，故三层分界清楚；②中膜较厚，由 10 ~ 40 层环行排列的平滑肌组成，故中动脉称肌性动脉；③外膜厚度与中膜相近，内有血管、淋巴管和神经。

2. 简述大动脉结构特点。

答：管壁结构特点是：①内弹性膜与中膜相连，无外弹性膜，三层结构分界不清；②中膜最厚，由 40 ~ 70 层弹性膜构成，故大动脉称弹性动脉；③外膜很薄，主要由结缔组织构成，内有血管、淋巴管和神经。

3. 简述心壁的组织结构特点。

答：心壁由内向外依次为心内膜、心肌层、心外膜。①心内膜，由内皮、内皮下层和心内膜下层组成，内含浦肯野纤维；②心肌层，由心肌纤维构成；③心外膜，为心包脏层，由间皮和少量结缔组织构成。

第三章　免疫系统

一、名词解释

1. 淋巴小结：呈圆形或卵圆形，周围界限清楚。主要由 B 淋巴细胞构成，还有巨噬细胞、少量 T 细胞和浆细胞等。淋巴小结内可见生发中心，受抗原刺激后，淋巴小结增大或增多，生发中心明显。

2. 血 – 胸腺屏障：为血液与胸腺皮质间的屏障结构，由以下 5 层组成：①毛细血管内皮及细胞间的紧密连接；②完整的基膜；③血管周围间隙，内含巨噬细胞、周细胞、组织液等；④胸腺上皮细胞基膜；⑤连续的胸腺上皮细胞突起。

3. 动脉周围淋巴鞘：由位于中央动脉周围的 T 淋巴组织构成，属于胸腺依赖区，同时含有巨噬细胞。

4. 白髓：散在于脾的实质中。由密集的淋巴组织构成，沿中央动脉周围分布，又可分为动脉周围淋巴鞘和脾小结，脾小结内有生发中心。

二、填空题

1. T 细胞　B 细胞　NK 细胞

2. 淋巴小结　淋巴索　弥散淋巴组织

3. B 淋巴细胞

4. T 淋巴细胞　副皮质区

5. 髓索　髓窦

6. 脾索　脾窦

7. B 淋巴细胞

8. 骨髓　胸腺

9. 被膜　小梁

10. 淋巴组织　上皮性网状细胞

三、选择题

【A₁型题】

1. E　2. B　3. D　4. E　5. C　6. A　7. B　8. B

【B₁型题】

9. C　10. B　11. A

【X型题】

12. CDE　13. ABCD　14. ACDE

四、问答题

1. 简述淋巴结中淋巴液的流动及功能。

答：淋巴液→输入淋巴管→被膜下淋巴窦→小梁周围淋巴窦→髓质淋巴窦→输出淋巴管。功能是滤过淋巴液、参与免疫反应。

2. 简述淋巴结髓质的结构特点。

答：位于淋巴结的中央，由淋巴索、髓质淋巴窦构成。淋巴索主要由B淋巴细胞组成，呈索条状分布，相互连接呈网，此处可见浆细胞及巨噬细胞。髓窦腔隙较大，内有巨噬细胞。

3. 简述脾的微细结构及功能。

答：脾的表面有致密的结缔组织构成的被膜覆盖，被膜进入脾实质形成小梁，构成脾的支架。脾的实质可分为白髓、红髓和边缘区。白髓由T淋巴细胞构成的动脉周围淋巴鞘和以B淋巴细胞为主构成的脾小结组成。红髓由脾窦和以B淋巴细胞为主构成的脾索组成。边缘区为白髓向红髓移行的区域，含有大量的巨噬细胞和一些T、B细胞，以B细胞较多。该区具有很强的吞噬滤过作用。脾具有滤过血液、造血、储存血液和免疫功能。

第四章　内分泌系统

一、名词解释

1. 激素：内分泌细胞的分泌物称激素，通过血液循环周流全身，作用于其他部位、器官、组织的特定细胞。

2. 赫令体：下丘脑神经核团具有分泌激素的功能，其激素沿神经纤维流向神经垂体，储存于末梢。在轴突沿途和终末分泌颗粒常聚集成团，在HE切片上被染成大小不等的均质状嗜酸性团块，称赫令体。

3. 垂体门脉系统：垂体的血液供应主要来自于大脑动脉环发出的垂体上动脉，在漏斗处形成窦状毛细血管网，称初级毛细血管网；继而入结节部汇集成数条垂体门微静脉；下行至远侧部再度形成窦状毛细血管网，称次级毛细血管网。垂体门微静脉及两端的毛细血管网共同构成垂体门脉系统。

二、填空题

1. 内分泌器官　内分泌组织　内分泌细胞

2. 甲状腺激素　新陈代谢　生长发育　神经系统的兴奋性

3. 球状带　束状带　网状带

4. 嗜酸性细胞　嗜碱性细胞　嫌色细胞

5. 促甲状腺激素细胞　促性腺激素细胞　促肾上腺皮质激素细胞

三、选择题

【A₁型题】

1. D　2. D　3. D　4. B　5. E　6. E　7. C　8. D　9. C　10. C

【B₁型题】

11. C　12. D　13. E　14. A　15. B

【X型题】

16. ABCDE　17. AB　18. AD

四、简答题

1. 简述甲状腺的结构和功能。

答：甲状腺表面包有薄层结缔组织被膜，它伴随血管伸入腺实质内，将甲状腺分成许多界限不明显的小叶，每个小叶内有 20~40 个滤泡，滤泡构成甲状腺的实质。滤泡间有少量结缔组织、丰富的毛细血管及滤泡旁细胞，构成甲状腺的间质。滤泡上皮细胞能合成和分泌甲状腺激素，甲状腺激素的主要功能是促进机体的新陈代谢和生长发育，提高神经系统的兴奋性，尤其对幼儿的骨骼和神经系统的发育影响较大。

2. 简述肾上腺的结构和功能。

答：肾上腺表面包有一层结缔组织被膜，被膜结缔组织伴随血管和神经进入实质内，分布在细胞团、索之间构成间质，实质由周围的皮质和中央的髓质两部分构成。皮质由外向内分成三个带：①球状带细胞分泌盐皮质激素，如醛固酮。盐皮质激素的主要作用是促进肾远曲小管和集合小管对钠离子的重吸收和钾离子的排出，对调节机体内电解质和水平衡起着十分重要的作用。②束状带细胞分泌糖皮质激素，主要是皮质醇。糖皮质激素的主要作用是促进蛋白质和脂肪分解并转变成糖，并有抗炎和抑制免疫反应的作用。③网状带细胞主要分泌性激素，以雄激素为主，也可产生少量雌激素。髓质分泌肾上腺素和去甲肾上腺素，前者使心率加快，后者可使血压升高。

第五章　消化系统

第一节　消化管

一、名词解释

1. 皱襞：黏膜和部分黏膜下层常共同形成纵行或环行皱褶，突入腔内，借以扩大黏膜面积。

2. 胃-黏膜屏障：由胃上皮细胞间的紧密连接及细胞表面的黏液组成，能阻止离子通透，防止酸与胃蛋白酶对胃的自身消化。

3. 中央乳糜管：绒毛中轴的固有层内有 1~2 条纵行的毛细淋巴管，称中央乳糜管。通透性大，吸收细胞释放的乳糜微粒由中央乳糜管输出。

4. 微皱褶细胞：在集合淋巴小结表面的肠道上皮内，有一种特殊类型的细胞，游离面无绒毛，有短而疏的微皱褶，顶部有小泡，其主要功能是抗原呈递作用。

二、填空

1. 黏膜　黏膜下层　肌层　外膜

2. 胃酶细胞　碱性　胃蛋白酶原　凝乳酶

3. 盐酸　内因子　杀菌、激活胃蛋白酶原　促进维生素 B_{12} 的吸收

4. 环形皱襞　绒毛　微绒毛

5. 上皮　固有层

6. 柱状细胞　杯状细胞　帕内特细胞　未分化细胞　内分泌细胞

7. 胃底　胃体

8. 釉质　牙本质　牙骨质

三、选择题

【A₁型题】

1. C　2. E　3. A　4. C　5. B　6. C　7. D　8. E　9. C　10. E　11. C

【B₁型题】

12. B　13. A　14. C　15. E

【X型题】

16. BE　17. BD

四、问答题

试述小肠各段形态结构的特点

答：十二指肠：皱襞高，肠绒毛呈叶状，杯状细胞少，固有层含小肠腺，黏膜下层含十二指肠腺，潘氏细胞和淋巴小结少。空肠：皱襞最发达，绒毛呈长指状，杯状细胞多，固有层含小肠腺，潘氏细胞较多，孤立淋巴小结较多。回肠：皱襞减少，变低甚至消失，肠绒毛呈短的锥形，杯状细胞最多，固有层有小肠腺，多为集合淋巴小结。

第二节　消化腺

一、名词解释

1. 泡心细胞：胰腺腺泡腔内可见一些较小的扁平或立方形细胞，是延伸入腺泡腔内的闰管起始部上皮细胞。

2. 肝门管区：相邻肝小叶之间呈三角形或椭圆形结缔组织小区，可见三种伴行的管道，即小叶间动脉、小叶间静脉、小叶间导管。

3. 窦周隙：为肝血窦内皮与肝细胞之间的狭小间隙，宽约 $0.4\mu m$，其中充满血浆，是肝细胞与血浆进行物质交换的场所。

4. Kupffer cell：即库普弗细胞，是定居在肝血窦的巨噬细胞，由血液单核细胞分化而来。

二、填空

1. 内分泌部　外分泌部

2. A 细胞　B 细胞　D 细胞　PP 细胞　A 细胞　B 细胞　降低血糖浓度

3. 粗面内质网和游离核糖体　滑面内质网

4. 中央静脉　肝血窦

5. 血窦面　胆小管面　肝细胞连接面

6. 消化酶

三、选择题

【A₁型题】

1. D　2. D　3. D　4. C　5. B　6. E　7. C　8. A　9. A　10. E

【B₁型题】

11. C　12. B　13. D　14. A

【X型题】

15. ABCDE　16. BD

四、问答题

1. 简述黄疸形成的原因

答：当患黄疸性肝炎或胆道阻塞等疾患时，肝细胞出现变性、坏死或胆道阻力增高，破坏胆小管的正常结构，胆汁溢出，流经窦周隙进入肝血窦，经血液循环到达全身。其中胆红素将皮肤、巩膜等黄染，形成黄疸。

2. 试述肝小叶的结构与功能的关系。

答：肝小叶是肝的结构和功能单位，由中央静脉、肝板、肝血窦和胆小管组成。肝板是肝细胞以中央静脉为中心向周围呈放射状排列而成的板状结构。肝细胞为多面体形，体积大，核圆位于中央，偶见双核。肝细胞有血窦面、胆小管面和细胞连接面。肝细胞含丰富的内质网和发达的高尔基复合体，较多的线粒体等细胞器。其中粗面内质网合成多种血浆蛋白，滑面内质网参与胆汁合成，以及脂类、糖、激素、药物等的代谢，高尔基复合体参与细胞的分泌活动。肝板之间有肝血窦，窦腔内除血液外还有参与防御和保护作用的肝巨噬细胞。肝细胞与血窦内皮细胞之间有窦周隙，其内充满血浆，肝细胞有许多微绒毛深入其中，有利于肝细胞和血液之间进行物质交换。窦周隙内还含有散在的网状纤维和贮脂细胞，可贮存脂肪和维生素 A。相邻肝细胞膜局部凹陷形成胆小管，肝细胞合成的胆汁首先进入胆小管，然后经一系列管道排入十二指肠。

第六章　呼吸系统

一、名词解释

1. 肺小叶：由每条细支气管连同它的各级分支和所属的肺泡共同构成。

2. 气 - 血屏障：毛细血管与肺泡上皮紧密相贴构成一薄层隔壁，称气 - 血屏障。由肺泡上皮及其基膜、毛细血管内皮及其基膜四层构成，是气体交换的部位。

3. 肺泡隔：相邻肺泡之间的薄层结缔组织，内含丰富的毛细血管网、弹性纤维、巨噬细胞等。

二、填空题

1. 导气　呼吸

2. 毛细血管网　弹性纤维

3. 肺叶支气管　肺段支气管　小支气管　细支气管　终末细支气管

4. Ⅰ型肺泡细胞　Ⅱ型肺泡细胞　表面活性物质

5. 黏膜　黏膜下层　外膜　假复层纤毛柱状上皮

6. 终末细支气管　肺泡　换气

7. 单核细胞　吞噬功能

三、选择题

【A₁型题】

1. C　2. C　3. A　4. C　5. D　6. B　7. C　8. A　9. D

【B₁型题】

10. D　11. A　12. D　13. E　14. C

【X型题】

15. ABD　16. ABD

四、问答题

1. 简述呼吸道的一般结构。

答：呼吸道管壁一般分为三层：黏膜、黏膜下层和外膜，各层无截然分界。

（1）黏膜：①上皮大部分是假复层纤毛柱状上皮。②固有层位于上皮深面，由细密结缔组织构成，其内含有较多弹性纤维，有的部位含淋巴组织。

（2）黏膜下层由疏松结缔组织构成，与固有层没有明显界限，除含血管、淋巴管和神经外，还含有混合腺。

（3）外膜由疏松结缔组织构成，其中含有软骨或骨，构成管壁支架，保持气道畅通。

2. 试述肺导气部管壁结构的变化规律。

答：肺导气部随着支气管的反复分支，其管径逐渐由大变小，管壁逐渐由厚变薄，结构渐趋简单。叶支气管至小支气管，上皮逐渐变薄，杯状细胞也逐渐减少，腺体逐渐减少，软骨呈片状，并逐渐减少，平滑肌逐渐增多，形成环形肌束围绕管壁。细支气管分层不明显，黏膜可见皱襞，上皮较薄，杯状细胞、腺体和软骨更少乃至消失，环形平滑肌则相对增多。终末细支气管管壁薄，分层更不明显，黏膜皱襞明显，上皮为单层纤毛柱状，无杯状细胞、腺体和软骨，平滑肌增多形成完整的环形肌层。

3. 简述肺实质呼吸部的组成。

答：包括呼吸性细支气管、肺泡管、肺泡囊和肺泡。呼吸性细支气管上有肺泡开口，故具有气体交换功能。肺泡管管壁上有许多肺泡和肺泡囊的开口。肺泡囊为数个肺泡共同开口的管腔。肺泡是气体交换的场所。

4. 试述肺泡的结构及其与气体交换的关系。

答：肺泡为半球形小囊，开口于呼吸性细支气管、肺泡管或肺泡囊，是肺进行气体交换的部位。肺泡壁薄，由单层肺泡上皮组成，相邻肺泡之间的组织称肺泡隔。肺泡上皮由Ⅰ型和Ⅱ型肺泡细胞组成。Ⅰ型肺泡细胞为扁平细胞，是进行气体交换的部位。Ⅱ型肺泡细胞能分泌表面活性物质，有降低肺泡表面张力，稳定肺泡大小的作用。肺泡隔内含密集的连续毛细血管，有利于血液和肺泡间进行气体交换。气－血屏障是肺泡内气体与血液内气体交换通过的结构，包括肺泡表面液体层、Ⅰ型肺泡细胞与基膜、薄层结缔组织、毛细血管内皮与基膜。

第七章 泌尿系统

一、名词解释

1. 肾单位：由肾小体和肾小管组成，是肾最主要和最基本的结构单位和功能单位。

2. 滤过膜：肾血管球毛细血管内的血液通过毛细血管有孔内皮、基膜和足细胞的裂孔膜过滤进入肾小囊腔形成原尿，这三层结构称滤过膜或滤过屏障。

3. 球旁细胞：入球小动脉进入肾小体处的血管平滑肌细胞转化而成的立方形上皮样细胞，可分泌肾素。

4. 致密斑：由远端小管靠近血管极一侧的上皮转化而成的排列紧密的柱状细胞，为钠离子感受器。

二、填空题

1. 毛细血管的有孔内皮　基膜　裂孔膜

2. 近端小管　细段　远端小管

3. 泌尿小管　结缔组织

4. 入球小动脉　出球小动脉　有孔内皮

三、选择型题

【A₁型题】

1. C　2. B　3. A　4. A

【B₁型题】

5. A　6. D　7. B　8. D　9. C　10. A

【X型题】

11. AE　12. ABCDE　13. BC

四、问答题

1. 简述尿液形成过程中途经的肾内结构名称。

答：肾皮质中血管球内的血液，经过滤过膜的滤过形成原尿流入肾小管，原尿再经过肾小管和集合管的重吸收，通过乳头管排入肾小盏成为终尿，再经肾大盏、肾盂导向肾外的输尿管。

2. 简述光镜下集合小管和细段，远端小管和近端小管共同出现区域的主要鉴别特点。

答：集合小管的管径较粗，上皮细胞主要为立方状，细段的管径较细，上皮主要为单层扁平上皮。远端小管比近端小管较细，管腔相对较大。近端小管的上皮呈锥体形或大立方形，胞体较大、细胞界限不清，细胞游离面上有刷状缘；远端小管的上皮呈立方形，细胞界限较清晰，游离面无刷状缘。

3. 简述肾血液循环的特点。

答：主要有以下四点：①肾动脉直接来自腹主动脉，肾内血流量大。②血流通路中两次形成毛细血管网。血管球起滤过作用，球后毛细血管可起重吸收物质的作用。③入球小动脉较出球小动脉粗，有利于滤过作用。④髓质内直小血管袢与髓袢伴行，有利于原尿的重吸收。

第八章　生殖系统

一、名词解释

1. 排卵：成熟卵泡中的卵细胞、透明带、放射冠随卵泡液一起脱离卵巢的过程。

2. 黄体：排卵后，残留于卵巢内的卵泡壁塌陷，卵泡膜和血管也随之陷入，发育成一个大而富含血管的细胞团，称黄体。

3. 月经周期：自青春期开始到绝经期止，子宫内膜随着卵巢内卵泡的生长发育、成熟、排卵和黄体形成与退化等过程发生周期性变化，表现为每28天左右一次内膜脱落出血，这种周期性变化称月经周期。

二、填空题

1. 精原细胞　初级精母细胞　次级精母细胞　精子细胞　精子

2. 原始卵泡　生长卵泡　成熟卵泡

3. 生精细胞　支持细胞

4. 月经期　增生期　分泌期

三、选择题

【A₁型题】

1. D　2. B　3. B　4. C　5. B　6. B　7. B　8. C

【B₁型题】

9. E   10. B   11. D   12. C

【X型题】

13. AB   14. ABCE

四、问答题

1. 简述卵泡的发育过程。

答：卵泡是由中央的一个卵母细胞和其周围的卵泡细胞组成的球状结构。卵泡的发育是一个连续过程，其结构发生一系列变化，一般将其分为原始卵泡、生长卵泡和成熟卵泡三个阶段。原始卵泡位于卵巢皮质浅层，体积小，数量多，是相对静止的卵泡，由一个初级卵母细胞及周围单层扁平的卵泡细胞组成。青春期后，部分静止的原始卵泡开始生长发育，成为生长卵泡。原始卵泡的卵泡细胞从扁平变为立方或柱状是卵泡开始生长的形态学标志。生长卵泡又可分为初级卵泡和次级卵泡两个阶段。成熟卵泡是卵泡发育的最后阶段，体积很大，直径可达 1.5~2.0 cm，并向卵巢表面突出。此阶段卵泡腔不断增大，颗粒层细胞不再分裂增多，因此卵泡壁很薄，其余结构与次级卵泡基本相似。

2. 简述子宫内膜的周期性变化和卵巢内分泌的对应关系。

答：自青春期开始，子宫内膜在卵巢激素的作用下，出现周期性变化，一般每隔 28 天出现一次子宫内膜功能层剥脱、出血，即月经。子宫内膜的周期性变化称为月经周期。一般分为三期，即月经期、增生期和分泌期。

（1）月经期　月经周期的第 1~5 天，一般历时 3~5 天，出血量 50~100 ml。此时，卵巢中的月经黄体退化，雌激素和孕酮的分泌减少，使子宫内膜中螺旋动脉收缩，造成子宫内膜功能层缺血坏死，子宫腺停止分泌，内膜萎缩。经一段时间后，螺旋动脉突然扩张，使毛细血管充血以致破裂，血液聚积于子宫内膜功能层，随着积血的增加，最后突破上皮流入宫腔，随脱落的子宫内膜碎片经阴道排出，即为月经。在月经期末，功能层尚未完全脱落，基底层的子宫腺细胞及基质细胞就开始分裂增生，修复子宫内膜，进入增生期。

（2）增生期　月经周期的第 6~14 天，一般历时 8~10 天。此时卵巢内，一些原始卵泡又开始生长发育，故称卵泡期。由于卵泡生长并又开始分泌雌激素，使子宫内膜修复增生，此期的组织结构表现为：①残留子宫腺底部（基底层）向内膜表面生长，逐渐形成新的上皮；②子宫腺增长、弯曲；③螺旋动脉也增长弯曲；④基质细胞增多，基质增加，结果使内膜增厚，达 1~3 mm，接着进入分泌期。

（3）分泌期　月经周期的第 15~28 天，一般历时 24 天左右。此时卵巢内卵泡发育成熟，并排卵逐渐形成黄体，故称黄体期。由于黄体分泌孕酮和雌激素，刺激增生期子宫内膜更进一步增厚，其表现为：①子宫腺更长更弯曲，分支增多，腺腔增大，腺上皮细胞开始分泌；②螺旋动脉更长更弯曲，并到达内膜浅表面；③基质细胞更多，合成的基质增加，使内膜更厚，可达 5~7 mm。此时如果卵细胞受精，内膜将继续增厚。基质细胞开始分化，一部分基质细胞体肥大变圆，胞质内充满糖原颗粒和脂滴，这种细胞称为蜕膜细胞；另一部分基质细胞体积缩小，胞质内有分泌颗粒，这种细胞称内膜颗粒细胞，分泌松弛素。如果卵细胞未受精，卵巢内的月经黄体退化，孕酮和雌激素减少，子宫内膜又将萎缩、剥落，即进入另一个月经周期。

第九章　人体胚胎发育概要

一、名词解释

1. 获能：精子进入女性生殖管道后，其内有解除阻止顶体酶释放糖蛋白的酶，从而使精子能释放顶体酶，溶解卵子的放射冠和透明带，获得受精能力，此过程称为获能。

2. 受精：精子与卵细胞相互融合成一个受精卵的过程称为受精。

3. 桑葚胚：受精卵至受精后第 3 天形成了 12～16 个细胞的实心球，形似桑葚称桑葚胚。

4. 蜕膜：胚泡植入后进一步增厚的子宫黏膜称蜕膜。

5. 胚盘：胚泡中的内细胞群重新摆布形成的二层到三层的盘状结构称胚盘。

6. 胎盘屏障：由合体滋养层、细胞滋养层、基膜、绒毛膜内结缔组织、毛细血管基膜及内皮构成的膜，在母体血和胎儿血之间形成的屏障作用称胎盘屏障。

二、填空题

1. 1～8　第 9 周至分娩

2. 卵裂

3. 5～6　11～12

4. 包蜕膜　壁蜕膜　基蜕膜

5. 绒毛膜　卵黄囊　尿囊　羊膜　脐带

6. 平滑绒毛膜　丛密绒毛膜

7. 极端滋养层　底蜕膜

三、选择题

【A₁型题】

1. A　2. B　3. D　4. A　5. D

【B₁型题】

6. A　7. B　8. D　9. B　10. D

【X型题】

11. ABDE　12. AE　13. BCE　14. ABCD

四、问答题

1. 简述植入的过程和条件。

答：受精后的第 5～6 天，胚泡形成被推移到子宫腔，胚泡的极端滋养层与子宫内膜接触，并分泌蛋白水解酶溶解子宫内膜形成内陷，胚泡由此逐渐埋入子宫内膜，植入后内膜的缺口由周围的上皮增殖，将缺口修复，一周内即可完成。植入过程受雌、孕激素协同调节；子宫内膜必须处在分泌期；胚泡及时进入子宫腔；透明带及时消失；子宫内环境正常等都是正常植入所必须的条件。

2. 简述胎盘的结构和功能。

答：胎盘是由丛密绒毛膜和底蜕膜紧密结合构成的一个圆盘状结构，面向胎儿面光滑，母体面粗糙。丛密绒毛膜形成胎盘小叶，小叶间有底蜕膜形成的胎盘隔。胎盘隔之间的间隙为绒毛间隙，内有母体血液并通过胎盘屏障和胎儿间进行物质交换。胎盘还具有内分泌功能，可分泌绒毛膜促性腺激素、雌激素、孕酮等，调节人体妊娠时的多种生理功能。